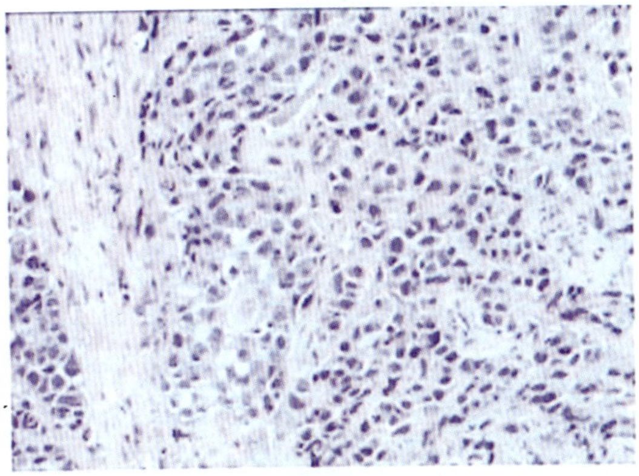

图 1-6-3　支气管黏膜活检

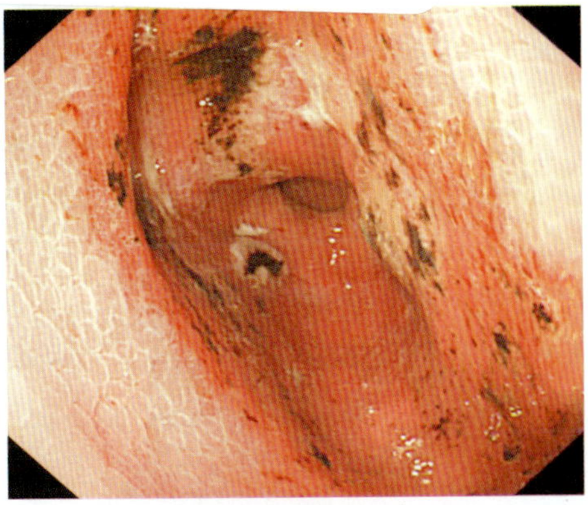

图 3-1-1　胃镜图片

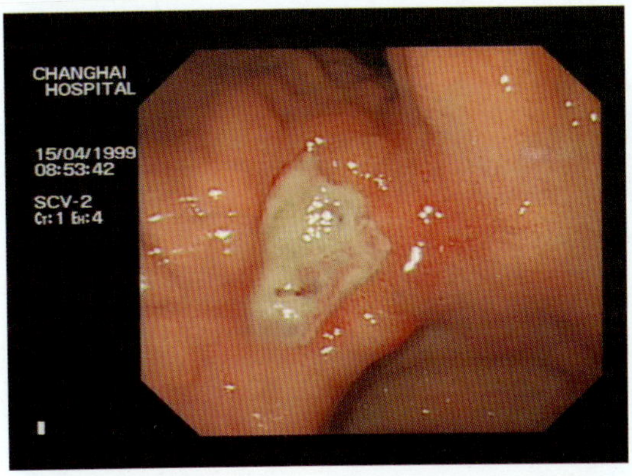

图 3-2-1　胃角溃疡

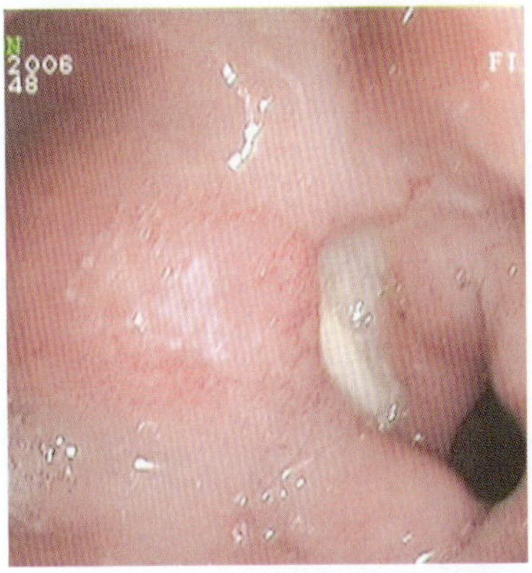

图 3-2-2　十二指肠球部溃疡

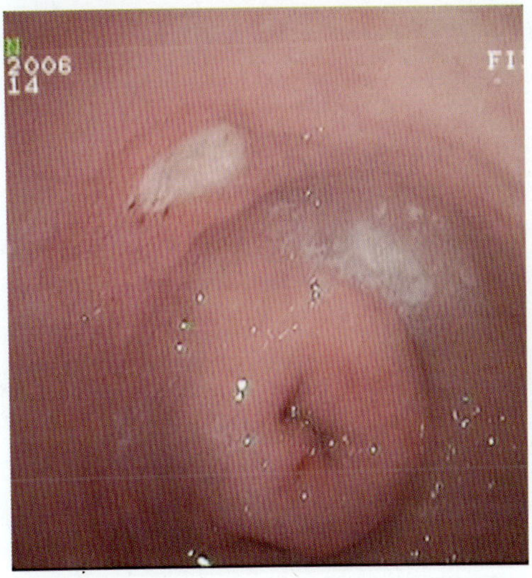

图 3-2-3　胃溃疡

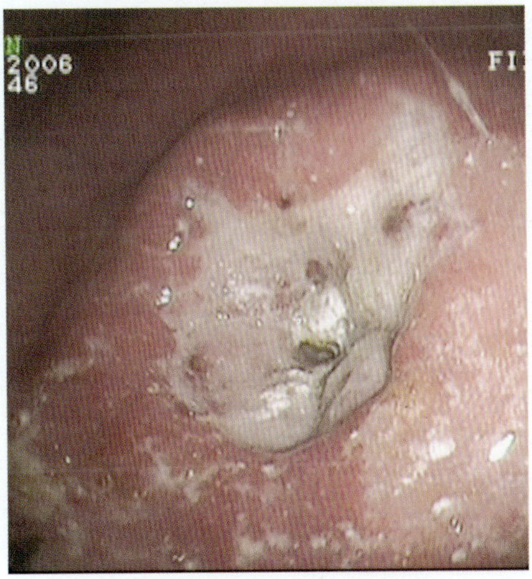

图 3-2-4　胃癌

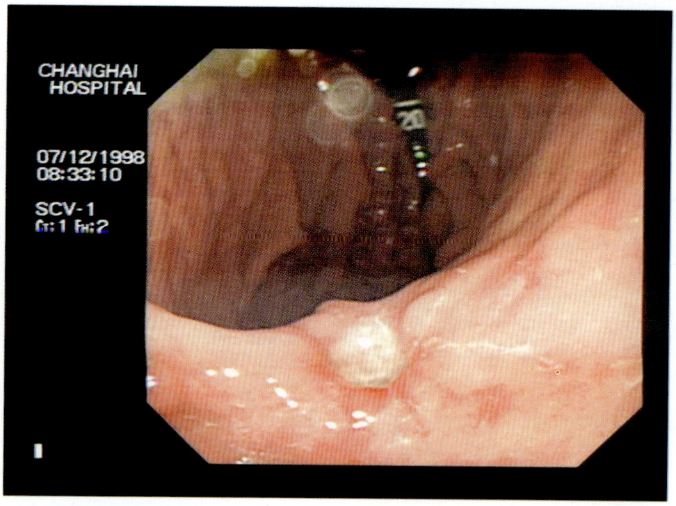

图 3-2-6　胃镜检查

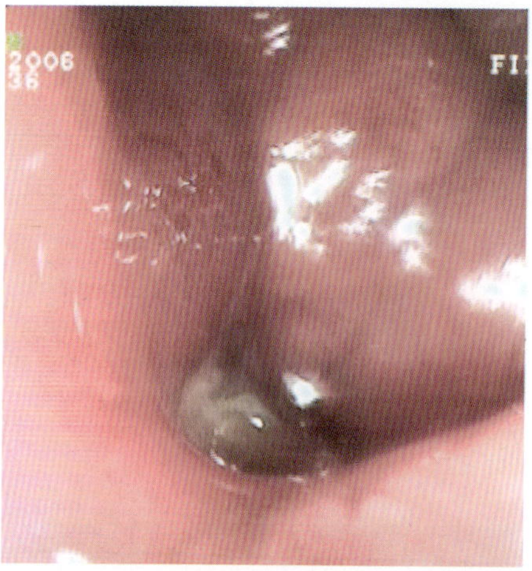

图 3-2-7　胃镜检查

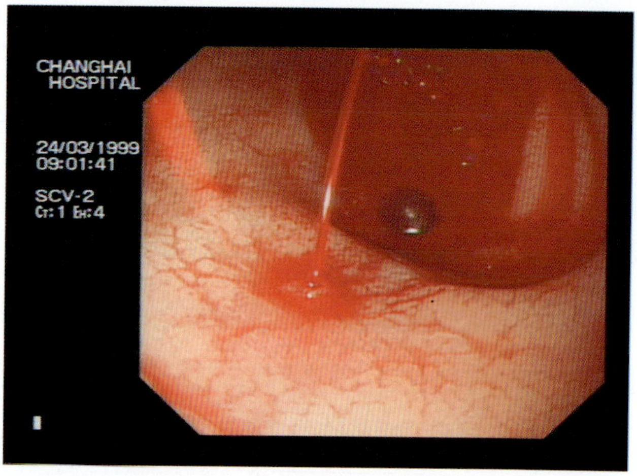

图 3-3-1　胃镜检查(十二指肠)

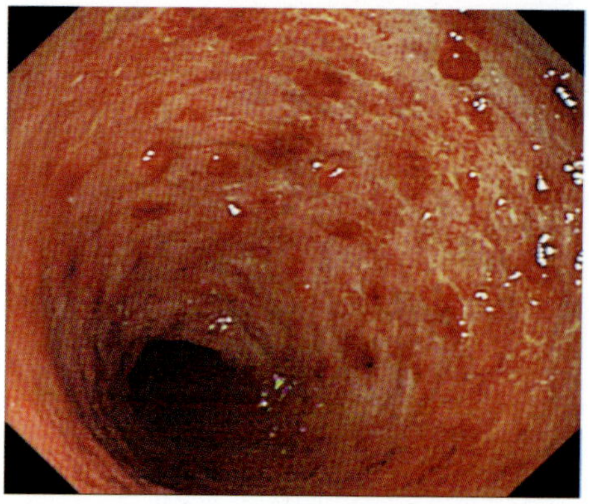

图 3-4-1　肠镜显示乙状结肠

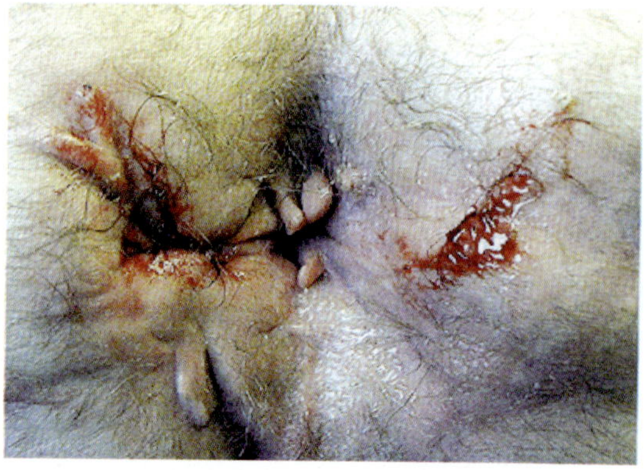

图 3-4-2　克罗恩病患者可见肛周瘘管形成,同时可见疤痕形成和变形

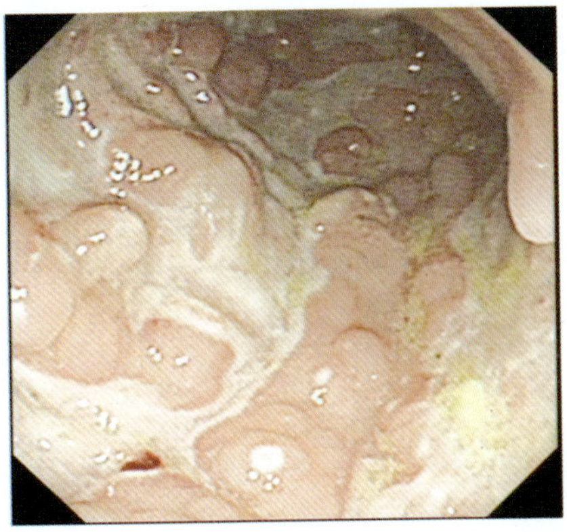

图 3-4-3　肠镜(一)

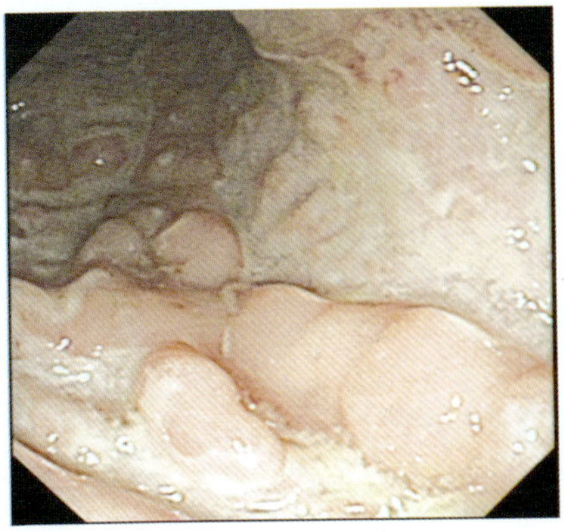

图 3-4-4　肠镜(二)

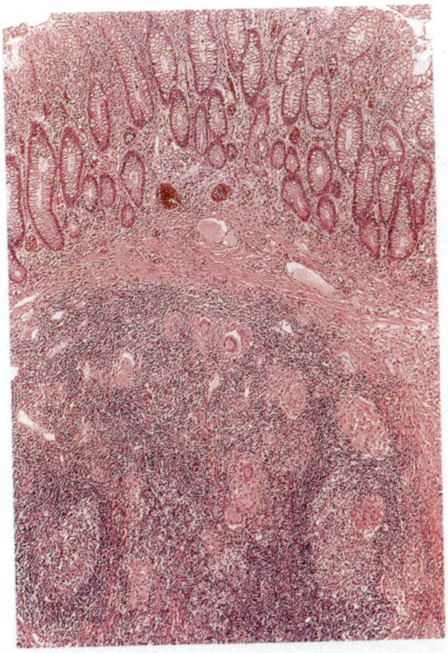

图 3-4-5　克罗恩病结肠炎的显微镜下观，显示黏膜下为数个成熟的非干酪样肉芽肿和有生发中心的淋巴样聚集体

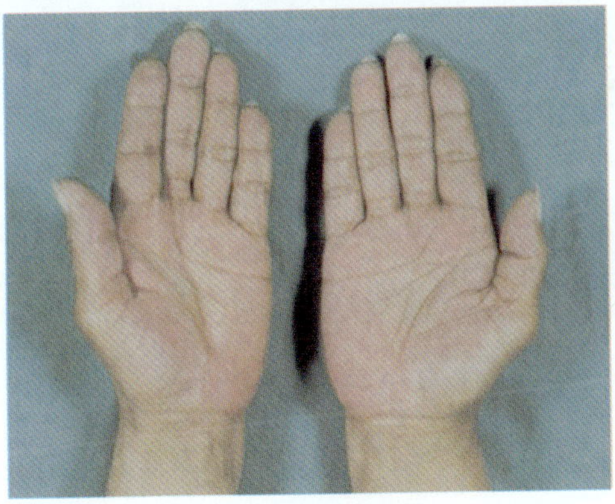

图 3-6-1　肝掌

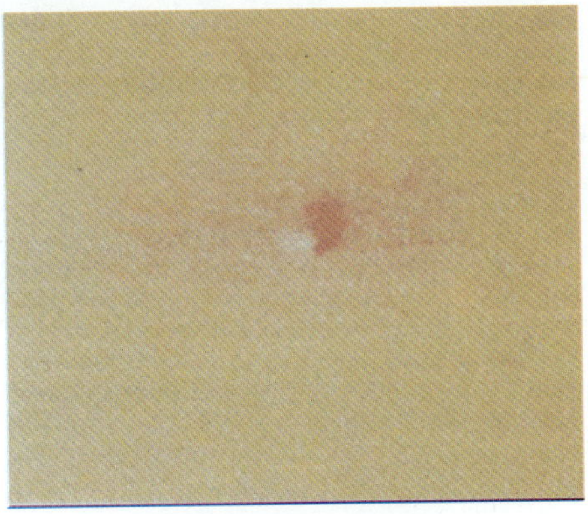

图 3-6-2　蜘蛛痣

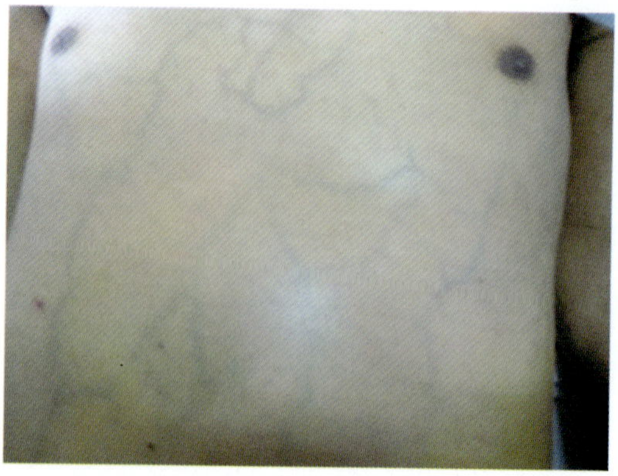

图 3-6-3 腹壁静脉曲张

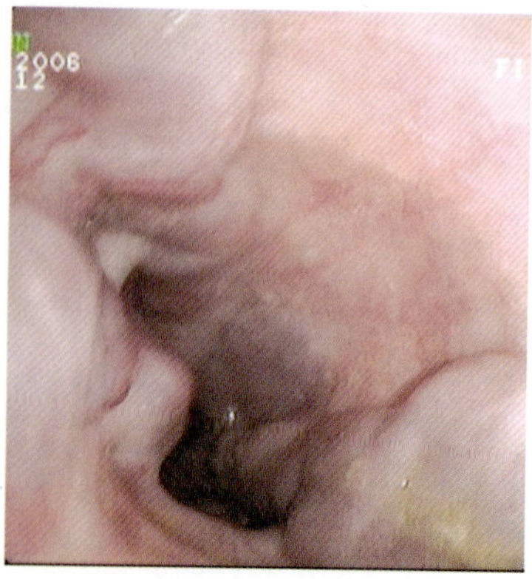

图 3-6-4 胃镜检查

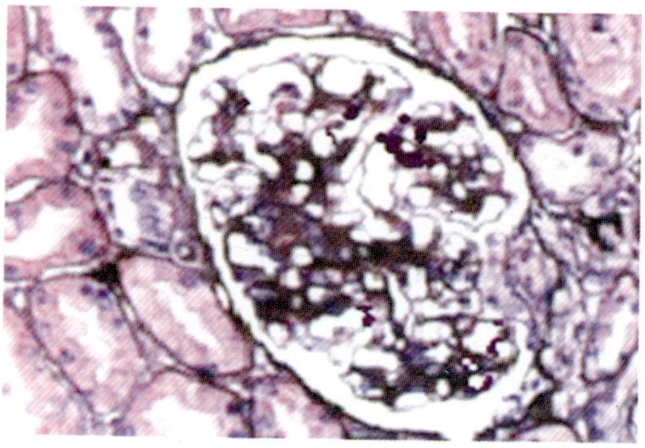

图 4-1-1 肾脏病理检查结果

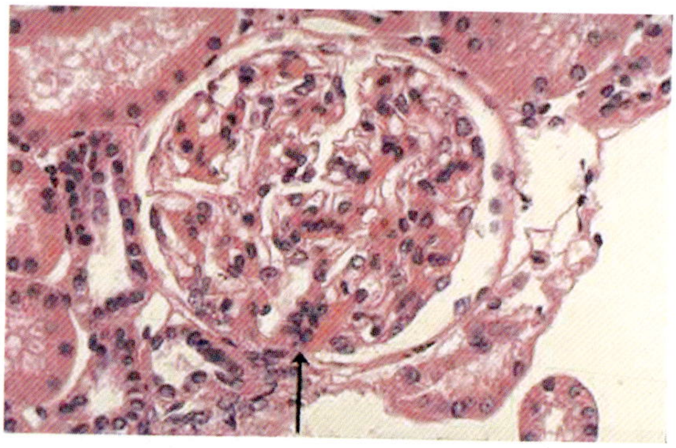

图 4-3-1 系膜增生性肾小球肾炎

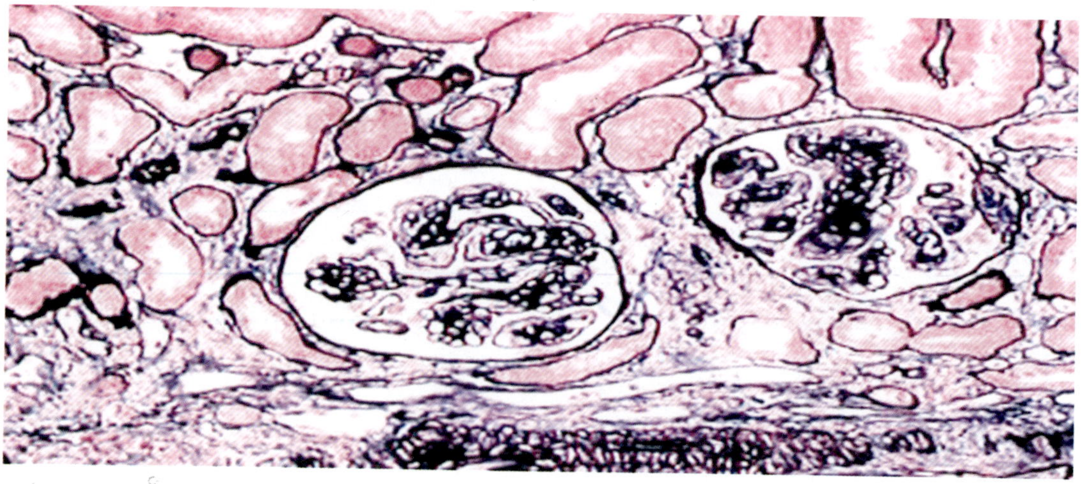

图 4-3-2 光镜系膜细胞增生插入，肾小球呈分叶状(PASM，×200)

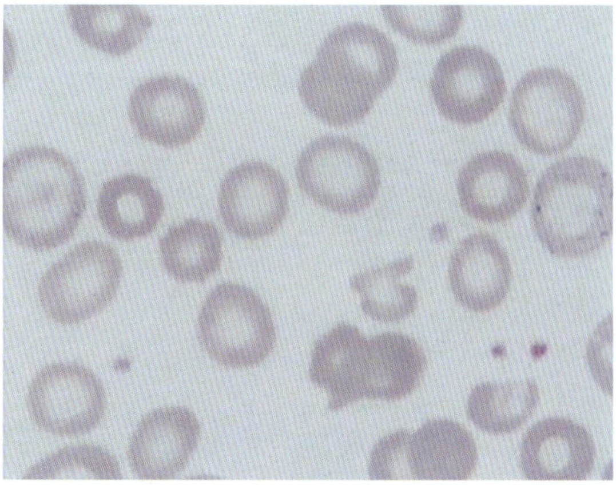

图 5-1-1　外周血涂片

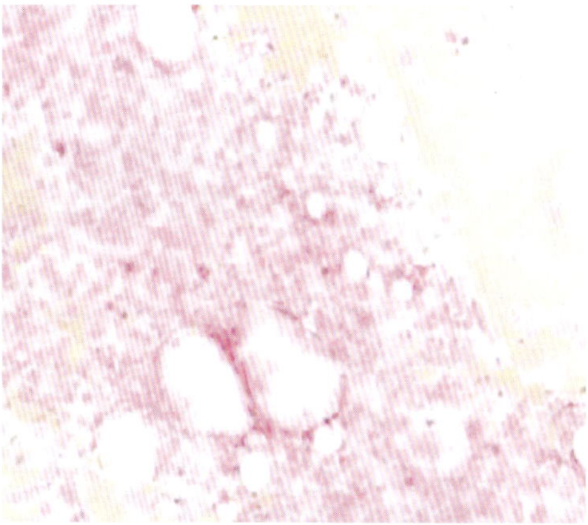

图 5-1-2　骨髓铁染色

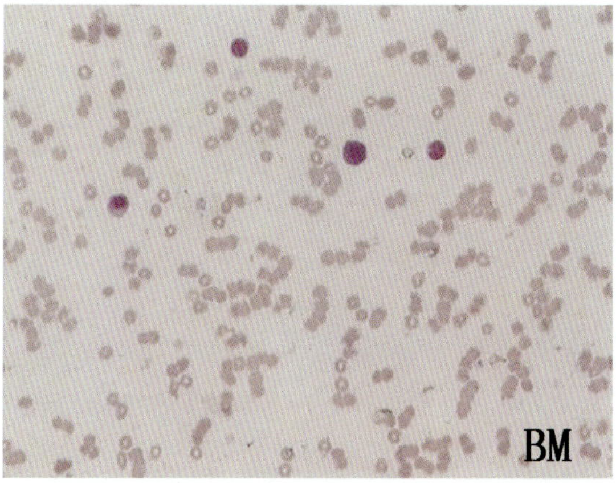

图 5-2-1　骨髓涂片

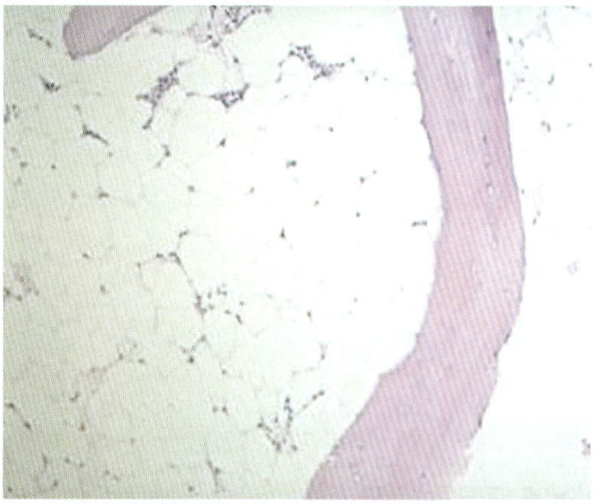

图 5-2-2　骨髓病理活检

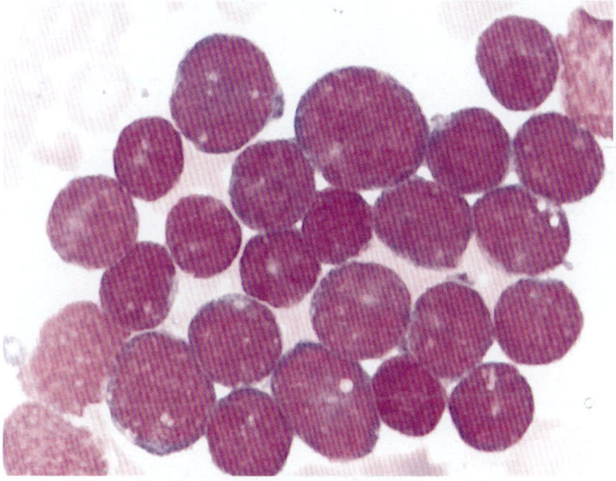

图 5-4-1　瑞氏染色

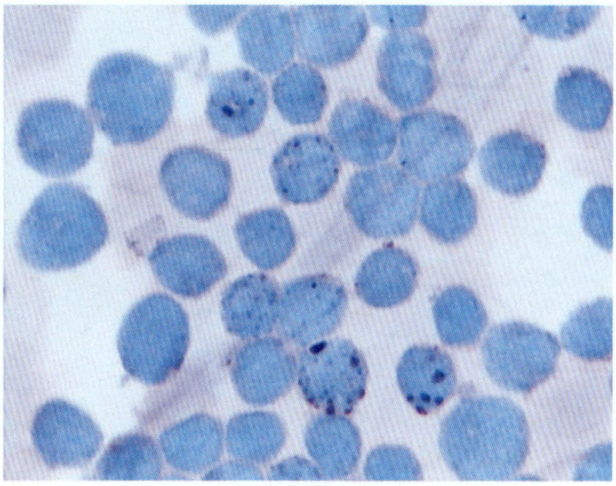

图 5-4-2　PAS 糖原染色

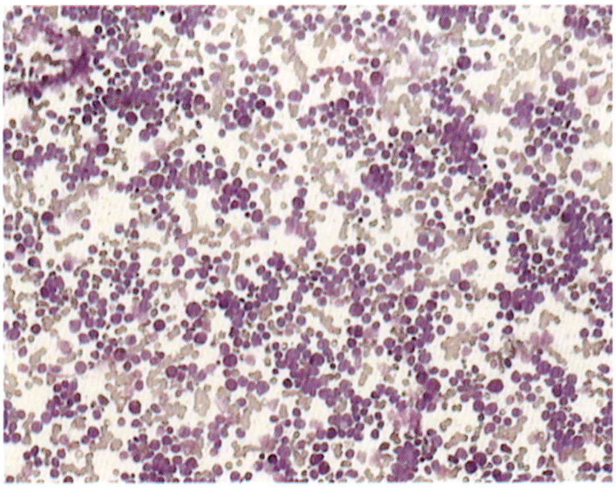

图 5-4-3　骨髓检查(低倍镜)

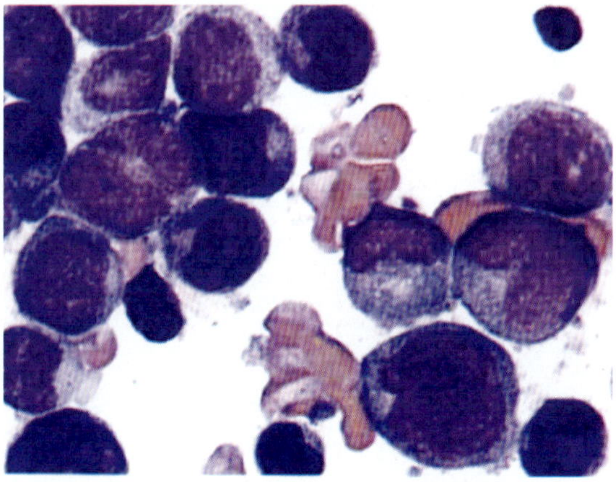

图 5-4-4　骨髓检查(高倍镜)

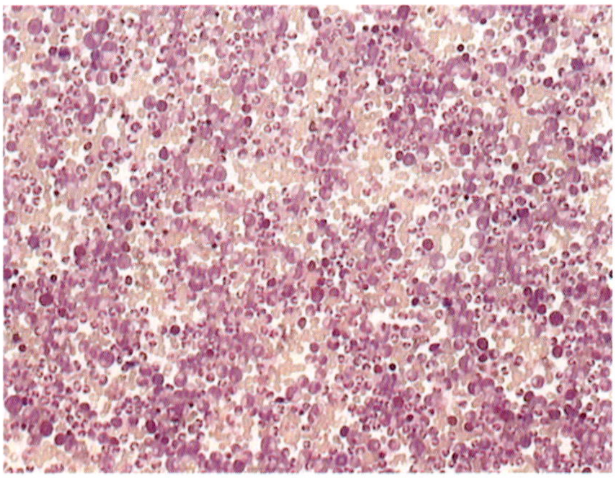

图 5-4-5　骨髓检查(低倍镜)

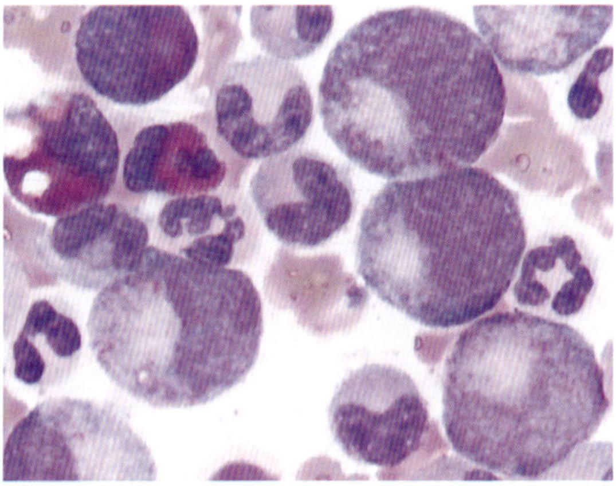

图 5-4-6　骨髓检查(高倍镜)

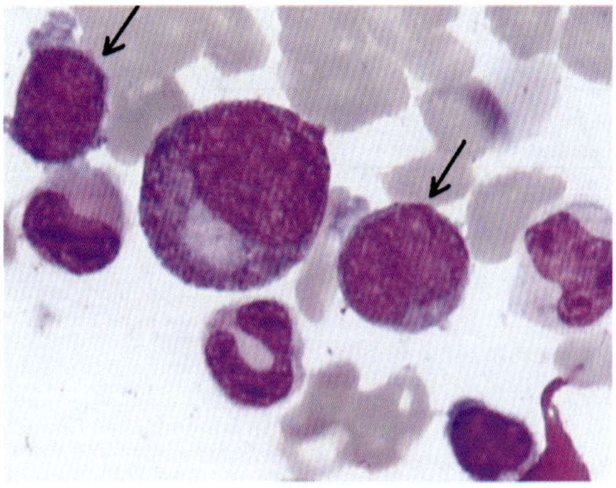

图 5-5-1　骨髓形态学

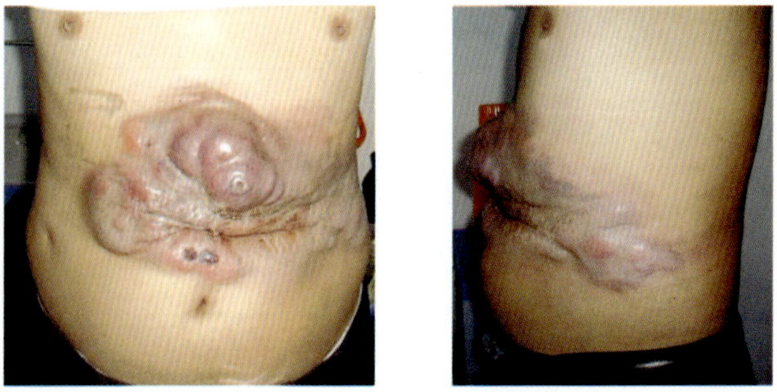

图 5-5-2　入院时的体表肿块情况

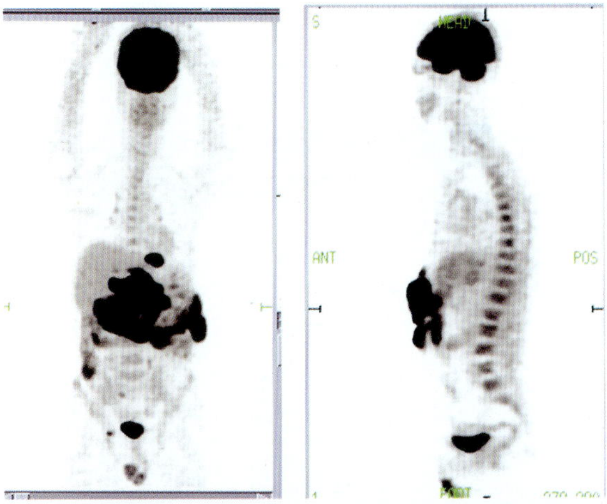

图 5－5－3　全身 PET-CT 影像

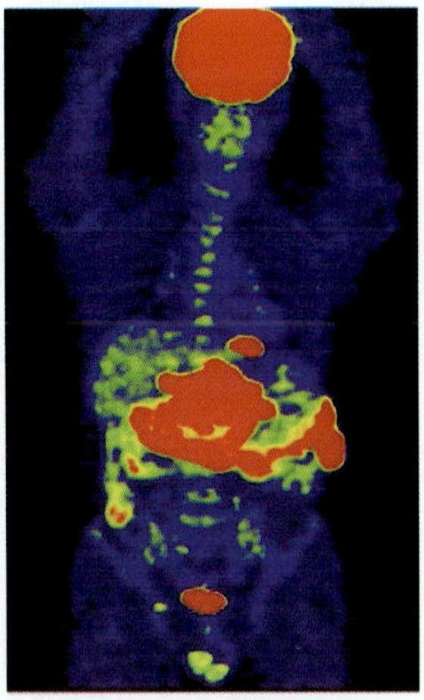

图 5－5－4　全身 PET-CT 影像

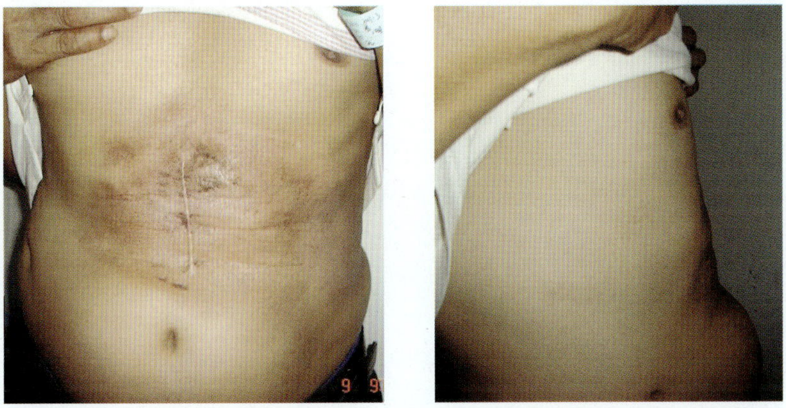

图 5－5－5　化疗后缓解

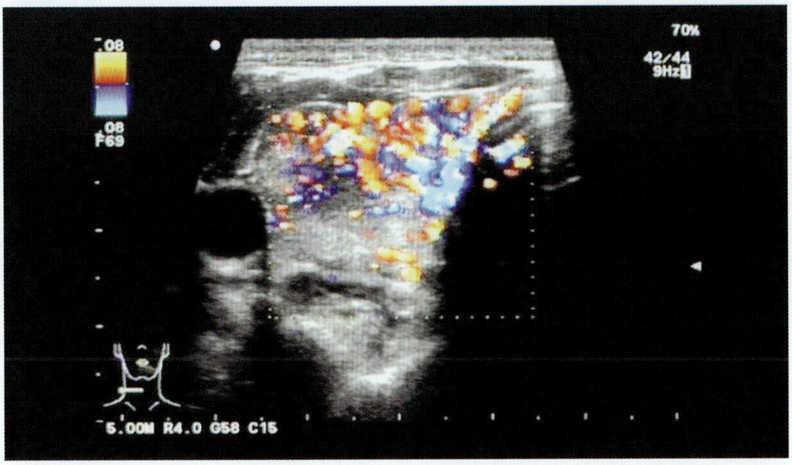

图 6－4－1　甲状腺右叶横断面彩色多普勒图像示血供明显增多

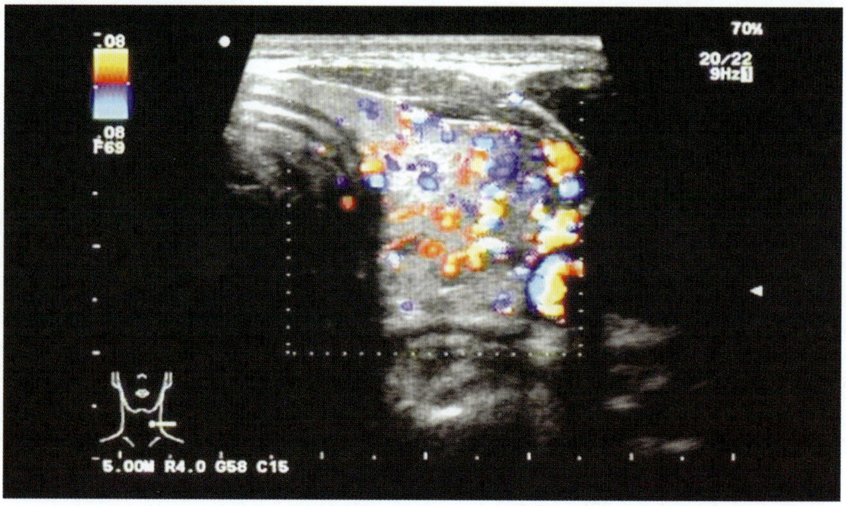

图 6-4-2　甲状腺左叶横断面彩色多普勒图像示血供明显增多

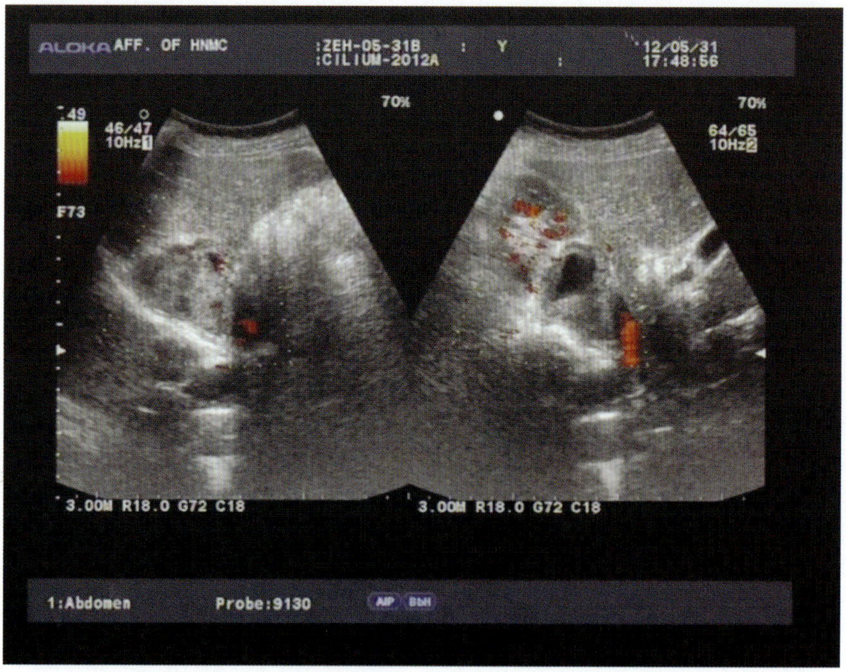

图 6-10-1　腹部彩超示右侧肾上腺区占位性病变

（左侧为冠状切面，右侧为横断切面）

国家级特色专业建设项目
国家级实验教学示范中心建设成果
高等院校临床医学专业实践类教材系列

临床见习指南

——内科学分册

主　　编　李天发
副 主 编　王淑荣　钟良宝
主　　审　郝新宝
编　　委（以姓氏笔画为序）
王　军　王转锁　叶　凤　刘　畅
宋钦华　周海燕　胡　敏　赵振强
唐文庄　黄　珊　梁海琴　韩　忠
曾仕平　蔡笃雄
编写秘书　陈　喜

ZHEJIANG UNIVERSITY PRESS
浙江大学出版社

图书在版编目(CIP)数据

临床见习指南. 内科学分册/李天发主编. —杭州：浙江大学出版社，2013.4(2018.8 重印)
ISBN 978-7-308-11367-0

Ⅰ.①临… Ⅱ.①李… Ⅲ.①临床医学—医学院校—教学参考资料 ②内科学—医学院校—教学参考资料
Ⅳ.①R4 ②R5

中国版本图书馆 CIP 数据核字(2013)第 072807 号

临床见习指南——内科学分册
李天发 主编

丛书策划 阮海潮(ruanhc@zju.edu.cn)
责任编辑 阮海潮
封面设计 续设计
出版发行 浙江大学出版社
(杭州市天目山路 148 号 邮政编码 310007)
(网址：http://www.zjupress.com)
排　　版 杭州金旭广告有限公司
印　　刷 浙江良渚印刷厂
开　　本 787mm×1092mm 1/16
印　　张 21.75
彩　　页 4
字　　数 570 千
版 印 次 2013 年 4 月第 1 版 2018 年 8 月第 5 次印刷
书　　号 ISBN 978-7-308-11367-0
定　　价 48.00 元

浙江大学出版社发行中心联系方式：0571—88925591；http://zjdxcbs.tmall.com

高等院校临床医学专业实践类教材系列

编写说明

海南医学院组织编写的这套临床医学专业五年制本科实践类教材是一套以岗位胜任力为导向，以实践能力培养为核心，以技能操作训练为要素、统一规范并符合现代医学发展需要的系列教材。这套教材包括《临床技能学》、《临床见习指南》（分为外科学、内科学、妇产科学、儿科学四个分册）、《系统解剖学实验教程》、《形态学实验教程》、《生物化学与分子生物学实验教程》、《病原生物学与免疫学实验教程》、《预防医学实验教程》、《英汉对照妇产科实践指南》，共11部。本套教材的编写力求体现实用、可操作性等特点。在编写中结合临床医学专业教育特色，体现了早临床、多临床、反复临床的教改思想，在尽可能不增加学生负担的前提下，注重实践操作技能的培养。我们希望通过本套教材的编写及使用，不断探索临床医学实践教学的新思路，为进一步推进医药卫生人才培养模式变革做出新的贡献。

本套教材适用于五年制临床医学专业的医学生，同时也是低年资住院医师作为提高工作能力的参考书。

限于编写人员的知识水平和教学经验，本套教材一定存在许多错误，敬请各位教师、学生在使用过程中，将发现的问题及时反馈给我们，以便再版时更正和完善。

高等院校临床医学专业实践类教材建设委员会主任

陈志斌

2013年3月

高等院校临床医学专业实践类教材

建设委员会

本套教材目录

前　言

根据多名内科学教师的反映和本人的临床教学经验，发现目前在本科生临床实践教学环节缺乏简洁、生动、实用性强的临床见习教材。目前可以获得的相关教材多注重理论知识描述，与理论教材差别不大。为提高临床见习、实习效率及配合教学改革对减少理论教学时间，提高本科生临床实践能力的要求，特编写本教材。

本教材只对见习内容涉及的理论知识进行概述。以病例为线索将医学理论、疾病表现、疾病诊断、疾病治疗串联在一起，注重临床思维的培养。以教师在临床工作中碰到的实际病例为基础，配临床实验室检查结果、放射影像图片、内镜图片、骨髓象照片、心电图等灵活多样、丰富多彩的教学资料，将临床教学直观化、生动化、实用化，希望以此提高临床教学质量。

部分章节为学生自学提供了参考文献，包括疾病诊断治疗指南、专家共识、循证医学等文献。

在编写过程中得到了海南医学院及附属医院内科学各专业科主任、学科带头人、附属医院及医学院相关专家、领导的大力支持，才使得本书成稿，最后得以出版，在此表示感谢。

由于经验有限，编写时间仓促，疏漏之处在所难免，望专家、同仁、学生批评指正。

声明：本书所涉及治疗方法，包括药物治疗，不适用于非医学专业人员及患者自行诊治疾病时使用，仅用于教学。

李天发

于海南医学院附属医院

目　　录

第一篇　呼吸系统疾病

第一章　慢性阻塞性肺疾病

慢性阻塞性肺疾病(chronic obstructive pulmonary disease,COPD)是一组以气流受限为特征的肺部疾病,气流受限不完全可逆,呈进行性发展,是可以预防和治疗的疾病。COPD 主要累及肺部,但也可以引起肺外各器官的损害。

一、目的与要求

1. 掌握 COPD 的临床特点、临床分型和分期及诊断标准。
2. 掌握 COPD 的鉴别诊断及治疗原则。

二、重要知识点

掌握 COPD 临床表现,相关胸片、肺功能表现。

三、临床技能要点

肺部视诊、触诊、叩诊、听诊要点。

四、思考和讨论

1. COPD 的肺功能诊断标准是什么?
2. COPD 严重程度如何分级?
3. COPD 患者急性加重期为何要控制性吸氧?

慢性阻塞性肺疾病

一、病因和发病机制

目前病因仍不清楚。但认为与肺部对香烟烟雾等有害气体或有害颗粒的异常炎症反应有关。这些反应存在个体易感因素和环境因素的互相作用。

(一)吸烟

吸烟为重要的发病因素,香烟可损伤气道上皮细胞和纤毛运动,促使支气管黏液腺和杯状细胞增生肥大，黏液分泌增多，使气道净化能力下降。还可使氧自由基产生增多，诱导中性粒细胞释放蛋白酶，破坏肺弹力纤维，诱发肺气肿形成。

（二）职业粉尘和化学物质

职业接触粉尘及化学物质，如烟雾、变应原、工业废气及室内空气污染等，浓度过高或时间过长时，均可能产生与吸烟类似的COPD。

（三）空气污染

大气中的有害气体如二氧化硫、二氧化氮、氯气等可损伤气道黏膜上皮，使纤毛清除功能下降，黏液分泌增加，为细菌感染增加条件。

（四）感染因素

可造成气管、支气管黏膜的损伤和慢性炎症，是COPD发生、发展的重要因素之一。

（五）蛋白酶-抗蛋白酶失衡

蛋白酶增多或抗蛋白酶不足均可导致组织结构破坏产生肺气肿。α_1-抗胰蛋白酶（α_1-AT）是活性最强的一种。

（六）氧化应激

氧化物可直接作用并破坏许多生化大分子，如蛋白质、脂质和核酸等，导致细胞功能障碍或细胞死亡；氧化物还可以破坏细胞外基质；氧化物可引起蛋白酶-抗蛋白酶失衡；氧化物能促进炎症反应。

（七）炎症机制

气道、肺实质及肺血管的慢性炎症是COPD的特征性改变，中性粒细胞、巨噬细胞、T淋巴细胞等炎症细胞均参与了COPD的发病过程。

（八）其他

如自主神经功能失调、营养不良、气温变化等都有可能参与COPD的发生、发展。

二、病理

COPD的病理改变主要表现为慢性支气管炎及肺气肿的病理变化。支气管黏膜上皮细胞变性、坏死，溃疡形成。纤毛倒伏、变短、不齐、粘连，部分脱落。缓解期黏膜上皮修复、增生、鳞状上皮化生和肉芽肿形成。杯状细胞数目增多肥大，分泌亢进，腔内分泌物潴留。基底膜变厚坏死。各级支气管壁均有多种炎症细胞浸润，以中性粒细胞、淋巴细胞为主。炎症导致气管壁的损伤-修复过程反复发生，进而引起气管结构重塑、胶原含量增加及瘢痕形成。

肺气肿的病理改变可见肺过度膨胀，弹性减退。按累及肺小叶的部位，可将阻塞性肺气肿分为小叶中央型、全小叶型及介于两者之间的混合型三类，其中以小叶中央型为多见。

三、病理生理

慢性支气管炎并发肺气肿时，视其严重程度可引起一系列病理生理改变。早期病变局限于细小气道，仅闭合容积增大，反映肺组织弹性阻力及小气道阻力的动态肺顺应性降低。病变累及大气道时，肺通气功能障碍，最大通气量降低。随着病情的发展，肺组织弹性日益减退，肺泡持续扩大，回缩障碍，则残气量及残气量占肺总量的百分比增加。肺气肿加重导致大量肺泡周围的毛细血管受膨胀肺泡的挤压而退化，致使肺毛细血管大量减少，肺泡间的血流量减少，此时肺泡虽有通气，但肺泡壁无血液灌流，导致生理无效腔气量增大；也有部分肺区虽有血液灌流，但肺泡通气不良，不能参与气体交换。如此，肺泡及毛细血管大量丧失，弥散面积减少，产生通气与血流比例失调，导致换气功能发生障碍。通气和换气功能障碍可引起缺氧和二氧化碳潴留，发生不同程度的低氧血症和高碳酸血症，最终出现呼吸功能衰竭。

四、临床表现

（一）症状

起病缓慢、病程较长。

1. 慢性咳嗽　晨间咳嗽明显，夜间有阵咳或排痰。

2. 咳痰　一般为白色黏液或浆液性泡沫性痰，清晨排痰较多。

3. 气短或呼吸困难　早期在劳力时出现，后逐渐加重，以致在日常活动甚至休息时也感到气短，是 COPD 的标志性症状。

4. 喘息和胸闷　部分患者特别是重度患者或急性加重时出现喘息。

5. 其他　晚期患者有体重下降，食欲减退等。

（二）体征

早期体征可无异常，随疾病进展出现以下体征：

1. 视诊　桶状胸。

2. 触诊　双侧语颤减弱。

3. 叩诊　肺部过清音，心浊音界缩小，肺下界和肝浊音界下降。

4. 听诊　两肺呼吸音减弱，呼气延长，可闻及湿性啰音和（或）干性啰音。

五、实验室和特殊检查

1. 肺功能检查。

2. 胸部 X 线检查。

3. 血气检查。

六、诊断与严重程度分级

主要根据吸烟等高危因素史、临床症状、体征及肺功能检查等综合分析确定。不完全可逆的气流受限是 COPD 诊断的必备条件。吸入支气管舒张药后 $FEV_1/FVC<70\%$ 及 $FEV_1<80\%$ 预计值可确定为不完全可逆性气流受限。

有少数患者并无咳嗽、咳痰症状，仅在肺功能检查时 $FEV_1/FVC<70\%$，而 $FEV_1\geq 80\%$ 预计值，在除外其他疾病后，亦可诊断为 COPD。

根据 FEV_1/FVC、$FEV_1\%$ 预计值和症状可对 COPD 的严重程度做出分级。

七、并发症

慢性呼吸衰竭、自发性气胸、慢性肺源性心脏病。

八、治疗

（一）稳定期治疗

1. 教育和劝导患者戒烟；因职业或环境粉尘、刺激性气体所致者，应脱离污染环境。

2. 支气管舒张药　包括短期按需应用以暂时缓解症状,及长期规律应用以减轻症状。

3. 祛痰药　对痰不易咳出者可应用。

4. 糖皮质激素　对重度和极重度患者(Ⅲ级和Ⅳ级),反复加重的患者可用糖皮质激素。

5. 长期家庭氧疗(long-term home oxygen therapy,LTOT)　对 COPD 慢性呼吸衰竭者可提高生活质量和生存率。

(二)急性加重期治疗

1. 确定急性加重期的原因及病情严重程度,最多见的急性加重原因是细菌或病毒感染。

2. 根据病情严重程度决定门诊或住院治疗。

3. 支气管舒张药。

4. 低流量吸氧　发生低氧血症者可鼻导管吸氧,或通过文丘里(Venturi)面罩吸氧。

5. 抗生素　当患者呼吸困难加重、咳嗽伴痰量增加、有脓性痰时,应根据患者所在地常见病原菌类型及药物敏感情况积极选用抗生素治疗。

6. 糖皮质激素。

7. 祛痰剂。

慢性阻塞性肺疾病典型病例一

患者袁××,女,78 岁,于 2012 年 3 月 30 日入院。

主诉:反复咳嗽、咳痰伴喘息 10 余年,气促 5 年,再发 5 天。

现病史:患者 10 余年前无明显诱因出现咳嗽、咳痰、喘息,于当地医院抗感染治疗后好转,此后症状反复出现,多于冬春季节发病,每次发病持续 3 个月以上,病情逐年加重。5 年前逐渐出现气促,活动后明显并伴有双下肢水肿,无夜间阵发性呼吸困难。曾多次于我院住院治疗,经氧疗、化痰、抗感染、改善肺功能治疗后好转出院,缓解期予家庭氧疗,沙美特罗替卡松粉剂吸入。5 天前无明显诱因出现气促,活动后加重,伴咳嗽、咳痰,痰较少,色白,黏稠,可自行咳出,无喘息,无发热、盗汗,无双下肢水肿,无畏寒、盗汗,无咯血,无胸闷、心悸,无夜间阵发性呼吸困难,无少尿,无头晕、头痛,无恶心、呕吐,无腹痛、腹泻。

既往史:既往有青光眼、白内障数年,并于 2007 年行白内障手术治疗。否认高血压、糖尿病、冠心病病史。否认药物及食物过敏史。

个人史:无烟酒嗜好。

查体:T 37.1℃,BP 130/70mmHg,神志清楚,全身浅表淋巴结无肿大。口唇无发绀。桶状胸,胸廓对称无畸形。双肺叩诊过清音,双肺呼吸音粗糙,听诊可闻及湿啰音,无哮鸣音。心界缩小,心率 78 次/min,心律齐,各瓣膜区听诊未闻及杂音。腹软,全腹无压痛、反跳痛及肌紧张,无波动感,肝、脾肋下未及,双下肢轻度凹陷性水肿。

讨论

1. 结合病史、体征,提出可能诊断。

慢性喘息型支气管炎急性发作期、慢性阻塞性肺气肿。

2. 下一步应做哪些检查?哪项检查对确诊有最重要的意义?

肺功能、胸部 X 线;胸部 CT、血气分析。

3. 患者胸部 CT 图像如图 1-1-1 所示,从中可看到哪些异常改变?

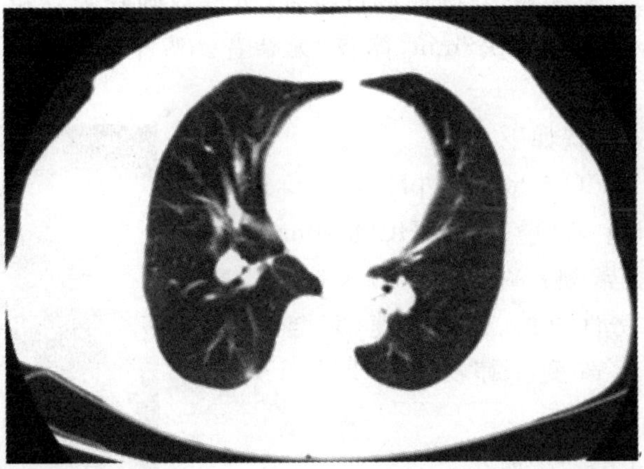

图 1-1-1　胸部 CT 图像

双侧肺野肺纹理广泛性增多、增粗、紊乱、肺组织弥漫性气肿，间见少量散在分布小点片絮状模糊阴影及小结节状病灶。

4. 患者肺功能检查：吸入支气管舒张剂后，$FEV_1/FVC=65\%$，$FEV_1=70\%$ 预计值，TLC $=110\%$ 预计值，$RV/TLC=50\%$，你考虑为何种通气功能障碍？

阻塞性通气功能障碍。

5. 结合患者上述检查，请给出完整诊断。

慢性阻塞性肺疾病Ⅱ级急性加重期。

6. 如何选用支气管扩张剂治疗？

首选吸入途径给药，较口服疗效好，不良反应少；短期按需应用以暂时缓解症状，缓解期规则应用以预防或减少持续性症状；长效支气管扩张药更为有效，更方便；联合用药，能增加疗效，降低不良反应风险。

慢性阻塞性肺疾病典型病例二

患者符××，男，77 岁，于 2011 年 9 月 30 日入院。

主诉：反复咳嗽、咳痰、喘息 20 余年，再发加重 5 天。

现病史：患者 20 余年来反复出现咳嗽、咳痰、喘息症状，常于感冒或受凉后出现。咳嗽、咳痰每年发作时间累积 3 个月以上，病情逐年加重，无夜间阵发性呼吸困难及端坐呼吸。曾于当地医院住院诊断“慢性喘息型支气管炎，慢性阻塞性肺气肿”。5 天前无明显诱因出现咳嗽、咳痰，痰多，白色痰，黏稠，不易咳出，伴喘息、气促，无畏寒、盗汗，无胸痛，无咯血，无夜间阵发性呼吸困难及端坐呼吸，无发热，伴头晕、头痛、乏力，于当地医院门诊予抗感染治疗（具体不详），咳嗽、咳痰及气促无缓解，1 天前出现喘息加重，端坐呼吸，伴意识朦胧及尿潴留，由我院 120 接入急诊科，途中出现昏迷。

既往史：有高血压病史 20 年，最高达 190/110mmHg。否认结核病史。否认冠心病、糖尿病、脑梗死史。否认药物过敏史。

个人史：吸烟 40 余年，约 20 支/日。

查体：T 36.2℃，P 122 次/min，R 36 次/min，BP 150/92mmHg。轻度嗜睡，精神疲倦，口

唇发绀，颈静脉无怒张。桶状胸，双肺叩诊过清音，听诊双肺呼吸音粗，双肺闻及湿性啰音，散在干啰音。心界不大，心率 122 次/min，律齐，无杂音。腹平坦，软，无压痛，肝、脾肋下未及。双下肢无水肿。

患者入院完善相关检查如下：

动脉血气分析（FiO_2：50%）：pH 7.29，$PaCO_2$ 87mmHg，PaO_2 77mmHg，SaO_2 93%，HCO_3^- 40mmol/L。血钾 3.00mmol/L。血常规：WBC 12.25×10^9/L，NE 93.1%。心电图：频发房性早搏、短阵房速，完全性右束支传导阻滞，T 波异常改变。肺功能：$FEV_1/FVC<70\%$，$FEV_1<80\%$预计值。

胸部 X 线片如图 1-1-2 所示。

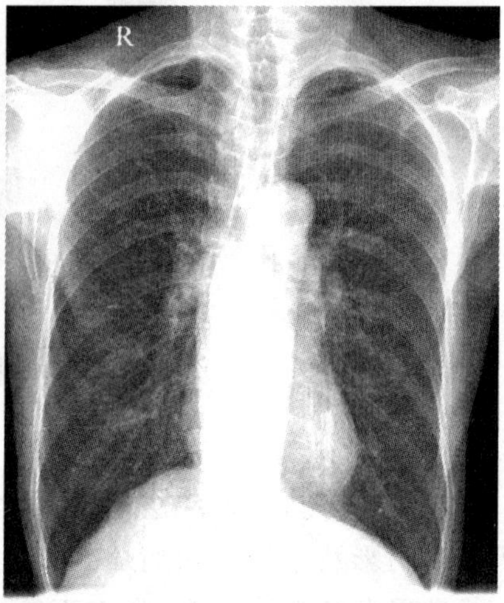

图 1-1-2　胸部 X 线片

讨论

1. 结合病史及相关检查，请给出诊断。

慢性阻塞性肺疾病、急性加重期、肺性脑病、Ⅱ型呼吸衰竭、肺部感染。

2. 该患者昏迷的原因是什么？

肺性脑病。

3. 应如何处理该患者？

(1)建立通畅的气道。

(2)增加通气量、减少 CO_2 潴留。

(3)呼吸机辅助呼吸。

(4)纠正酸碱平衡失调和电解质紊乱。

(5)抗感染治疗。

(6)营养支持。

慢性阻塞性肺疾病典型病例三

患者王××，男，55 岁，于 2010 年 2 月 26 日入院。

主诉：反复咳嗽、咳痰 13 年，气促 8 年，加重伴嗜睡半个月。

现病史：患者 1997 年起出现受凉后咳嗽、咳痰。上述症状每年反复发作，冬春季好发，每年发作约 3 个月。2003 年 1 月起咳嗽、咳痰发作时伴呼吸困难，体力劳动后出现气促，休息后可缓解。均在当地医院住院治疗。今年 2 月初受凉后咳嗽再次加重，痰量增多，为白色脓痰，呼吸困难加重，出现昼夜颠倒，头痛、嗜睡，在当地住院 10 余天，疗效不佳，来我院诊治。

既往史：吸烟 30 年，40 支/天。有“银屑病”、“高血压病”史。

查体：T 36.8℃，P 85 次/min，R 28 次/min，BP 167/98mmHg，慢性病容，嗜睡，颜面潮红，双球结膜水肿，颈静脉充盈，桶状胸，双肺呼吸音低，双下肺可闻及湿啰音及少量哮鸣音，心率 85 次/min，律齐，腹平软，肝脾未扪及，双下肢轻度凹陷性浮肿。

讨论

1. 结合病史、体征，提出可能诊断。

初步诊断为慢性喘息型支气管炎并感染、慢性阻塞性肺气肿、慢性肺源性心脏病、肺性脑病、呼吸衰竭、高血压病。

2. 首先考虑应完善哪些检查?

血常规、血气分析、胸部X线检查等。

血常规:WBC 6.0×10^9/L,Hb 162g/L,PLT 60×10^9/L,N 90.6%。血气分析:pH 7.4,$PaCO_2$ 66mmHg,PaO_2 59mmHg,HCO_3^- 41.6mmol/L,BE 17mmol/L。

胸部X线结果如图1-1-3所示。

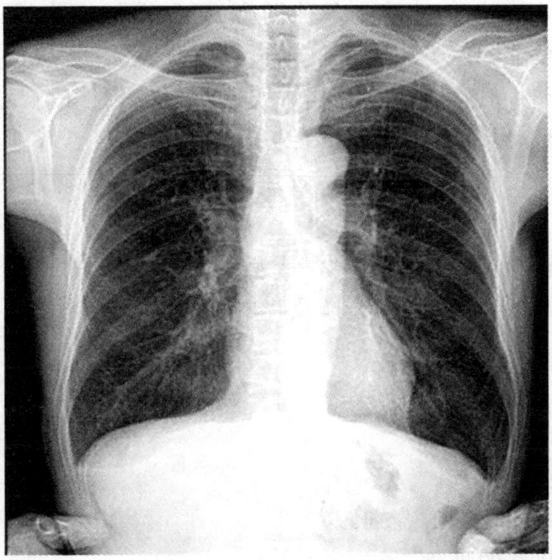

图1-1-3　胸部X线片

3. 根据以上检查结果,可明确的诊断是什么?

慢性喘息型支气管炎并感染、慢性阻塞性肺气肿、Ⅱ型呼吸衰竭、肺性脑病。

4. 需要进一步完善哪些检查?

肺功能、心电图、心脏彩超等。

5. 肺功能检查示:FEV_1 56%,FEV_1/FVC 63%。诊断是什么?

慢性阻塞性肺疾病Ⅱ级。

(韩　忠　刘　畅)

第二章 支气管哮喘

支气管哮喘(bronchial asthma)是由多种细胞(嗜酸性粒细胞、肥大细胞、T 细胞、中性粒细胞、气道上皮细胞等)和细胞组分参与的气道慢性炎症性疾病。这种慢性炎导致气道反应性增加,通常出现广泛多变的可逆性气流受限,并引起反复发作性的喘息、气急、胸闷或咳嗽等症状,常在夜间和(或)清晨发作、加剧,多数患者可自行缓解或经治疗缓解。

一、目的与要求

1. 掌握本病的临床表现、诊断及鉴别诊断,尤其是与心源性哮喘的鉴别。
2. 掌握本病的治疗原则,平喘药的选择及哮喘持续状态的处理。

二、重要知识点

1. 支气管哮喘的临床表现。
2. 支气管哮喘呼吸功能检查。
3. 支气管哮喘与心源性哮喘的鉴别。
4. 支气管哮喘持续状态的处理。

三、临床技能要点

哮喘发作时的体征表现。

四、思考和讨论

1. 支气管哮喘与心源性哮喘在临床表现上有何异同?
2. 控制支气管哮喘症状(解除支气管平滑肌痉挛)主要有哪些药物?

支气管哮喘

一、病因

个体变应性体质及环境因素的影响是发病的危险因素。

二、发病机制

变态反应、气道炎症、气道高反应性及神经等因素及其相互作用被认为与哮喘的发病有关。

三、临床表现

(一)症状

发作性伴有哮鸣音的呼气性呼吸困难或发作性胸闷和咳嗽，严重者被迫采取坐位或呈端坐呼吸，甚至出现发绀等。

(二)体征

发作时胸部呈过度充气状态，有广泛的哮鸣音，呼气音延长。

(三)实验室和其他检查

1. 血常规。
2. 痰液检查。
3. 呼吸功能检查：

(1)通气功能检测。

(2)支气管激发试验。

(3)支气管舒张试验。

(4)PEF 及其变异率测定。

4. 胸部 X 线检查。
5. 动脉血气分析。

四、诊断标准

1. 反复发作的喘息、呼吸困难、胸闷或咳嗽，多与接触变应原、冷空气、物理、化学性刺激、病毒性上呼吸道感染、运动等有关。
2. 发作时在双肺可闻及散在或弥漫性、以呼气相为主的哮鸣音，呼气相延长。
3. 上述症状可经治疗或自行缓解。
4. 除外其他疾病所引起的喘息、胸闷和咳嗽。
5. 症状不典型者(如无明显喘息和体征)至少应有下列三项中的一项阳性：

(1)气管激发试验或运动试验阳性。

(2)支气管舒张试验阳性。

(3)PEF 昼夜变异率≥20%。

符合 1～4 条或 4、5 条者即可诊断支气管哮喘。

五、支气管哮喘急性发作的病情严重度的分级

1. 间歇期。
2. 轻度持续。
3. 中度持续。
4. 重度持续。

六、支气管哮喘与心源性哮喘鉴别

若一时难以鉴别，可雾化吸入 β_2 肾上腺素受体激动剂或静脉注射氨茶碱缓解症状后，进一步检查，忌用肾上腺素或吗啡，以免造成危险。

七、治疗

(一)缓解哮喘发作——支气管舒张药

1. β_2 肾上腺素受体激动剂。

2. 茶碱类。

3. 抗胆碱药。

(二)控制哮喘发作——抗炎药

糖皮质激素。

支气管哮喘典型病例

患者李××,男性,35 岁。

主诉:咳嗽、发热 2 周,喘息 5 天。

现病史:2 周前受凉后出现咽痛、咳嗽、发热,以干咳为主,体温 37.8℃,口服"感冒药"后发热症状明显改善,但咳嗽症状改善不明显。5 天前出现喘息,夜间明显,自觉呼吸时有"哮鸣音"。常常于夜间憋醒。接触冷空气或烟味后症状加重。

既往史:患"过敏性鼻炎"5 年,经常使用"抗过敏药物"。无烟酒嗜好。其父患湿疹多年。

查体:T 36.2℃,P 80 次/min,R 24 次/min,BP 120/80mmHg,意识清楚,口唇无发绀,颈静脉无充盈。双肺可闻及散在哮鸣音。心界不大,心率 80 次/min,律齐,未闻及杂音。腹软,肝脾肋下未触及,双下肢无水肿,未见杵状指。

辅助检查:血常规:WBC 7.6×10^9/L,N 75%,L 12%,E 10%(正常值 0.5%~5%),Hb 135g/L,PLT 234×10^9/L。胸片未见明显异常。

讨论

1. 初步诊断及诊断依据是什么?

诊断支气管哮喘。

依据:(1)年轻患者,感冒起病。

(2)有干咳、喘息症状,症状于接触冷空气或烟味后加重。

(3)有过敏性鼻炎病史。

(4)肺部可闻及散在哮鸣音。

2. 需与哪些疾病鉴别诊断?

需与急性支气管炎、嗜酸粒细胞增多症等鉴别。

3. 需进一步做哪些检查?

肺通气功能检查、支气管舒张试验等。

4. 治疗的目的是什么?

控制症状,防止病情恶化,保持肺功能正常。维持正常活动能力,避免治疗副作用,防止不可逆气流阻塞,避免死亡。

(韩　忠　刘　畅)

第三章　慢性肺源性心脏病

慢性肺源性心脏病(chronic pulmonary heart disease)是由支气管-肺组织、肺动脉血管或胸廓的慢性病变引起肺组织结构和/或功能异常，产生肺血管阻力增加，肺动脉压力增高，使右心室扩张和/或肥厚，伴或不伴右心衰竭的心脏病，并排除先天性心脏病和左心病变引起者。

一、目的与要求

1. 掌握本病的临床表现、诊断要点和主要的鉴别诊断。
2. 掌握本病的治疗原则。

二、重要知识点

1. 慢性肺源性心脏病的临床表现。
2. 慢性肺源性心脏病的并发症。
3. 慢性肺源性心脏病急性加重期的治疗。

三、临床技能要点

慢性肺源性心脏病、肺动脉高压的体征表现。

四、思考和讨论

1. 慢性肺源性心脏病的诊断要点是什么?
2. 慢性肺源性心脏病患者有哪些常见并发症?

慢性肺源性心脏病

一、病因

(一)支气管、肺疾病

以慢性阻塞性肺疾病(COPD)最为多见，约占 80%～90%，其次为支气管哮喘、支气管扩张、重症肺结核等。

(二)胸廓运动障碍性疾病

(三)肺血管疾病

(四)其他

二、发病机制和病理

(一)肺动脉高压的形成

1.肺血管阻力增加的功能性因素。

2.肺血管阻力增加的解剖学因素。

3.血容量增多与血液黏稠度增加。

肺动脉高压的原因中功能性因素较解剖学因素更为重要。在急性加重期经治疗,缺氧和高碳酸血症得到纠正后,肺动脉压可明显降低。

(二)心脏病变、心功能不全(右心室肥厚、扩张及衰竭)

(三)其他重要器官的损害

缺氧和高碳酸血症除影响心脏外,尚可引起其他重要器官(如脑、肝、肾、胃肠及其内分泌等)病理改变。

三、临床表现

(一)肺、心功能代偿期(包括缓解期)

1.症状　慢性咳嗽、咳痰、气促,活动后可感心悸、呼吸困难、乏力和劳动耐力下降。

2.体征　可有明显肺气肿征和不同程度发绀,心音遥远,肺动脉瓣区可有第二心音亢进,三尖瓣区出现收缩期杂音或剑突下心脏搏动增强。

(二)肺、心功能失代偿期(急性加重期)

1.呼吸衰竭。

2.心力衰竭。

四、辅助检查

血常规、胸部X线、心电图、心电向量图、超声心动图、血气分析、肝、肾功能及血液生化检查。

五、并发症

1.肺性脑病　是由于呼吸功能衰竭所致缺氧、二氧化碳潴留而引起精神障碍、神经系统症状的一种综合征,是肺心病死亡的首要原因。

2.酸碱平衡失调及电解质紊乱。

3.心律失常。

4.休克。

5.上消化道出血。

6.弥散性血管内凝血。

六、诊断

根据患者有慢性支气管炎、肺气肿、其他胸肺疾病或肺血管病变,并已引起肺动脉高压、右心室肥大或右心功能不全表现,心电图、X线胸片、超声心动图有右心增大肥厚的征象,可以作出诊断。

七、治疗

（一）急性加重期

积极控制感染，保持呼吸道通畅，重点改善呼吸功能。

1. 呼吸衰竭的治疗

（1）控制感染，选用抗生素。

（2）排除呼吸道阻塞，改善通气功能。

（3）呼吸兴奋剂的应用。

2. 控制心力衰竭

肺心病患者一般在积极控制感染、改善呼吸功能后心力衰竭便能得到改善，但对治疗后无效的较重患者可适当选用利尿、正性肌力药或血管扩张药。

（1）强心药：洋地黄类药物的剂量宜小，一般约为常规剂量的 1/2 或 2/3，同时选用作用快、排泄快的洋地黄类药物，如毒毛花苷 K、西地兰。

（2）利尿药：原则上宜选用作用轻、小剂量的利尿药。

（3）血管扩张剂。

（二）缓解期

原则上采用中西医结合的综合措施，防治原发疾病及急性呼吸道感染，促进肺、心功能恢复，防止或减少、减轻急性发作，延缓病情的进一步发展。

（三）中医辨证施治

慢性肺源性心脏病典型病例

患者邓××，男性，69 岁。

主诉：反复咳嗽、咳痰 20 余年，伴气促 10 多年，再发 10 多天。

现病史：患者自 20 余年前起受凉后渐咳嗽、咳脓痰，经青霉素静脉滴注治疗后好转。每年发作 1～2 次，多在冬春季，工作和日常生活不受影响。10 多年前咳嗽、咳痰加重，晨起加剧，咳白色泡沫痰，活动后如爬楼梯、快步走等感心悸、气促，休息后可缓解，在当地医院诊断为“慢性支气管炎、肺气肿”，此后经常服用止咳、祛痰药物。6 年前气促明显加重，并心悸、双下肢浮肿，曾在省某医院住院，诊断为“慢性支气管炎、肺气肿、肺心病”。经先锋霉素、氨茶碱、氢氯噻嗪、氨苯蝶啶等药物治疗，心悸、气促好转，浮肿消退后出院，在家日常生活不能完全自理，有时静卧亦感气促。10 多天前受凉后上述症状加重，咯黄色脓性痰，痰量增至每天 100ml 左右，难咳出，心悸、气促加重，伴双下肢浮肿、尿量减少。无发热、盗汗、胸痛及咯血。

既往史：幼年曾患“麻疹”，有 35 年吸烟史，每天 20 支左右。无饮酒嗜好。

查体：T 36.8℃，P 114 次/min，R 32 次/min，BP 100/60mmHg，SO_2 92%。发育正常，营养中等，慢性重病容，神志清楚，半坐卧位。巩膜及皮肤无黄染，浅表淋巴结无肿大。颈静脉充盈，桶状胸，肋间隙增宽，两侧呼吸运动对称，触觉语颤减弱，无胸膜摩擦感，叩诊过清音，两肺呼吸音减弱，双肺下野可闻及细湿啰音。心前区无隆起，剑突下可见心尖搏动，未触及震颤，心界叩不出，心音遥远，心率 114 次/min，律齐，肺动脉瓣区第二心音亢进，三尖瓣区可闻及 3/6 期收缩期杂音。腹平软，肝肋缘下 2cm，剑突下 3cm，质中，边缘钝，触痛不明显，肝颈静脉回流征阳性，移动性浊音阴性。双下肢轻度凹陷性水肿。

讨论

1. 初步诊断是什么？

慢性支气管炎、慢性阻塞性肺气肿、慢性肺源性心脏病。

2. 以什么检查来支持诊断？

胸部X线、心电图、心脏彩超等。

3. 此胸片（图1-3-1）哪些表现支持肺心病诊断？

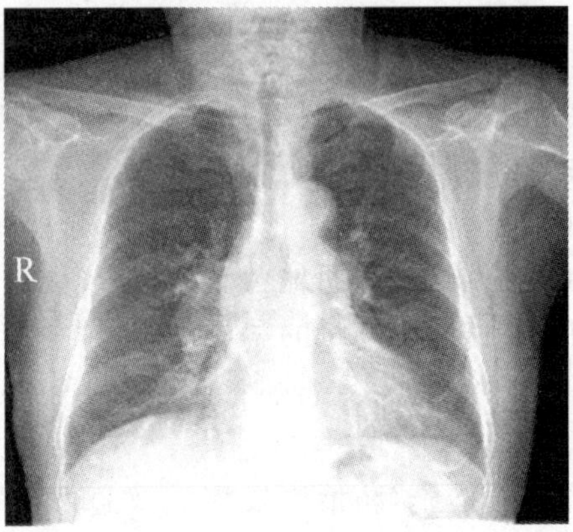

图1-3-1 胸部X线片

右下肺动脉干扩张、肺动脉段明显突出。

4. 肺心病的治疗原则？

积极控制感染；通畅呼吸道，改善呼吸功能；纠正缺氧和二氧化碳潴留；控制呼吸和心力衰竭；积极处理并发症。

（韩 忠 刘 畅）

第四章　呼吸衰竭

呼吸衰竭(respiratory failure)是各种原因引起的通气和(或)换气功能严重障碍,以致在静息状态下亦不能维持足够的气体交换,导致低氧血症伴(或不伴)高碳酸血症,进而引起一系列病理生理改变和相应临床表现的综合征。

一、目的与要求

1. 掌握呼吸衰竭的病因。
2. 掌握呼吸衰竭的临床表现、诊断和处理原则。
3. 掌握呼吸衰竭的分类。
4. 熟悉呼吸衰竭的发病机制和病理生理改变。

二、重要知识点

呼吸衰竭的分类、诊断、治疗。

三、临床技能要点

血气分析结果的判断。

四、思考和讨论

1. 慢性呼吸衰竭患者的病因可能有哪些?
2. 血气分析的步骤是怎样的?

呼吸衰竭

一、病因

(一)气道阻塞性病变

气管-支气管炎症、痉挛、肿瘤、异物等引起气道阻塞,导致通气不足,或伴有气体分布不匀导致通气/血流比例失调,导致缺氧或合并 CO_2 潴留。

(二)肺组织病变

各种累及肺泡和(或)肺间质的病变如肺炎、严重肺结核、肺气肿、弥漫性肺纤维化、肺水肿、急性呼吸窘迫综合征(ARDS)、矽肺等,均可引起肺泡减少、有效弥散面积减少、肺顺应性减低、通气/血流比例失调,导致缺氧或合并 CO_2 潴留。

(三)肺血管病变

肺动脉栓塞、肺血管炎等可引起通气/血流比例失调,导致呼吸衰竭。

(四)胸廓与胸膜病变

胸廓外伤、畸形、手术创伤、气胸和胸腔积液等可导致肺通气和换气功能障碍,引起呼吸衰竭。

(五)神经肌肉病变

脑血管病变、脑炎、脑外伤、电击、药物中毒等直接或间接抑制呼吸中枢;脊髓灰质炎、多发性神经炎以及重症肌无力等导致呼吸肌肉无力和疲劳,引起肺通气不足。

二、分类

(一)按动脉血气分析分类

1. Ⅰ型呼吸衰竭　缺氧而无 CO_2 潴留,$PaO_2<60mmHg$,$PaCO_2$ 降低或正常,见于:换气功能障碍(通气/血流比例失调、弥散功能损害和肺动-静脉样分流)的疾病,如 ARDS 等。

2. Ⅱ型呼吸衰竭　缺 O_2 伴 CO_2 潴留,$PaO_2<60mmHg$,$PaCO_2>50mmHg$,系肺泡通气不足所致。单纯通气不足,缺 O_2 和 CO_2 潴留的程度是平行的,若伴换气功能损害,则缺 O_2 更为严重,如慢性阻塞性肺疾病。

(二)按发病急缓分类

1. 急性呼吸衰竭　常见的原因包括急性气道阻塞、外伤、ARDS、药物中毒、颅脑病变抑制呼吸中枢、呼吸肌麻痹等。

2. 慢性呼吸衰竭　最常见的病因是慢性阻塞性肺疾病等。

(三)按发病机制分类(见教科书)

三、发病机制和病理生理

(一)缺氧和二氧化碳潴留的发生机制

1. 通气不足。
2. 通气/血流比例失调。
3. 弥散障碍。
4. 氧耗量增加。
5. 肺内动静解剖分流。

(二)缺氧对人体的影响

对中枢神经、呼吸、心脏循环、细胞代谢和电解质、肾、肝功能的影响。

(三)二氧化碳潴留对人体的影响

对中枢神经、心脏循环、呼吸、酸碱平衡、肾功能等的影响。

四、临床表现

1. 呼吸困难。
2. 发绀。
3. 神经精神症状。
4. 血液循环系统症状。
5. 消化和泌尿系统症状等。

五、诊断

动脉血气体分析不仅可明确呼吸衰竭的诊断，还有助于了解呼吸衰竭的性质、程度，判断治疗效果，对指导氧疗、机械通气各参数的调节、纠正酸碱失衡及电解质紊乱有重要价值。

六、治疗

1. 保持呼吸道通畅，祛痰平喘。
2. 氧疗的指征和方法。
3. 增加通气量。呼吸兴奋剂、机械通气的使用。
4. 控制感染。
5. 酸碱失衡的处理。
6. 支持疗法。
7. 并发症的处理。

呼吸衰竭典型病例

患者余××，男性，48 岁。

主诉：反复咳嗽、咳痰、气促 6 年余，再发 5 天。

现病史：患者于 6 年前开始出现咳嗽、咳痰、气促，气促于活动后明显，并有加重趋势，曾住院诊断为“慢性支气管炎、慢性阻塞性肺气肿”。平日在家中接受氧疗，每天 24h 经鼻导管以 1 L/min 的流量吸氧，并使用缓释茶碱 300mg 每天 2 次口服，异丙托溴胺 40μg 每天 4 次吸入，倍氯美松双丙酸酯 200μg 每天 2 次吸入，沙丁胺醇 200μg 每天按需 4 次吸入。5 天前咳嗽、咳痰、气促加重。

既往史：14 岁开始就每天吸 2 包烟。2 年前因病戒烟。

查体：双肺叩诊过清音，呼吸音减弱，可闻湿啰音，未闻干啰音。心率 90 次/min，律齐，双下肢无浮肿。

辅助检查：血气分析 pH 7.34，PaO_2 62mmHg，$PaCO_2$ 58mmHg，EB 8mmol/L。

讨论

1. 这个患者的血气分析结果提示什么？

Ⅱ型呼吸衰竭。

2. 简述动脉血气分析在呼吸衰竭中的应用。

不仅可明确呼吸衰竭的诊断，还有助于了解呼吸衰竭的性质、程度、判断治疗效果，对指导氧疗、机械通气各参数的调节、纠正酸碱失衡各电解质紊乱有重要价值。

3. 如何处理Ⅱ型呼吸衰竭患者的低氧血症？

先予低浓度吸氧、改善通气、治疗原发病等处理，必要时以机械通气辅助呼吸。

4. Ⅱ型呼吸衰竭给予吸氧时氧流量一般为多少？

2～3L/min。

（韩　忠　刘　畅）

第五章 肺　炎

肺炎(pneumonia)是指终末气道、肺泡和肺间质的炎症,可由病原微生物、理化因素、免疫损伤、过敏及药物所致。细菌性肺炎是最常见的肺炎,也是最常见的感染性疾病之一。

一、目的与要求

1. 掌握肺炎球菌肺炎的临床表现、诊断和治疗原则。

2. 了解肺炎的分类以及葡萄球菌肺炎、克雷伯杆菌肺炎和支原体肺炎的临床特点、治疗原则。

二、重要知识点

掌握肺炎球菌肺炎的病理及临床表现,相关血常规、胸片、痰培养,治疗原则。

三、临床技能要点

肺部叩诊及湿啰音听诊要点。

四、思考和讨论

1. 社区获得性肺炎的诊断标准有哪些?

2. 社区获得性肺炎和医院获得性肺炎治疗抗生素选择有何异同?

3. 重症肺炎的诊断依据是什么?

肺炎球菌肺炎

一、病因和发病机制

肺炎链球菌为革兰染色阳性球菌,多成双排列或短链排列,其毒力大小与荚膜中的多糖结构及含量有关,首先引起肺泡壁水肿,出现白细胞与红细胞渗出,含菌的渗出液经 Cohn 孔向肺的中央部分扩展,甚至累及几个肺段或整个肺叶,因病变开始于肺的外周,故叶间分界清楚,易累及胸膜,引起渗出性胸膜炎。肺炎链球菌是寄居在口腔及鼻咽部的一种正常菌群,机体免疫功能受损时,有毒力的肺炎链球菌入侵人体而致病。

二、病理

病理改变有充血期、红肝变期、灰肝变期及消散期。表现为肺组织充血水肿,肺泡内浆液渗出及红、白细胞浸润,白细胞吞噬细菌,继而纤维蛋白渗出物溶解、吸收、肺泡重新充气。在肝变期病理阶段实际上并无确切分界。病变消散后肺组织结构多无损坏,不留纤维瘢痕。

三、临床表现

(一)症状

1. 常有受凉淋雨、疲劳、醉酒、病毒感染等诱因。

2. 起病急,高热、寒战,或呈稽留热,伴全身肌肉酸痛。

3. 患侧胸痛,咳嗽或深呼吸时加剧。痰少,可带血或呈铁锈色。

(二)体征

1. 全身表现　急性热病容;口角及鼻周有单纯疱疹;发绀;皮肤、黏膜出血点,巩膜黄染;累及脑膜时,可有颈抵抗及出现病理性反射;心率增快,有时心律不齐。

2. 肺　早期:肺部体征无明显异常。肺实变:叩诊呈浊音、触觉语颤增强及支气管呼吸音。消散期:可闻及湿啰音。

四、并发症

感染性休克、胸膜炎、脓胸、心包炎、脑膜炎和关节炎。

五、实验室和特殊检查

1. 血常规。

2. X 线检查。

3. 痰涂片、痰培养、血培养。

六、治疗

(一)抗菌药物治疗

首选青霉素 G,用药途径及剂量视病情轻重及有无并发症而定。对青霉素过敏者,或耐青霉素者,可用呼吸氟喹诺酮类、头孢噻肟或头孢曲松等药物。多重耐药菌株感染者可用万古霉素、替考拉宁等。

(二)支持疗法

卧床休息,注意补充足够蛋白质、热量及维生素。

(三)并发症的处理

若体温降而复升或 3 天后仍不降者,应考虑肺外感染,如脓胸、心包炎或关节炎等。持续发热的其他原因尚有耐青霉素的肺炎链球菌(PRSP)或混合细菌感染、药物热或并存其他疾病。

肺部感染典型病例一

患者刘××,女,21 岁,于 2011 年 5 月 21 日入院。

主诉:发热 1 周,咳嗽、咳痰 5 天。

现病史:患者 1 周前淋雨后出现发热,体温最高达 39℃,伴畏寒、乏力、食欲减退,无鼻塞、流涕及咽痛,自行服用退热药物及感冒药物后仍有发热,5 天前出现咳嗽、咳黄痰,痰黏稠,量较多,咳嗽剧烈时伴胸痛、胸闷,无盗汗,无咯血,无喘息,无心悸,无腹痛、腹胀,无恶心、呕吐,无尿频、尿急、尿痛，到我院就诊，门诊考虑“上呼吸道感染”，给予头孢唑肟、阿奇霉素抗感染，病毒唑抗病毒治疗，仍有发热及咳嗽、咳痰。

既往史：否认结核、肝炎病史及接触史。否认高血压、糖尿病、支气管扩张史。青霉素皮试阳性。

查体：T 38.6℃，BP 130/80mmHg，唇无发绀，咽无充血，扁桃体无肿大，右下肺叩诊浊音，听诊右下肺呼吸音减弱，双肺未闻及干湿性啰音。心率 85 次/min，律齐，各瓣膜听诊区未闻及杂音。腹平，软，无压痛，肝脾肋下未触及。双下肢无水肿。

讨论

1. 结合病史、体征，提出可能诊断。

肺部感染。

2. 下一步应完善哪些检查？哪项检查对确诊有最重要的意义？

下一步完善：血常规，血、痰培养，痰涂片，胸部 X 线片。对确诊有意义的检查：血常规、胸部 X 线片。

3. 患者胸片如图 1-5-1 所示，从胸片中可看到哪些异常改变？

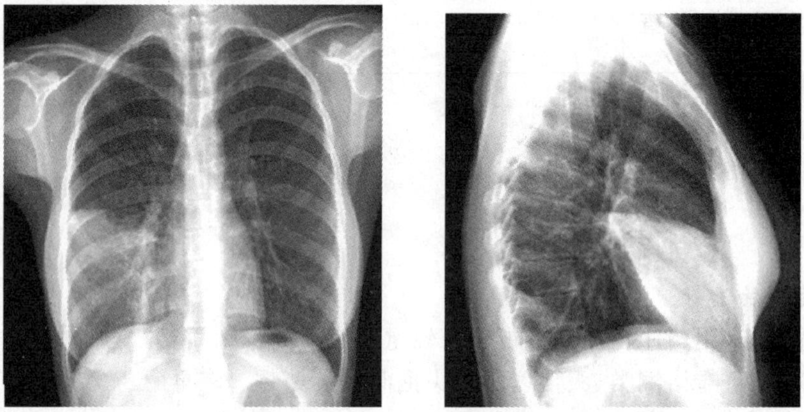

图 1-5-1　胸片

右中下肺野可见片状影，密度较均匀，其上界为水平裂，内侧为右心缘，右侧位显示为右肺中叶。

4. 从痰涂片结果：可见 G^+ 双球菌，你考虑何种病原学感染？

肺炎链球菌。

5. 结合患者上述检查，请给出完整诊断。

肺炎球菌肺炎。

6. 此次患者感染的诱因是什么？

淋雨。

7. 如何选用抗生素治疗？

因患者青霉素皮试阳性，可选呼吸氟喹诺酮类、头孢噻肟或头孢曲松等药物。

肺部感染典型病例二

患者林××，女，54 岁，于 2010 年 8 月 18 日入院。

主诉：咳嗽、咳痰 2 周。

现病史：患者于 2 周前因受凉后出现咳嗽、咳痰，呈阵发性咳嗽，咳淡黄色黏痰、量不多，伴发热，体温最高 38℃，发热时间无明显规律，无寒战，有纳差、乏力等不适，无明显气促、胸痛，咯血，无腹胀、腹痛、腹泻，自服感冒药物，体温降至正常，但仍有咳嗽、咳痰，痰量较前增多，于我院门诊治疗，给予“阿奇霉素”抗感染 3 天，同时服用中药等治疗，症状无明显好转。今早出现头晕、乏力，面色苍白。

既往史：有子宫肌瘤病史 10 年，有畸胎瘤手术史。上月体检未发现肝炎。否认药物过敏史。

查体：T 38.0℃，BP 80/40mmHg，神清，面色苍白，双下肺可闻及少许湿啰音。叩诊心界无扩大，心率 130 次/min，律齐，未闻及杂音。腹部平坦，无压痛及反跳痛，肝、脾未触及，双下肢无水肿。

相关检查如下：

血常规：WBC 15.6×10^9/L，RBC 3.65×10^{12}/L，NE 88.2%。肝功能：ALT 123U/L，AST 93 U/L。血沉 65mm/h。尿常规、肾功能、血培养均未见明显异常。胸部 CT 图像如图1-5-2 所示。

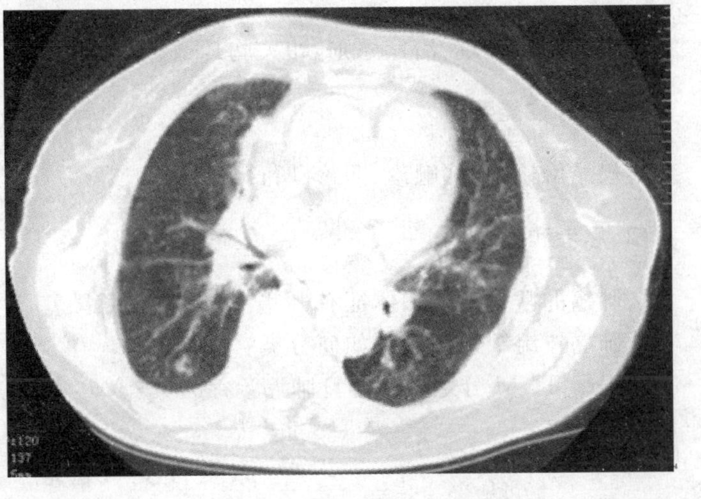

图 1-5-2 胸部 CT 图像

讨论

1. 结合病史及相关检查，请给出诊断。

肺部感染。

2. 该患者为什么会出现肝功能损害？

肺部感染时，细菌产生的毒素直接侵犯或通过诱导白介素、肿瘤坏死因子等炎症因子间接破坏肝细胞及毛细胆管的摄取、排泌，从而造成肝功能的损害。其次，肝细胞缺血及脂质过氧化物的损伤等均可引起肝功能损害。

3. 该患者血压低要考虑什么？如何处理？

考虑感染性休克。处理：①补充血容量；②血管活性药物的应用，如多巴胺、异丙肾上腺素、间羟胺等；③控制感染；④病情严重者可应用糖皮质激素；⑤纠正水、电解质和酸碱紊乱。但若输液太快，可并发肺水肿、心力衰竭，故应减慢输液；⑥注意血气分析。

（刘 畅 韩 忠）

第六章　原发性支气管癌

原发性支气管癌(primary bronchogenic carcinoma),简称肺癌(lung cancer),为起源于支气管黏膜或腺体的恶性肿瘤。肺癌发病率为男性肿瘤的首位,并由于早期诊断不足致使预后差。

一、目的与要求

1. 掌握本病的早期表现及早期肺癌的诊断。
2. 掌握本病的治疗原则。

二、重要知识点

肺癌的临床表现、治疗原则,相关胸片、胸部 CT。

三、临床技能要点

淋巴结触诊、肺部触诊、叩诊、听诊要点。

四、思考和讨论

1. 肺癌的常见症状和体征有哪些?
2. 肺癌按组织学病理学如何分类?
3. 根据 TNM 分期如何制订肺癌治疗方案?

原发性支气管癌

一、病因和发病机制

虽然病因和发病机制尚未明确,通常认为与下列因素有关:

(一)吸烟

大量研究表明,吸烟是肺癌死亡率进行性升高的首要原因。烟雾中的苯并芘、尼古丁、亚硝胺和少量放射性元素钋等均有致癌作用,尤其易致鳞状上皮细胞癌和未分化小细胞癌。

(二)职业致癌因子

已被确认的致人类肺癌的职业因素包括石棉、砷、铬、镍、铍、煤焦油、芥子气、三氯甲醚、氯甲醚、烟草的加热产物以及铀、镭等放射性物质衰变时产生的氡和氡子气,电离辐射和微波辐射等。

(三)空气污染

空气污染包括室内小环境和室外大环境污染,室内被动吸烟、燃料燃烧和烹调过程中均可能产生致癌物。

(四)电离辐射

大剂量电离辐射可引起肺癌。

(五)饮食与营养

研究表明,较少食用含β胡萝卜素的蔬菜和水果,肺癌发生的危险性升高。

(六)其他诱发因素

美国癌症学会将结核列为肺癌的发病因素之一。有结核病者患肺癌的危险性是正常人群的10倍。其主要组织学类型是腺癌。

(七)遗传和基因改变

与肺癌关系密切的癌基因主要有*ras*和*myc*基因家族、*c-erbB-2*、*Bcl-2*、*c-fos*以及*c-jun*基因等。

二、病理和分类

(一)按解剖学部位分类

1.中央型肺癌　发生在段支气管至主支气管的肺癌,约占3/4,较多见鳞状上皮细胞癌和小细胞肺癌。

2.周围型肺癌　发生在段支气管以下的肺癌,约占1/4,多见腺癌。

(二)按组织病理学分类

肺癌的组织病理学分类现分为两大类:

1.非小细胞肺癌

(1)鳞状上皮细胞癌(简称鳞癌);

(2)腺癌;

(3)大细胞癌;

(4)其他。

2.小细胞肺癌(small cell lung cancer, SCLC)包括燕麦细胞型、中间细胞型、复合燕麦细胞型。

三、肺癌临床分期

美国联合癌症分类委员会(AJCC)和国际抗癌联盟(UICC)2002年制订的TNM分期。

四、临床表现

与肿瘤大小、类型、发展阶段、所在部位、有无并发症或转移有密切关系。按部位可分为原发肿瘤、肺外胸内扩展、胸外转移和胸外表现四类。

(一)原发肿瘤引起的症状和体征

1.咳嗽　为早期症状,常为无痰或少痰的刺激性干咳,当肿瘤引起支气管狭窄后可加重咳嗽,多为持续性,呈高调金属音性咳嗽或刺激性呛咳。

2.血痰或咯血　多见于中央型肺癌。

3.气短或喘鸣　肿瘤向支气管内生长,或转移到肺门淋巴结致使肿大的淋巴结压迫主支气管或隆突,或引起部分气道阻塞。

4. 发热　肿瘤组织坏死可引起发热。

5. 体重下降　消瘦为恶性肿瘤的常见症状之一。

(二)肺外胸内扩展引起的症状和体征

1. 胸痛　可由于肿瘤细胞侵犯胸膜或胸壁所致,也可由于阻塞性炎症波及部分胸膜或胸壁引起。

2. 声音嘶哑　癌肿直接压迫或转移致纵隔淋巴结压迫喉返神经(多见左侧),可发生声音嘶哑。

3. 咽下困难　癌肿侵犯或压迫食管,可引起咽下困难,尚可引起气管-食管瘘,导致肺部感染。

4. 胸水　约 10%的患者有不同程度的胸水,通常提示肿瘤转移累及胸膜或肺淋巴回流受阻。

5. 上腔静脉阻塞综合征　由于上腔静脉被附近肿大的转移性淋巴结压迫或右上肺的原发性肺癌侵犯,以及腔静脉内癌栓阻塞静脉回流引起。

6. Horner 综合征　肺尖部肺癌又称肺上沟瘤(Pancoast 瘤),易压迫颈部交感神经,引起病侧眼睑下垂、瞳孔缩小、眼球内陷,同侧额部与胸壁少汗或无汗。也常有肿瘤压迫臂丛神经造成以腋下为主、向上肢内侧放射的火灼样疼痛,在夜间尤甚。

(三)胸外转移引起的症状和体征

胸腔外转移的症状、体征可见于 3%～10%的患者。以小细胞肺癌居多,其次为未分化大细胞肺癌、腺癌、鳞癌。

1. 转移至中枢神经系统　可引起颅内压增高,如头痛、恶心、呕吐、精神状态异常。

2. 转移至骨骼　可引起骨痛和病理性骨折。

3. 转移至腹部　部分小细胞肺癌可转移到胰腺,表现为胰腺炎症状或阻塞性黄疸。

4. 转移至淋巴结　锁骨上淋巴结是肺癌转移的常见部位,可毫无症状。

(四)胸外表现

指肺癌非转移性胸外表现或称之为副癌综合征,主要为以下几方面表现:

1. 肥大性肺性骨关节病　多侵犯上、下肢长骨远端,发生杵状指(趾)和肥大性骨关节病。

2. 异位促性腺激素　主要为男性轻度乳房发育和增生性骨关节病。

3. 分泌促肾上腺皮质激素样物　小细胞肺癌或支气管类癌是引起库欣综合征的最常见细胞类型。

4. 分泌抗利尿激素　不适当的抗利尿激素分泌可引起厌食、恶心、呕吐等水中毒症状,还可伴有逐渐加重的神经并发症。其特征是低钠(血清钠＜135mmol/L),低渗(血浆渗透压＜280mOsm/kg)。

5. 神经肌肉综合征　包括小脑皮质变性、脊髓小脑变性、周围神经病变、重症肌无力和肌病等。这些症状与肿瘤的部位和有无转移无关。

6. 高钙血症　患者表现为嗜睡、厌食、恶心、呕吐和体重减轻及精神变化。

7. 类癌综合征　典型特征是皮肤、心血管、胃肠道和呼吸功能异常。主要表现为面部、上肢躯干潮红或水肿,胃肠蠕动增强,腹泻,心动过速,喘息,瘙痒和感觉异常。

8. 黑色棘皮症及皮肌炎、掌跖皮肤过度角化症、硬皮症、栓塞性静脉炎、非细菌性栓塞性心内膜炎、血小板减少性紫癜、毛细血管病性渗血性贫血。

五、实验室和特殊检查

1. 胸部 X 线或胸部 CT。
2. 痰脱落细胞。
3. 纤维支气管镜检查和电子支气管镜检查。
4. 肿瘤标志物。

六、诊断

肺癌的治疗效果与能否早期诊断肺癌密切相关。因此，应该大力提倡早期诊断、及早治疗以提高生存率甚至治愈率。这需要临床医师具有高度警惕性，详细采集病史，对肺癌的症状、体征、影像学检查有一定经验，及时进行细胞学及纤支镜等检查，可使 80%～90% 的肺癌患者得到确诊。

七、鉴别诊断

肺结核、肺炎、肺脓肿、纵隔淋巴瘤、肺部良性肿瘤、结核性渗出性胸膜炎。

八、治疗

强调肺癌的治疗原则。多采用外科手术治疗（为首选）和/或放射治疗、化学药物、中西医结合治疗、免疫治疗相结合的综合治疗。

1. 外科手术治疗　手术切除的指征。
2. 放射治疗　根治性和姑息性治疗指征、疗程、剂量和并发症、禁忌证。
3. 化学药物治疗。按细胞类型选择用药、使用方法和药物反应处理。
4. 免疫治疗。
5. 中西医结合治疗。

九、预后

肺癌的预后取决于早发现、早诊断、早治疗。由于早期诊断不足致使肺癌预后差，86% 的患者在确诊后 5 年内死亡。

肺癌典型病例一

患者，钟××，男，50 岁，于 2010 年 6 月 21 日入院。

主诉：咳嗽、咳痰 3 个月，加重 20 余天。

现病史：患者于 3 个月前无明显诱因出现咳嗽、咳黄痰，胸闷。咳嗽时伴正前胸闷痛，无放射痛。无发热、盗汗，无咯血，无喘息及气促，无头晕、头痛，无恶心、呕吐，无腹痛、腹泻，未予诊治。20 余天前患者咳嗽、咳痰加重，于某市农垦医院就诊，胸部 CT：右肺阴影伴纵隔淋巴结转移增大，左肺舌叶、下叶感染性病变（可能性大），经抗感染治疗（具体不详），仍有咳嗽。伴体重减轻。

既往史：否认肺结核等传染病史。

个人史：吸烟史 30 余年，约 40 支/天，未戒烟；饮酒史 10 年，约 350g/d。

查体：T 36.5℃，P 67 次/min，R 20 次/min，BP 120/76mmHg，神清，浅表淋巴结未触及肿大。右肺听诊呼吸音减弱，双肺未闻及干湿性啰音。心率 67 次/min，律齐，各瓣膜听诊区未闻及杂音。腹平，软，肝、脾肋下未触及。双下肢无水肿。

讨论

1. 结合病史、体征，提出可能诊断。

左肺阴影查因，肺癌可能性大。

2. 下一步应完善哪些检查？哪项检查对确诊有最重要的意义？

查痰脱落细胞、肿瘤标志物、纤维/电子支气管镜检查。经皮肺穿刺活检对确诊有最重要的意义。

3. 患者胸部 CT 图像如图 1－6－1 所示，从中可看到有哪些异常改变？

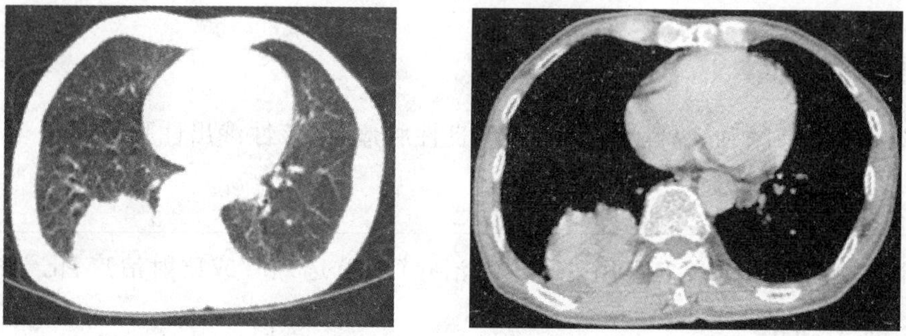

图 1－6－1　胸部 CT 图像

右肺下叶可见一肿块影，边缘不整齐。

4. 该患者经皮肺活检结果：(右下肺)小细胞癌，请给出完整诊断。

右下肺癌、小细胞癌。

5. 如何选择治疗方案？

完善相关检查确定肺癌有无转移。通常 SCLC 发现时已转移，难以通过外科手术根治，主要依赖化疗或放化疗综合治疗。

肺癌典型病例二

患者王××，男，64 岁，于 2010 年 9 月 16 日入院。

主诉：咳嗽、咳痰 1 月，胸痛伴痰中带血 1 天。

现病史：患者 1 个月前无明显诱因出现咳嗽、咳痰，咳嗽频繁，痰少，色白，黏稠，无胸闷、气促，无喘息，无发热、盗汗，未于当地医院诊治。1 天前出现胸痛伴痰中带血，胸痛位于前胸部，呈闷痛，与咳嗽、呼吸、活动无明显相关，无放射痛，血少，鲜红色，近 1 个月体重下降约 10 斤。

既往史：否认肝炎、结核病史及接触史。

个人史：吸烟史 40 年，20～40 支/天，未戒烟。

查体：T 36.5℃，P 76 次/min，R 20 次/min，BP 106/60mmHg，神清，唇无发绀，浅表淋巴结未触及。右侧胸廓饱满，右肩胛线第 7 肋以下叩诊浊音，左肺叩诊清音，双肺呼吸音减弱，右肺明显，双肺无干、湿性啰音。心界不大，心率 76 次/min，律齐，无杂音。腹稍膨隆，软，无压痛，肝、脾肋下未触及。双下肢无水肿。

相关检查如下：

血气分析：pH 7.44，$PaCO_2$ 38mmHg，PaO_2 74mmHg，HCO_3^- 26mmol/L，SO_2 95%。血 CEA 48ng/ml。血常规：WBC 10.18×10^9/L，NE 6.73×10^9/L。血沉：32mm/h。肝、肾功能、电解质、心肌酶未见异常。

胸部 CT 如图 1－6－2 所示。

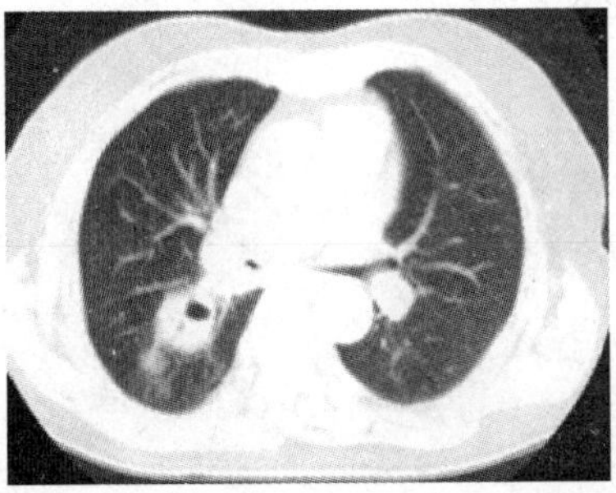
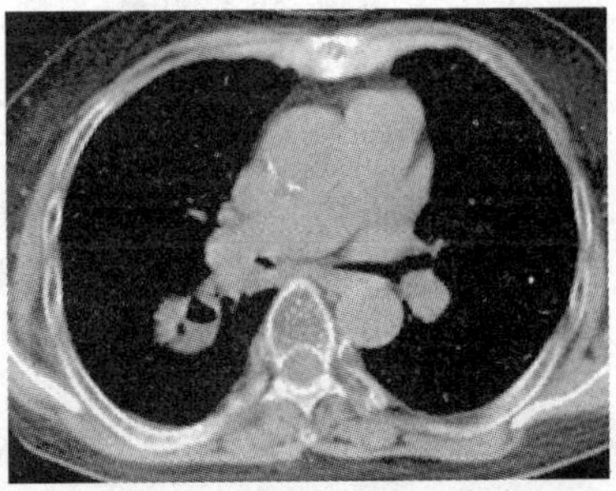

图 1－6－2　胸部 CT 图像

讨论

1. 结合病史及相关检查，请给出诊断。

右肺阴影查因，肺癌可能性大。

2. 该患者要明确诊断，还需要什么检查？

纤维支气管镜检查。

3. 支气管黏膜活检病理如图 1－6－3 所示：癌细胞核大深染，不规则片状分布，大多胞浆呈空泡状，部分可细胞内角化。怎么考虑？

考虑鳞状细胞癌。

4. 该患者检查未发现转移病灶，该采取何种治疗措施？

根治性手术治疗。

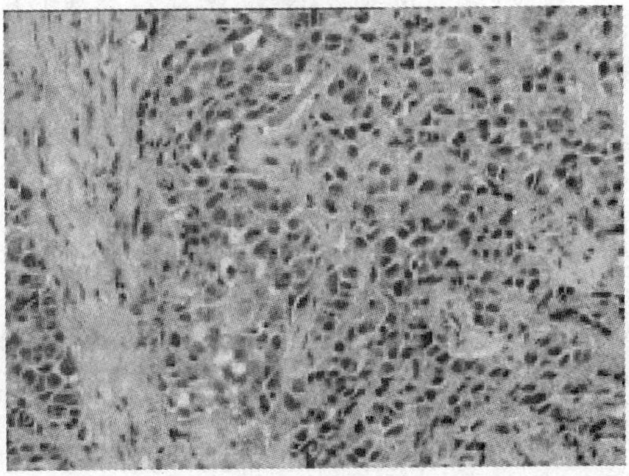

图 1－6－3　支气管黏膜活检

（刘　畅　韩　忠）

第七章　肺结核

肺结核(pulmonary tuberculosis)仍然是21世纪严重危害人类健康的主要传染病，是全球关注的公共卫生和社会问题，也是我国重点控制的主要疾病之一。

一、目的与要求

1. 熟悉本病的临床症状、临床分型。
2. 熟悉本病的诊断要点及鉴别诊断。
3. 掌握各型肺结核的X线特点。
4. 掌握化疗原则(包括化疗方案的制订)。

二、重要知识点

掌握肺结核的临床表现、胸片特点、治疗原则。

三、临床技能要点

各型肺结核的X线特点。

四、思考和讨论

1. 肺结核的分型有哪些？
2. 肺结核有无传染性，如何判断？
3. 肺结核的诊断包括哪些内容？
4. 肺结核的治疗原则、常用药物及其毒性、副作用。

肺 结 核

一、流行病学

(一)全球疫情

全球有三分之一的人(约20亿)曾受到结核分枝杆菌的感染。全球80%的结核病例集中在印度、中国、俄罗斯、南非、秘鲁等22个国家。

(二)我国疫情

当前我国的结核病疫情特点如下：

1. 高感染率。
2. 高肺结核患病率。
3. 死亡人数多。

4. 地区患病率差异大。

二、结核分枝杆菌

结核病的病原菌为结核分枝杆菌，包括人型、牛型、非洲型和鼠型 4 类。人肺结核的致病菌 90％以上为人型结核分枝杆菌。

结核分枝杆菌的生物学特性如下：

（一）多形性

（二）抗酸性

抗酸染色是鉴别分枝杆菌和其他细菌的方法之一。

（三）生长缓慢

结核分枝杆菌的增代时间为 14～20h，培养时间一般为 2～8 周。

（四）抵抗力强

结核分枝杆菌对干燥、冷、酸、碱等抵抗力强。

（五）菌体结构复杂

结核分枝杆菌菌体成分复杂，主要是类脂质、蛋白质和多糖类。类脂质其作用与结核病的组织坏死、干酪液化、空洞发生以及结核变态反应有关。菌体蛋白质以结合形式存在，是结核菌素的主要成分，诱发皮肤变态反应。多糖类与血清反应等免疫应答有关。

三、结核病的传播

（一）传染源

结核病的传染源主要是继发性肺结核患者。传染性的大小取决于痰内菌量的多少。

（二）传播途径

飞沫传播是肺结核最重要的传播途径。

（三）易感人群

影响机体对结核分枝杆菌自然抵抗力的因素除遗传因素外，还包括生活贫困、居住拥挤、营养不良等社会因素。

（四）影响传染性的因素

传染性的大小取决于患者排出结核分枝杆菌量的多少、空间含结核分枝杆菌微滴的密度及通风情况、接触的密切程度和时间长短以及个体免疫力的状况。

（五）化学治疗对结核病传染性的影响

接受化学治疗后肺结核患者痰中的结核分枝杆菌呈对数减少，活力也减弱或丧失。

四、疾病的发生与发展

1. 原发感染。

2. 结核病免疫和迟发性变态反应。

3. 继发性结核。

五、病理

(一)基本病理变化

基本病理变化是炎性渗出、增生和干酪样坏死。结核病的病理过程特点是破坏与修复常同时进行,故上述三种病理变化多同时存在,也可以某一种变化为主,而且可相互转化。

(二)病理变化转归

采用化学治疗后早期渗出性病变可完全吸收消失或仅留下少许纤维索条。未经化学治疗的干酪样坏死病变常发生液化或形成空洞,含有大量结核分枝杆菌的液化物可经支气管播散到对侧肺或同侧肺其他部位引起新病灶。

六、临床表现

各型肺结核的临床表现不尽相同,但有共同之处。

(一)症状

1. 呼吸系统症状

(1)咳嗽、咳痰。

(2)咯血。

(3)胸痛。

(4)呼吸困难。

2. 全身症状　发热为最常见症状,多为长期午后潮热,有倦怠乏力、盗汗、食欲减退和体重减轻等。

(二)体征

取决于病变性质和范围。

1. 病变范围较小时,可以没有任何体征。

2. 渗出性病变范围较大或干酪样坏死时,可有肺实变体征。

3. 较大的空洞性病变听诊也可以闻及支气管呼吸音。

4. 当有较大范围的纤维条索形成时,气管向患侧移位,患侧胸廓塌陷、叩诊浊音、听诊呼吸音减弱并可闻及湿啰音。

5. 结核性胸膜炎时有胸腔积液体征。支气管结核可有局限性哮鸣音。

6. 少数患者可以有类似风湿热样表现,称为结核性风湿症。

七、诊断

(一)诊断方法

1. 病史和症状体征

(1)症状体征情况:明确症状的发展过程对结核病诊断有重要参考意义。

(2)诊断治疗过程:确定患者是新发现还是已发现病例。

(3)肺结核接触史:主要是家庭内接触史,对邻居、同事、宿舍等有无肺结核患者也应了解。

2. 影像学诊断　肺结核病影像特点是病变多发生在上叶的尖后段和下叶的背段,密度不均匀、边缘较清楚和变化较慢,易形成空洞和播散病灶。

3. 痰结核分枝杆菌检查　是确诊肺结核病的主要方法,也是制订化疗方案和考核治疗效果的主要依据。

(1)痰标本的收集：要多次查痰。通常初诊患者要送3份痰标本。

(2)痰涂片检查：是简单、快速、易行和可靠的方法，但欠敏感。

(3)培养法：结核分枝杆菌培养为痰结核分枝杆菌检查提供准确可靠的结果，常作为结核病诊断的金标准。

(4)药物敏感性测定。

(5)其他检测技术。

4.纤维支气管镜检查 纤维支气管镜检查常应用于支气管结核和淋巴结支气管瘘的诊断。

5.结核菌素试验 结核菌素试验广泛应用于检出结核分枝杆菌的感染，而非检出结核病。

(二)肺结核的诊断程序

1.可疑症状患者的筛选。

2.是否肺结核。

3.有无活动性。

4.是否排菌。

(三)肺结核分类标准和诊断要点

1.结核病分类和诊断要点

(1)原发型肺结核：含原发综合征及胸内淋巴结结核。多见于少年儿童，无症状或症状轻微，多有结核病家庭接触史，结核菌素试验多为强阳性，X线胸片表现为哑铃型阴影，即原发病灶、引流淋巴管炎和肿大的肺门淋巴结，形成典型的原发综合征。

(2)血行播散型肺结核：含急性血行播散型肺结核(急性粟粒型肺结核)及亚急性、慢性血行播散型肺结核。急性血行播散型肺结核X线胸片和CT检查开始为肺纹理重，在症状出现两周左右可发现由肺尖至肺底呈大小、密度和分布三均匀的粟粒状结节阴影。亚急性、慢性血行播散型肺结核X线胸片呈双上、中肺野为主的大小不等、密度不同和分布不均的粟粒状或结节状阴影，新鲜渗出与陈旧硬结和钙化病灶共存。

(3)继发型肺结核：多发生在成人，病程长，易反复。病变轻重多寡相差悬殊，活动性渗出病变、干酪样病变和愈合性病变共存。因此，继发型肺结核X线表现特点为多态性，好发在上叶尖后段和下叶背段。痰结核分枝杆菌检查常为阳性。

继发型肺结核含浸润性肺结核、空洞性肺结核、结核球、干酪样肺炎、纤维空洞性肺结核等。

(4)结核性胸膜炎：含结核性干性胸膜炎、结核性渗出性胸膜炎、结核性脓胸。

(5)其他肺外结核：按部位和脏器命名，如骨关节结核、肾结核、肠结核等。

(6)菌阴肺结核：菌阴肺结核为三次痰涂片及一次培养阴性的肺结核。

2.痰菌检查记录格式 以涂(＋)，涂(－)，培(＋)，培(－)表示。当患者无痰或未查痰时，则注明“无痰”或“未查”。

3.治疗状况记录

(1)初治：有下列情况之一者为初治：①尚未开始抗结核治疗的患者；②正进行标准化疗方案用药而未满疗程的患者；③不规则化疗未满1个月的患者。

(2)复治：有下列情况之一者为复治：①初治失败的患者；②规则用药满疗程后痰菌又复阳

的患者;③不规律化疗超过1个月的患者;④慢性排菌患者。

(四)肺结核的记录方式

按结核病分类、病变部位、范围、痰菌情况、化疗史程序书写。并发症、并存病、手术可在化疗史后按并发症、并存病、手术等顺序书写。

八、鉴别诊断

1.肺炎。

2.慢性阻塞性肺疾病。

3.支气管扩张。

4.肺癌。

5.肺脓肿。

6.纵隔和肺门疾病。

九、化学治疗

(一)化学治疗的原则

化学治疗的原则是早期、规律、全程、适量、联合。整个治疗方案分强化和巩固两个阶段。

(二)化学治疗的主要作用

1.杀菌作用。

2.防止耐药菌产生。

3.灭菌。

(三)常用抗结核病药物

1.异烟肼(isoniazid,INH,H)　偶可发生药物性肝炎,肝功能异常者慎用,需注意观察。可发生周围神经炎。

2.利福平(rifampicin,RFP,R)　可出现一过性转氨酶上升,如出现黄疸应立即停药。流感样症状、皮肤综合征、血小板减少多在间歇疗法出现。

3.吡嗪酰胺(pyrazinamide,PZA,Z)　常见不良反应为高尿酸血症、肝损害、食欲不振、关节痛和恶心。

4.乙胺丁醇(ethambutol,EMB,E)　不良反应为视神经炎。

5.链霉素(streptomycin,SM,S)　不良反应主要为耳毒性、前庭功能损害和肾毒性等,严格掌握使用剂量,儿童、老人、孕妇、听力障碍和肾功能不良等要慎用或不用。

(四)统一标准化学治疗方案

1.初治涂阳肺结核治疗方案含初治涂阴有空洞形成或粟粒型肺结核。

(1)每日用药方案:2HRZE/4HR。

(2)间歇用药方案:2H3R3Z3E3/4H3R3。

2.复治涂阳肺结核治疗方案

(1)每日用药方案:2HRZSE/4－6HRE。

(2)间歇用药方案:2H3R3Z3S3E3/6H3R3E3。

3.初治涂阴肺结核治疗方案

(1)每日用药方案:2HRZ/4HR。

(2)间歇用药方案:2H3R3Z3/4H3R3。

上述间歇方案为我国结核病规划所采用,但必须采用全程督导化疗管理。

(五)耐药肺结核

耐药结核病,特别是耐多药结核病(multidrug resistant tuberculosis, MDR-T),至少耐异烟肼和利福平。

十、其他治疗

(一)对症治疗

肺结核的一般症状在合理化疗下很快减轻或消失,无需特殊处理。咯血是肺结核的常见症状,咯血处置要注意镇静、止血,患侧卧位,预防和抢救因咯血所致的窒息并防止肺结核播散。

(二)糖皮质激素

糖皮质激素在结核病的应用主要是利用其抗炎、抗毒作用。仅用于结核毒性症状严重者。

(三)肺结核外科手术治疗

当前肺结核外科手术治疗主要的适应证是经合理化学治疗后无效、多重耐药的厚壁空洞、大块干酪灶、结核性脓胸、支气管胸膜瘘和大咯血保守治疗无效者。

十一、结核病控制策略与措施

(一)全程督导化学治疗

全程督导化疗是指肺结核患者在治疗过程中,每次用药都必须在医务人员的直接监督下进行,因故未用药时必须采取补救措施以保证按医嘱规律用药。

(二)病例报告和转诊

按《中华人民共和国传染病防治法》,肺结核属于乙类传染病。

(三)病例登记和管理

(四)卡介苗接种

(五)预防性化学治疗

主要应用于受结核分枝杆菌感染易发病的高危人群。

肺结核典型病例一

患者陈××,女,21岁,于2010年9月10日入院。

主诉:发热伴咳嗽、咳痰10余天。

现病史:患者于10余天前无诱因出现发热,体温38.5～40℃,无畏寒,伴咳嗽、咳痰,痰色白,量少,伴胸闷、气促,无阵发性呼吸困难及端坐呼吸,偶有心悸,无胸痛、咯血,无盗汗,无鼻塞、流涕,无皮疹,无肌肉、关节疼痛,无腹痛、腹泻,伴恶心、呕吐,于某妇婴医院诊断为“急性呼吸道感染”,予美洛西林、头孢呋辛、头孢西丁抗感染治疗,症状无缓解。为进一步诊治来我院,门诊以“发热查因”收入我科。病程中精神、饮食、睡眠差,大、小便正常,近期无明显消瘦。

既往史:曾行4次胚胎移植,胚胎移植术后58天。半个月前出现耳鸣,左侧听力减退,1天前于省人民医院考虑左中耳炎。

查体：T 39.3℃，P 110 次/min，R 31 次/min，BP 110/70mmHg。神清，颈静脉无怒张，右下肺呼吸音稍弱，右下肺闻及少许湿性啰音，余肺呼吸音粗糙，未闻及干、湿性啰音。心界不大，心率 110 次/min，律齐，无杂音。腹平，软，无压痛，无反跳痛，肝、脾未触及。双下肢无浮肿。

辅助检查：血气分析：pH 7.49，$PaCO_2$ 39mmHg，PaO_2 59mmHg，SO_2 89%，HCO_3^- 29mmol/L。血常规：WBC 4.44×10^9/L，NE 90.6%，PLT 81×10^9/L。肝、肾功能正常。电解质：K^+ 2.72mmol/L，Na^+ 128mmol/L，Cl^- 86.9mmol/L。心肌酶：LDH 521U/L，CK 200U/L，CK-MB 14U/L。ESR 60mm/h。

讨论

1. 结合病史、体征，提出可能诊断。

肺部感染、电解质紊乱。

2. 下一步应完善哪些检查？

下一步完善：PPD 试验，血、痰培养，痰涂片找抗酸杆菌，胸部 X 线/胸部 CT。

3. 患者胸部 CT 图像如图 1-7-1 所示，从胸部 CT 中，可看到哪些异常改变？

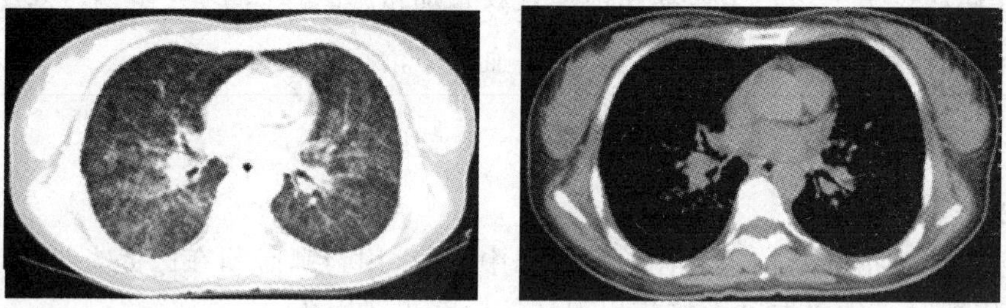

图 1-7-1　胸部 CT 图像

双肺弥漫性粟粒性病灶，大小、密度均匀。

4. 从痰涂片结果查见抗酸杆菌，结合患者上述检查，请给出完整诊断。

急性血行播散型肺结核。

5. 如何选用抗痨药物治疗？

异烟肼片、利福平胶囊、吡嗪酰胺片、乙胺丁醇片，不能选用链霉素。

肺结核典型病例二

患者冯××，男，65 岁，于 2010 年 8 月 13 日入院。

主诉：胸痛 5 天。

现病史：5 天前患者无明显诱因突发右侧胸痛，为持续性闷痛样，深呼吸、咳嗽、活动时加重，无发热，无咳嗽、咳痰，无咯血，无心悸、气促，无濒死感，无头痛、头晕，无腹胀、腹痛，于省某医院使用头孢类药物（具体不详）治疗两天后症状加重，并出现咳嗽、咳少许白黏痰，为进一步诊治，今来我院门诊就诊，门诊以“胸痛查因”收入我科。起病以来，患者精神较差，睡眠差，未进食两天，大、小便正常，体重无明显变化。

既往史：37 年前曾患肺结核，自述已治愈；吸烟史 20 余年。

查体：T 36.3℃，P 76 次/min，R 28 次/min，BP 120/80mmHg；强迫体位，急性面容，神

清，唇无发绀，颈静脉无怒张，右上肺语音震颤减弱，叩诊呈浊音，呼吸音减弱，可闻及少许湿啰音，左肺未闻及明显干湿啰音；心界不大，心率 76 次/min，律齐，各瓣膜区未闻及明显杂音；腹平坦，腹部无压痛、反跳痛，肝脾肋下未触及；双下肢无水肿。

患者入院完善相关检查如下：

血常规：WBC 10.6×10^9/L，NEV% 70%；肝功能：ALT 666U/L，AST 511U/L，ADA 19.21U/L，TBA 102.55μmol/L，TBIL 56.93μmol/L，TBIL 29.71μmol/L，TBIL 27.22μmol/L，CK 514.5U/L，RCPR 168.6mg/L。

尿常规、肾功能、血培养均未见明显异常。胸部 CT 图像如图 1-7-2 所示。

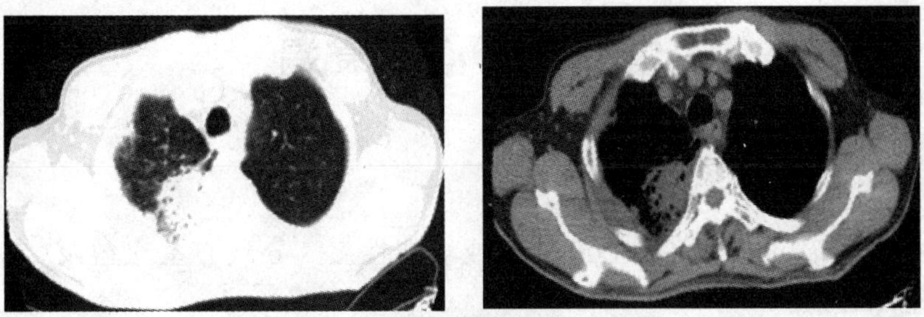

图 1-7-2　胸部 CT 图像

讨论

1. 请结合病史及相关检查，给出诊断。

(1)继发型肺结核、右上、无痰、初治。

(2)右侧胸膜炎。

(3)肝功能损害。

2. 应与哪些疾病进行鉴别？

(1)肺炎：多起病急，伴有发热，咳嗽、咳痰明显，血象升高，胸片表现密度较淡且较均匀的片状或斑片状阴影，抗菌治疗有效。本病例不支持。

(2)支气管扩张：多表现为慢性反复咳嗽、咳痰，多有大量脓痰，常反复咯血，CT 特别是高分辨 CT 能发现支气管腔扩大。本病例不支持。

(3)肺癌：肺癌多有长期吸烟史，表现为刺激性咳嗽，痰中带血，胸痛和消瘦等症状。胸部 X 线表现肺癌肿块常呈分叶状，有毛刺、切迹。本病例支持点不多。

(4)肺脓肿：多有高热、咳大量脓臭痰，胸片表现为带有液平面的空洞伴周围浓密的炎性阴影。血白细胞和中性粒细胞增高。本病例不支持。

3. 如何处理？

(1)查清肝功能损害原因，针对病因治疗。

(2)护肝治疗，避免使用导致肝损害药物。

(3)肝功能好转后，抗结核药物选择：利福喷丁、乙胺丁醇、链霉素、卡那霉素、左氧氟沙星，不宜选用异烟肼、利福平、吡嗪酰胺。

（刘　畅　韩　忠）

第二篇　循环系统疾病

第一章　心力衰竭

心力衰竭(heart failure)是各种心脏结构或功能性疾病导致心室充盈及(或)射血能力受损而引起的一组综合征。

一、目的与要求

1. 掌握心力衰竭的病因和病理生理。
2. 掌握心力衰竭的临床表现、诊断和鉴别诊断。
3. 掌握心力衰竭的治疗原则。
4. 掌握洋地黄制剂、利尿剂、血管活性药物以及神经-内分泌拮抗剂的应用。
5. 掌握急性肺水肿的抢救方法。

二、重要知识点

1. 心力衰竭的常见诱因、心力衰竭分级标准及临床特征。
2. 急、慢性心力衰竭的治疗原则。
3. 利尿剂在心功能不全中的应用。
4. 洋地黄类药物的临床药理特点。
5. 血管扩张剂的应用。
6. β受体阻滞剂的应用。

三、临床技能要点

1. 心脏的叩诊、心脏节律和杂音的听诊。
2. 肺部啰音的听诊,胸腔积液的叩诊、听诊。
3. 颈静脉充盈的判别,肝脏的触诊,肝颈静脉反流征检查。
4. 识别 X 胸片的心胸比例、肺淤血、Kerley B 线、心脏 B 超的报告。

四、思考和讨论

1. 为什么有些患者心动过速发作时胸闷明显加重?

2. 诱发心力衰竭的电解质紊乱有哪些？
3. 利尿剂的使用要注意哪些问题？
4. 应用洋地黄类药物应观察哪些临床现象？为什么？
5. 为什么心力衰竭患者要给β受体阻滞剂治疗？

第一节　心力衰竭总论

一、病因

（一）基本病因

1. 心肌损害
（1）心肌病变：心肌梗死、心肌炎、扩张型心肌病。
（2）心肌代谢障碍：$VitB_1$ 缺乏、糖尿病心肌病、心肌淀粉样变。
2. 心脏负荷过重
（1）压力负荷过重：高血压、主动脉瓣狭窄、肺动脉高压。
（2）容量负荷过重：主动脉瓣关闭不全、MI、房缺、贫血。

（二）诱因

1. 感染　尤其见于呼吸道感染。
2. 心律失常　房颤最常见。
3. 过度劳累、情绪激动。
4. 妊娠和分娩。
5. 治疗不当　洋地黄过量，利尿过度。
6. 血容量增加　输液过快、过多。
7. 原有心脏病变加重或并发其他疾病　酸中毒，低钾血症，贫血。

二、病理生理

（一）代偿机制

1. Frank-Starling 机制。
2. 心肌肥厚。
3. 神经体液代偿机制。

（二）体液因子的改变

（三）心肌重塑——心衰发生发展的基本机制

三、临床分型

1. 按照心衰发展速度　①急性心衰；②慢性心衰。

2. 按心衰发生部位　①左心衰竭：以肺循环淤血为主；②右心衰竭：以体循环淤血为主；③全心衰。

3. 按心排量的多少　①高排血量型：四肢温暖潮红，脉压增大或正常，常见于甲亢；②低排血量型：四肢苍白发冷，脉压减小。

4. 按产生机制　①收缩性心衰：心排量降低，EF 降低；②舒张性心衰：心室顺应性下降，EF 正常。

四、心力衰竭的分期与分级

(一)分期——2001 年 AHA/ACC 成人慢性心力衰竭指南

A 期：心力衰竭高危期，尚无器质性心脏(心肌)病或心力衰竭症状，患者如有高血压、心绞痛、代谢综合征，使用心肌毒性药物等，可发展为心脏病的高危因素。

B 期：已有器质性心脏病变，如左室肥厚，LVEF 降低，但无心力衰竭症状。

C 期：器质性心脏病，既往或目前有心力衰竭症状。

D 期：需要特殊干预治疗的难治性心力衰竭。

＜备注＞ AHA：美国心脏学会；ACC：美国心脏病学会。

(二)分级——1928 美国纽约心脏病学会(NYHA)

Ⅰ 级：患者患有心脏病，日常活动量不受限制，一般活动不引起疲乏、心悸、呼吸困难或心绞痛。

Ⅱ 级：心脏病患者的体力活动受到轻度的限制，休息时无自觉症状，但平时一般活动可出现疲乏、心悸、呼吸困难或心绞痛，休息时即感觉好转。

Ⅲ 级：心脏病患者体力活动明显受限，休息时一般没有症状。

Ⅳ 级：心脏病患者体力活动完全受限。休息状态下也出现心衰症状，任何体力活动都会使症状加重。

(三)6min 步行实验

第二节　慢性心力衰竭

一、临床表现

(一)左心衰竭——肺循环淤血和心排量降低

1. 症状

(1)呼吸困难(dyspnea)。

(2)咳嗽、咳痰、咯血。

(3)心排量不足：疲劳、乏力、头晕、心悸。

(4)泌尿系统症状：早期尿量增多，严重时出现少尿、肾功能损害。

2. 体征

(1)心脏体征：心脏扩大、心率增快，心尖区可闻及舒张期奔马律，P_2 亢进。

(2)肺部体征：两肺底闻及湿性啰音，随病情加重可遍及全肺，肺水肿时可闻及哮鸣音。

(二)右心衰竭——体循环淤血

1. 症状

(1)消化道症状：胃肠道淤血——腹胀、食欲不振、恶心、呕吐。

肝脏淤血——肝区疼痛。

(2)劳力性呼吸困难。

2. 体征

(1)水肿：是右心衰竭的典型体征，首先发生在身体下垂部位，呈对称性可压陷性。还可出现胸腔积液、腹腔积液。

(2)颈静脉征：颈静脉搏动增强、充盈、怒张，肝颈静脉反流征阳性。

(3)淤血性肝肿大和压痛，长期发展可至心源性肝硬化。

(4)心脏体征：右心室和(或)右心房肥大，可闻及右室舒张期奔马律，三尖瓣听诊区收缩期杂音。

二、实验室和心功能检查

1. 常规化验检查　血常规、血气分析、尿常规、肝肾功能、电解质、BNP。

2. X线检查　心脏扩大、肺淤血、肺水肿表现。

3. 超声心动图

(1)测量心腔大小变化及瓣膜结构。

(2)评估心功能：①收缩功能：左室射血分数(LVEF)下降。
②舒张功能：E/A比值减小。

＜备注＞：E峰—舒张早期心室充盈速度的最大值；A峰—舒张晚期心室充盈速度的最大值；
正常LVEF≥50%，正常E/A比值＞1.2。

4. 放射性核素检查　判断心室腔大小、计算EF值、计算左心室最大充盈速度。

5. 心-肺吸氧运动试验　在运动状态下测定患者对运动的耐受量。

6. 有创性血流动力学检查　采用漂浮导管，测定各部位的压力及血液含氧量，正常时肺小动脉楔压(PCWP)6～15mmHg。

三、诊断和鉴别诊断

(一)诊断

1. 诊断要点　临床表现＋辅助检查：心功能测定。

2. 诊断内容　病因诊断＋病理解剖诊断＋病理生理诊断＋功能诊断。

例：风湿性心脏瓣膜病、二尖瓣狭窄、左心房增大、房颤、心功能Ⅲ级。

(二)鉴别诊断

支气管哮喘、心包积液、肝硬化伴腹水等。

四、治疗

慢性心力衰竭治疗目标与原则如表2-1-1所示。

表2-1-1　慢性心力衰竭治疗目标与原则

治疗目标	治疗原则
改善症状	积极治疗原发病，控制诱因
提高生活质量	减轻心脏负荷
阻断神经内分泌激活和心室重塑	增强心肌收缩力
降低心衰死亡率和住院率，延长病人寿命	

(一)病因治疗

1. 去除基本病因　冠心病：PTCA、支架等；慢性心瓣膜病：手术换瓣和二尖瓣球囊扩张术(PBMV)等；先天性心脏病：手术修补和介入封堵等；高血压性心脏病：降压治疗等。

2. 消除诱发因素　控制感染、抗心律失常、避免过度劳累、避免情绪激动。

(二)一般治疗

1. 休息　充足睡眠、调整生活方式，忌烟酒，作息规律。

2. 限制钠盐摄入　控制饮食(质和量，盐和水)，少量多餐。

(三)药物治疗

利尿剂
ACEI/ARB
β受体阻滞剂
→标准药物。

洋地黄类。

cAMP 依赖正性肌力药(β受体激动剂、PDEI)。

ALD 拮抗剂。

血管扩张剂。

1. 利尿剂　治疗心衰比其他抗心衰药更迅速改善症状。

(1)作用机制：①抑制 Na^+、Cl^- 重吸收→水钠潴留↓→心脏前负荷↓；②排出大量钠离子→血管张力↓→心脏后负荷↓。

(2)适应证：所有有液体潴留证据的心衰患者。

(3)药物分类(表 2-1-2)：

表 2-1-2　利尿剂药物治疗

利尿剂	作用部位	作用机制	不良反应
襻利尿剂：呋塞米	髓襻升支	抑制 Na^+-K^+-Cl^- 转运	低血钾
噻嗪类：氢氯噻嗪	远曲小管近端	抑制 Na^+、Cl^--K^+ 重吸收	低血钾、高血糖
保钾类：螺内酯	集合管	拮抗 ADS，抑制 H^+-K^+ 交换	高血钾

(4)合理用药：联合使用保钾与排钾利尿剂；间歇；从小剂量开始。

(5)注意事项：电解质紊乱、神经内分泌激活、低血压和氮质血症(肾灌注不足)、其他(剂量不足/过量对其他抗心衰药影响)。

2. ACEI/ARB　治疗心衰药物的基石。

(1)作用机制：①ACEI 类：抑制 ACE→血管紧张素Ⅱ的产生↓→抑制 RAAS、抑制心肌重塑，改善预后；②ARB 类：减少 AngⅡ与 AT1 结合→抑制心肌重塑。

(2)适应证：①ACEI 类：所有病人(除非有禁忌证或不能耐受)应无限期、终生应用；②ARB 类：主要用于不能耐受 ACEI 类者。

(3)禁忌证：双侧肾动脉狭窄、血肌酐水平明显升高(＞225μmol/L)、Scr＞3mg/dl、高血钾、低血压、妊娠哺乳期妇女。

3. β受体阻滞剂

(1)机制：阻滞 SNS 的长期慢性激活，抑制心肌重塑。

(2)常用制剂：美托洛尔等。

(3)注意事项及副作用:①极低剂量开始,强调个体化;②良好的治疗反应通常要 2～3 月才显示出;③不良反应:液体潴留和心功能恶化;心动过缓和传导阻滞。

(4)禁忌证:支气管痉挛、心动过缓、高度房室传导阻滞、SSS。

4. 洋地黄类

(1)作用机制:抑制 Na^+-K^+-ATP 酶→Na^+ 内流↑→Na^+-Ca^{2+} 交换↑→Ca^{2+} 内流↑→正性肌力。

(2)常用药物(表 2-1-3):

表 2-1-3　洋地黄类常用药物

药物	用药剂量及方式	特点
地高辛	维持量 0.25mg Qd (>70 岁或肾功能受损者 0.125mg　Qd 或 Qod)	有效、安全、方便,不明显降低死亡率,中重度心衰维持治疗
西地兰	0.2～0.4mg 稀释后缓慢静注	适用于 AHF 或 CHF 加重(尤伴快心室率的 Af 患者)

(3)适应证:各种程度的收缩性心力衰竭;室上性快速性心律失常。

(4)禁忌证:洋地黄中毒、预激综合征伴房颤、SSS、Ⅱ度、Ⅲ度或高度 AVB 未安装起搏器、舒张性心衰、窦性心律的单纯二尖瓣狭窄、肥厚梗阻型心肌病、AMI 发生后的 24h 内。

(5)洋地黄中毒:影响因素
- 电解质紊乱
- 肾功能不全
- 心肌缺血、缺氧
- 联合应用其他药物致地高辛排泄率↓

表现
- 心律失常:最常见为室性早搏,多为二联,快速房性心律失常伴传导阻滞
- 胃肠道症状:恶心、呕吐(最早出现)
- 神经系统症状:黄视、绿视(最具特异性)

处理
- 快速型心律失常:
  - 停用洋地黄,停排钾利尿剂
  - 低血钾者:补钾
  - 血钾正常者:利多卡因、苯妥英钠
- 缓慢型心律失常:阿托品
- 地高辛抗体,血液灌流吸附等

5. 非强心苷类正性肌力作用

(1)β 受体激动剂:
- 小剂量多巴胺:2～5μg/(kg · min):心肌收缩增强,血管扩张
- 大剂量多马胺:5～10μg/(kg · min):相反作用
- 多巴酚丁胺:作用较多巴胺不明显

(2)磷酸二酯酶抑制剂:米力农。

6. 醛固酮拮抗剂

(1)机制:ALD 生成↓→抑制心肌重塑。

(2)“醛固酮逃逸”。

(3)特点:对重度心衰病人有益,小剂量使用。

(4)副作用:高钾、肾功能恶化、腹泻。

7. 血管扩张剂 仅用于 AHF 及 CHF 急性加重期。

(1)机制：心脏前、后负荷↓ → 心排出量(CO)↑、肺淤血↓。

(2)分类(表 2-1-4)：

表 2-1-4 血管扩张剂分类

	代表药物	机制
小静脉扩张剂	硝酸甘油、消心痛、鲁南欣康	回心血量↓→前负荷↓→肺淤血↓
小动脉扩张剂	乌拉地尔(压宁定)	阻力血管扩张→后负荷↓→CO↑→肺淤血↓
双重扩张剂	硝普钠	

8. 抗凝和抗血小板药物

(1)必要性 ①HF→心肌收缩↓、心腔扩大；
②促凝因子活性↑→易发生血栓栓塞。

(2)治疗原则 ①伴 Af 或既往有栓塞史者需长期治疗(华法林)；
②EF 值低、显著心腔扩大、心腔内存在血栓常用抗血小板治疗。

(四)心室同步治疗

心脏再同步化治疗(cardiac resynchronization therapy,CRT)是通过双心室起搏的方式治疗心室收缩不同步的心力衰竭患者。重度心衰患者多存在心室收缩的不同步,CRT 在传统的双腔起搏(即右心房、右心室各安装一个起搏电极让心房心室按顺序起搏)的基础上增加了左室起搏,左室起搏电极经右房的冠状静脉窦开口,进入冠状静脉左室后壁侧壁支起搏左室,同时起搏右心室,通过多部位起搏恢复心室同步收缩,减少二尖瓣反流。对于心衰伴心室失同步的患者,这种治疗可以改善患者的心脏功能,提高运动耐量以及生活质量,同时显示出逆转左室重构的作用。收缩性功能不全的心力衰竭患者中,宽 QRS 波群的患者多存在室间或室内传导障碍,心室收缩时,出现室内或室间失同步。部分窄 QRS 波群的患者也可能存在失同步,心室失同步使心脏失去同向收缩,室间隔收缩提前,左室游离壁收缩延迟,舒张期充盈时间缩短,左室舒张末压力升高,射血分数下降,心排出量减少。进行性的左室扩大和收缩力下降使二尖瓣环扩张,造成二尖瓣反流。二尖瓣乳头肌和周围心肌收缩失同步又加重二尖瓣反流。心衰后出现的心室失同步化,两者互为因果,形成恶性循环。

＜历史＞ 双心室同步起搏的概念 1983 年由 De Teresa 在第七届全球心脏起搏研讨会上首次提出。1998 年,Daubert 经冠状静脉植入左室起搏电极,使双室同步起搏成为现实。

＜适应证＞ 2005 年公布的欧洲心脏病协会慢性心力衰竭治疗指南中,推荐 CRT 作为患者心衰治疗的Ⅰ类指征。适应证如下：QRS≥120ms,LVEF≤35%,NYHA 分级Ⅲ～Ⅳ级心衰,充分药物治疗无效的患者。

2005 年 ACC/AHA 公布的成人慢性心力衰竭诊断和治疗指南中,CRT 也作为治疗患者的Ⅰ类指征。适应证如下：经最佳治疗 LVEF≤35%,心功能 NYHA 分级Ⅲ～Ⅳ级,窦性节律的心脏失同步(目前定义为 QRS＞0.12s)病人行心脏再同步化治疗,除非有禁忌证。

慢性心力衰竭典型病例

周××,男性,76 岁,住院号 195×××,于 2011 年 11 月 28 日入院。

主诉：反复胸闷2年，气促1年，加重2周。

现病史：患者于2年前出现胸闷，多于活动时发作，位于心前区，持续数分钟至十多分钟不等，休息后自行缓解，伴有头晕、冒汗、全身乏力，曾多次在我院诊断为“冠心病”，治疗后好转出院。出院后服用“救心丹、阿司匹林”等药物治疗，期间反复出现胸闷。1年前开始出现活动后气促，慢步行走100m感气促，休息后可缓解，偶伴有咳嗽、咳白色泡沫痰，无咯血、咳粉红色泡沫痰。近2周来患者上述症状加重，休息时也感气促，伴有咳嗽、咳痰，呈黄色黏痰，不易咳出，双下肢水肿，呈对称性凹陷性水肿，无喘息，无腹痛、腹胀等。

既往史：“高血压病”病史5年，最高达160/110mmHg，未服用降压药，未监测血压。“2型糖尿病”病史15年，住院时服用“阿卡波糖、瑞格列奈”控制血糖，出院后未服用降糖药。否认食物、药物过敏史。

查体：T 37.5℃，P 98次/min，R 21次/min，BP 160/80mmHg，神清，半坐卧位，双侧颈静脉怒张，双肺呼吸音粗，双下肺可闻及少许湿性啰音，以左下肺明显。心前区无隆起，心界向两侧扩大，心率98次/min，律齐，未闻及杂音。腹平软，全腹无压痛及反跳痛，肝、脾肋下未触及，肝区无叩痛，双下肢水肿。

讨论

1. 患者目前诊断是什么？诊断依据是什么？需要与哪些疾病鉴别？

诊断：冠心病、缺血性心肌病、心脏扩大、心功能不全、心功能Ⅳ级；
　　肺部感染；
　　高血压病　3级　极高危；
　　2型糖尿病。

鉴别诊断：肺源性心脏病、扩张型心肌病。

2. 下一步需要完善哪些检查？

血常规、尿常规、大便常规、肝、肾功能、电解质、胸片、心脏彩超、腹部B超、心电图、血气分析、D,D-二聚体、FDP。

3. 哪些检查、指标用于评估心功能？

心脏彩超(EF值)、BNP。

4. 患者心脏彩超如图1-2-1所示，结合心脏彩超，患者已出现哪些病理改变？

5. 此次患者起病的诱因是什么？诊断依据是什么？还应完善哪些检查？

诱因：肺部感染。

诊断依据：患者有心功能不全的基础病史，发热、咳嗽、咳黄色黏痰、双下肺可闻及少许湿性啰音，以左下肺明显。

完善的检查：血常规、胸片或胸部CT、痰培养＋药敏。

6. 该患者治疗原则是什么？

(1)病因治疗：冠心病二级预防。

(2)诱因治疗：抗感染。

(3)并发症治疗：积极控制血压、控制血糖。

(4)控制心力衰竭：利尿剂、血管扩张剂、洋地黄类药物。

(5)改善心功能：ACEI或ARB类药物、β受体阻滞剂。

7. 作为首诊医生，你该如何开医嘱？

医嘱如表 2－1－4 所示。

超声测值（单位mm，括号内为成人正常参考值）：
AO 34（20-30），PA 26（18-22），LA 48（20-35）左右径 47，RA 41（25-35），
LVD 60（35-50），左右径 58，LVS 50（20-35），RVD 27（15-25）左右径46，
IVST 11（8-11），LVPWT 11（9-12）。

瓣口流速（M/S）：
MV E 0.93（0.6-1.1），MV A 0.59 （0.4-0.8），
TV E 0.35（0.5-0.8），TV A 0.48（0.3-0.6），
AV 1.03（0.8-1.4），PV 0.68 （0.7-1.2）

2D及M型特征：
全心增大、以左房明显增大。左室壁不厚，左室壁运动弥漫性减弱，以前壁减弱明显。
主动脉增宽，升主动脉37mm，管壁光滑，
主动脉瓣增粗、增厚，可见斑点样强回声，开放、关闭尚可。
M型二尖瓣呈双峰，前后叶逆向，EE间距不等。肺动脉增宽，开放、关闭尚可。
右室前壁、左室后壁及心尖部心包腔内可见少量液性暗区，约4mm。

彩色及频谱多普勒特征：
二尖瓣口收缩期见中量蓝色彩流返回左房，频谱呈负向充填湍流信号，返流峰值流速4.5M/S。
三尖瓣口收缩期见少量蓝色彩流返回右房，频谱呈负向充填湍流信号，返流峰值流速3.0M/S。
主动脉瓣口舒张期见少量红色彩流返回左室流出道，频谱呈正向充填湍流信号，峰速3.4M/S。
肺动脉瓣口舒张期见少量红色彩流返回右室流出道，频谱呈正向充填湍流信号，峰速2.4M/S。

心功能测值：泵功能：
EDV：178（66-125）ml；ESV：120（30-40）ml；SV：57（50-80）ml；EF：32（大于50）%。
LV收缩功能：△D%：16（大于25）%。
LV舒张功能：
MV EF斜率：70（70-140）mm/s，MV E 0.93（0.6-1.1），MV A 0.59（0.4-0.8）。
RV舒张功能：TV E 0.35（0.5-0.8），TV A 0.48（0.3-0.6）。
肺动脉压力估测：PASP 42mmHg，PADP 28mmHg。

超声提示：
左室壁运动及收缩力弥漫性减弱。
左室收缩功能减低。左室射血功能受损。左、右室舒张功能降低。
全心增大、以左房增大明显。
主动脉增宽。
肺动脉增宽、轻度肺动脉高压。
二尖瓣中量返流、三尖瓣、主动脉瓣及肺动脉瓣轻度返流。
心律失常。
少量心包积液

图 2－1－1　心脏彩超报告单

8. 作为首诊医生，你该如何向患者及家属交代病情？

提示：从患者的诊断、治疗、预后、可能的并发症、以及药物治疗的副作用等多个方面进行交代。

9. 该患者每日查房应注意观察哪些指标？随着患者病情好转，是否有医嘱更改？

观察：①症状：咳嗽、气促是否好转，尿量情况；②体征：血压、心率、肺部啰音是否减少、双下肢水肿是否消退；③生化指标：电解质、血常规。

若患者气促明显缓解，肺淤血体征改善，可酌情加用小剂量 β 受体阻滞剂，利尿剂停药或减量。

10. 该患者心电图见图 2－1－2 所示，请根据心电图做出诊断。

窦性心率、频发室性早搏、完全性左束支传导阻滞。

11. 该患者除药物治疗外，是否还有其他治疗方法？

病因治疗考虑冠脉造影支架植入或冠脉搭桥手术；可考虑 CRT 植入改善心功能。

表 2－1－5　医嘱

长期医嘱：	临时医嘱：
心内科疾病常规护理	血常规　st!
特级护理	肾功能、电解质　st!
低盐饮食	凝血四项　st!
吸氧	肝功能、血脂、血糖
测血压、心率　Q8h	尿常规
记 24h 出入量	大便常规
呋塞米片　20mg　Bid	胸片
螺内酯片　40mg　Tid	心脏彩超
氯化钾缓释片　1.0　Bid	肝、胆、脾、胰、肾 B 超
贝那普利片　10mg　Qd	床边心电图
地高辛　0.125mg　Qd	糖化血红蛋白测定
阿托伐他汀钙　20mg　Qn	InjNS　20ml　iv
阿司匹林肠溶片　0.1　Qd	西地兰注射液　0.2mg　慢
阿卡波糖片　50mg　Tid 餐时嚼服	呋塞米注射液　20mg　iv　st!
甘精胰岛素注射液　8U 皮下注射　Qd	测四点血糖
InjNS　48ml　微量泵泵入	痰培养＋药敏×3 次
硝酸甘油注射液 10mg　3ml/h　Qd	青霉素注射液皮试（　）
InjNS　100ml　ivdrip	
青霉素注射液 480U　AST（　）　Bid	

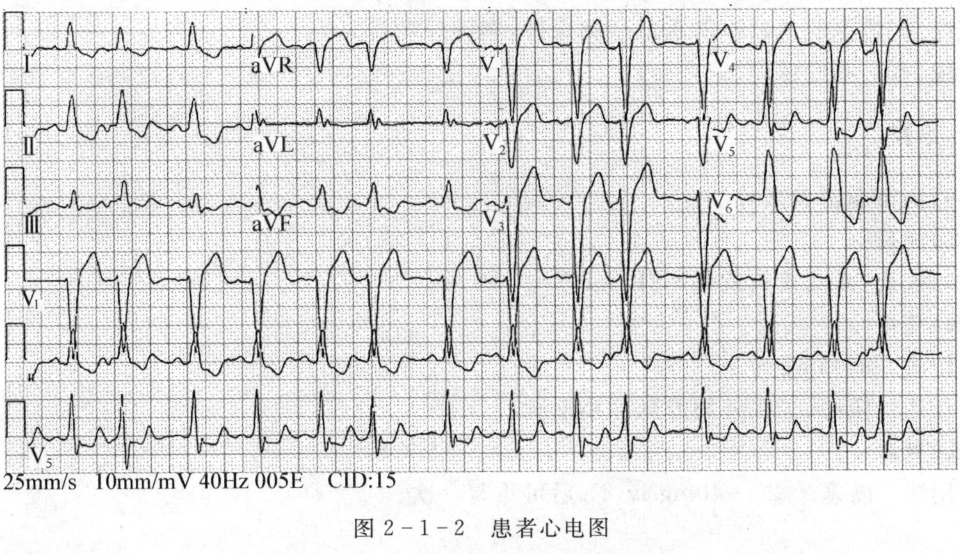

图 2－1－2　患者心电图

第三节　急性心力衰竭

急性心力衰竭(acute heart failure,AHF)是由于急性心脏病变引起心排量显著、急剧降低导致的组织器官灌注不足和急性淤血综合征。临床上以急性左心衰较常见。

一、病因

1. 急性广泛前壁心肌梗死、乳头肌缺血或断裂、室间隔破裂穿孔。
2. 高血压心脏病血压急剧增高,原有心脏基础上出现快速心律失常,输液过多过快等。
3. 感染性心内膜炎致瓣膜穿孔、腱索断裂致急性二尖瓣反流。

二、发病机制

心脏收缩力突然减弱或左室瓣膜急性反流→心排量急剧↓→左室舒张末压(LVEDP)↑→肺静脉压↑→肺毛细血管压↑→急性肺水肿。

三、临床表现

(一)症状

1. 突发严重呼吸困难,粉红色泡沫痰。
2. 烦躁不安,伴恐慌、窒息感。
3. 心源性休克或心脏骤停。

(二)体征

1. 视诊　端坐位,呼吸急促。
2. 听诊　双肺满布湿啰音和哮鸣音,心尖部 S_1 减弱、P_2 亢进,可闻及舒张早期奔马律。

(三)AHF 的临床严重程度 Killip 分级

Ⅰ级:无 AHF。

Ⅱ级:AHF,心脏舒张期奔马律及双肺中下肺野湿性啰音。

Ⅲ级:有严重的 AHF,严重急性肺水肿,满肺湿啰音。

Ⅳ级:有心源性休克。

四、治疗

(一)病因和诱因治疗

(二)坐位

(三)吸氧:高流量吸氧(6～8L/min)

(四)吗啡

1. 用法　3～5mg iv。
2. 作用　镇静、扩张外周静脉和小动脉。

(五)利尿

1. 用法　呋塞米 20～40mg iv,4h 后可重复一次。

2.作用　减轻循环负荷、静脉扩张。

(六)扩血管

1.硝酸甘油　起始量 10μg/min,10min 调整一次,每次 5～10μg,至收缩压达到 90～100mmHg。

2.硝普钠　起始量 0.3μg/(kg·min),逐渐增加剂量,最大量为 5μg/(kg·min),维持量 50～100μg/min。

(七)西地兰

1.用法　0.4mg+0.9%生理盐水注射液 20ml,静脉注射,时间不得短于 10min。2h 后可酌情再给 0.2～0.4mg。

2.最适用于房颤伴快速心室率并 AHF 者,急性心梗后 24h 内不宜应用;窦性心律的二尖瓣狭窄伴肺水肿时无效。

(八)其他正性肌力药物

1.多巴胺　＜2～5μg/(kg·min):血管扩张;
　　　　　2～5μg/(kg·min):心肌收缩↑,心排出量↑。

2.多巴酚丁胺　起始量 2～3μg/(kg·min);最大量 20μg/(kg·min);有引发心律失常风险,应注意。

(九)氨茶碱

1.用法　每次 0.125～0.25g 用 50% 葡萄糖注射液稀释至 20 ～ 40ml,注射时间不得短于 10min。

2.作用　解痉、正性肌力、扩血管、利尿等。

(十)机械辅助治疗

主动脉球囊反搏(intra aortic bolloon counterpulsation,IABP)。

急性心力衰竭典型病例

杨××,男,56 岁。

主诉:发作性胸痛 5 天,阵发性呼吸困难 1h。

现病史:患者 5 天前无明显诱因突然感胸骨后隐痛,范围约手掌大小,休息及舌下含服硝酸甘油疼痛无缓解,疼痛向左肩及左背部放射,伴恶心、呕吐、大汗,到当地医院就诊,诊为"急性心肌梗死",给予尿激酶溶栓,2h 后疼痛减轻;1h 前解大便用力后,突然出现呼吸困难、喘息、强迫坐位,伴大汗、烦躁,咳嗽、咳粉红色泡沫样痰。

既往无高血压病史,有 20 年吸烟史,20 支/天,无嗜酒。

讨论

1.作为值班医师,此刻应该做什么?

建立静脉通道,吸氧,心电监护,尽快完善体格检查。

2.患者的体格检查如下:

T 36.5℃,P 138 次/min,R 40 次/min,BP 180/120mmHg。

端坐位,神志清楚,口唇发绀,皮肤黏膜无黄染;胸廓对称无畸形,双肺叩诊为清音,双肺呼吸音粗、满布湿性啰音和哮鸣音,尤以肺底明显;心尖搏动位于左第五肋间锁骨中线外侧

0.5cm 处，范围约 2.5cm^2，心浊音界向左扩大，心率 138 次/min，律齐，心尖部第一心音减弱，P_2 亢进，心尖部可闻及 3/6 级收缩期杂音、向左腋下传导，闻及舒张早期奔马律；腹平软，肝脾肋下未触及，腹水征阴性；四肢脉搏搏动对称良好，周围血管征阴性。

结合体格检查，考虑诊断是什么？诊断依据是什么？需要和哪些疾病鉴别？

诊断：急性左心衰。

诊断依据：典型病史：有急性心肌梗死的病因存在，突然出现活动后呼吸困难、喘息、强迫坐位、咳粉红色泡沫样痰，大汗、烦躁等。体检两肺满布湿啰音和哮鸣音，血压一过性升高。心界向左扩大，第一心音减弱，可闻及舒张早期奔马律。

鉴别诊断：

(1)支气管哮喘：常有反复发作的哮喘史或慢性支气管炎感染史，发作时以喘息为主要表现，肺部叩诊呈过清音，肺部听诊以哮鸣音为主，支气管扩张治疗有效。心源性哮喘常有冠心病、高血压性心脏病、风湿性心脏病或二尖瓣狭窄等病史和体征，肺部听诊除哮鸣音外还可闻及明显的水泡音，胸部 X 线有肺淤血的征象。

(2)急性肺栓塞：典型病例出现呼吸困难、胸痛、咯血三大典型表现，以及肺部啰音、P_2 亢进和奔马律三大主要体征，严重时可出现血压下降甚至休克。鉴别的要点尤其需注意是否存在深部静脉血栓(尤其是下肢)，若高度怀疑急性肺栓塞应强调进一步进行下列实验室检查：①心电图：典型改变有 $S_{Ⅰ}Q_{Ⅲ}T_{Ⅲ}$ 波型(Ⅰ导联深 S 波，Ⅲ导联显著 Q 波和 T 波倒置)，肺型 P 波，但心电图正常不能排除肺栓塞。②胸部 X 线表现：多样化，可见圆形或密度高低不等的片状影，呈非节段性分布，以右侧多见；当较大肺叶或肺段动脉阻塞时，表现为阻塞区域肺纹理减少及局限性肺野透亮度增加；肺梗死的典型形态为肺外周楔形影，尖端指向肺门。③胸部 CT 和 MRI：可有效显示中心性血栓栓塞。④肺动脉造影：是诊断最正确可靠的方法。⑤血气分析：85%有明显低氧血症。

(3)急性呼吸窘迫综合征(ARDS)：指由心源性以外的各种肺内、外致病因素导致的急性、进行性呼吸衰竭；临床表现为呼吸急促和呼吸窘迫、顽固性低氧血症。心源性肺水肿卧位时呼吸困难加重，咳粉红色泡沫样痰，肺部啰音多在肺底部，强心利尿等治疗效果较好；而 ARDS 的呼吸困难与体位无关，对强心利尿等治疗效果不好。还可通过测定 PAWP(肺嵌压)、超声心动图检测心室功能等辅助检查作出诊断和鉴别诊断。

3. 对于该患者应如何紧急处理？

处理：坐位；高流量鼻导管吸氧或面罩呼吸机持续加压给氧；呋塞米 40mg iv；吗啡 10mg +0.9%生理盐水注射液 9ml 取 3ml iv；西地兰 0.4mg+0.9%生理盐水注射液 20ml iv；硝普钠 50mg+0.9%生理盐水注射液 50ml 微量泵泵入 3ml/h。

4. 下一步还应完善哪些检查？

血常规、血气分析、D,D-二聚体、心肌酶、肌钙蛋白、心电图、心脏超声、胸片。

5. 部分检查结果如下：

血常规：WBC 11.0×10^9/L 、N 78%；心肌酶谱：磷酸肌酸激酶(CK)120U/L，磷酸激酶同功酶(CK-MB)16U/L，心肌肌钙蛋白Ⅰ(cTnⅠ)2.5ng/ml。

患者心电图如图 2-1-3 所示。

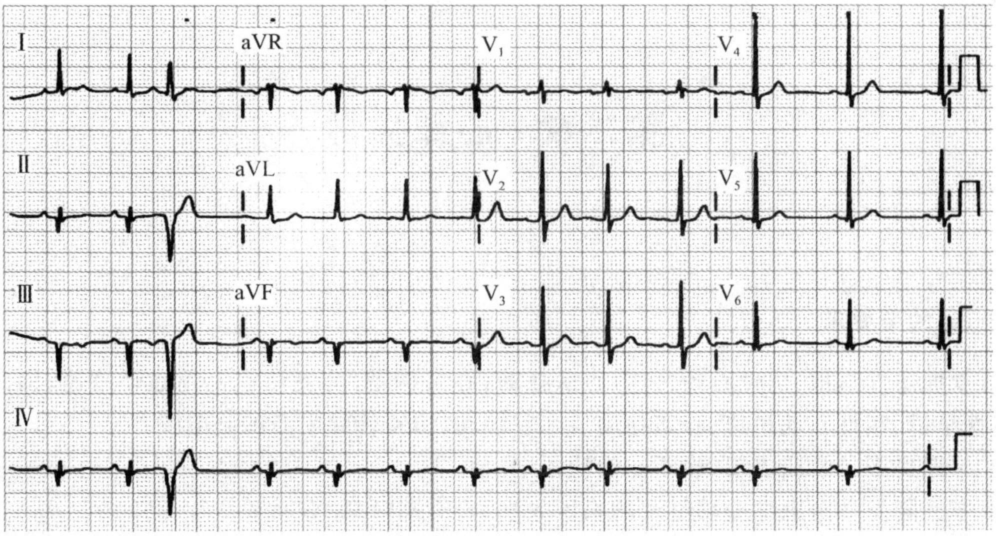

图 2-1-3　患者心电图

超声心动图：二维超声心动图：左室短轴面后内侧乳头肌回声增强增大，二尖瓣关闭不全；多普勒超声心动图：左室流入道可见收缩期反流面积 $6cm^2$，提示二尖瓣前乳头肌功能不良，二尖瓣中度关闭不全。

胸部 X 线片（图 2-1-4）片：肺血管影边缘模糊不清，肺门中央部分透亮度低而模糊，两肺门部向肺野呈放射状分布的大片云雾阴影如蝴蝶状，呈肺淤血表现。

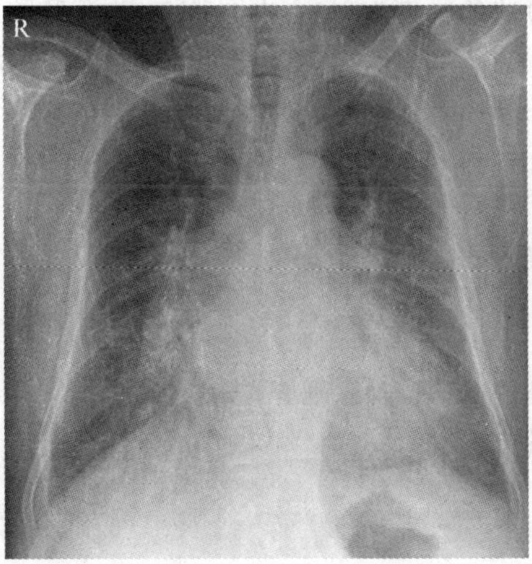

图 2-1-4　胸部 X 线片

结合患者上述检查，急性左心衰的病因诊断是什么？

冠状动脉粥样硬化性心脏病、急性下壁心肌梗死、乳头肌功能不全合并二尖瓣中度关闭不全、心功能Ⅳ级。

（李天发　黄　珊　王　军）

第二章　心律失常

一、目的与要求

1. 掌握房性早搏、房性心动过速、心房扑动、心房颤动、阵发性室上性心动过速、预激综合征、室性早搏、室性心动过速、心室扑动与心室颤动、房室传导阻滞的心电图。
2. 掌握房颤的临床表现、诊断和治疗原则。
3. 掌握阵发性室上性心动过速的临床表现、心电图特点、诊断和治疗原则。
4. 掌握室性心动过速、室颤的临床表现、心电图特点、诊断和治疗原则。
5. 掌握病态窦房结综合征的临床表现、心电图特点、诊断和治疗原则。
6. 掌握房室传导阻滞的临床表现、心电图特点、诊断和治疗原则。

二、重要知识点

1. 上述心律失常的心电图表现。
2. 房颤的临床表现、诊断和治疗原则。
3. 阵发性室上性心动过速的临床表现、心电图特点、诊断和治疗原则。
4. 室性心动过速、室颤的临床表现、心电图特点、诊断和治疗原则。
5. 病态窦房结综合征的临床表现、心电图特点、诊断和治疗原则。
6. 房室传导阻滞的临床表现、心电图特点、诊断和治疗原则。
7. 电复律的适应证。
8. 抗心律失常药物的分类。

三、临床技能要点

1. 心脏节律、早搏、房颤的听诊，早搏、房颤桡动脉触诊。
2. 识别上述心律失常的心电图。
3. 电复律和除颤。

四、思考和讨论

1. 宽 QRS 型心动过速有哪些？怎样鉴别及处理？
2. 阵发性室上性心动过速包括哪些？

第一节　心律失律总论

一、心脏传导系统的解剖

冲动传导:窦房结→结间束→房室结→希氏束→左、右束支和普肯耶纤维网→心肌。

二、心律失常的分类

心律失常(cardiac arrhythmia)是指心脏冲动的频率、节律、起源部位、传导速度或激动顺序的异常。按其发生原理,区分为冲动形成异常和冲动传导异常两大类。

(一)冲动形成异常

1. 窦性心律失常

(1)窦性心动过速;

(2)窦性心动过缓;

(3)窦性心律不齐;

(4)窦性停搏。

2. 异位心律

(1)被动性异位心律:

①逸搏(房性、房室交界区性、室性);

②逸搏心律(房性、房室交界区性、室性)。

(2)主动性异位心律:

①期前收缩(房性、房室交界区性、室性);

②阵发性心动过速(房性、房室交界性、房室折返性、室性);

③心房扑动、心房颤动;

④心室扑动、心室颤动。

(二)冲动传导异常

1. 生理性干扰及房室分离。

2. 病理性

(1)窦房传导阻滞;

(2)房内传导阻滞;

(3)房室传导阻滞;

(4)束支或分支阻滞(左、右束支及左束支分支传导阻滞)或室内阻滞。

3. 房室间传导途径异常　预激综合征。

三、心律失常发生机制

(一)冲动形成异常

1. 自律性

(1)有自律性的细胞原有自律性升高。

(2)无自律性的心肌细胞出现异常自律性。

心肌缺血、药物、电解质紊乱、儿茶酚胺增多等均可导致自律性异常增高而形成各种快速性心律失常。

2.触发活动 指心房、心室与希氏束-普肯耶组织在动作电位后产生除极活动,被称为后除极。如后除极振幅增高并达到阈值,便可引起反复激动,持续的反复激动即构成快速性心律失常。

可见于局部出现儿茶酚胺浓度增高、心肌缺血-再灌注、低血钾、高血钙及洋地黄中毒时。

(二)冲动传导异常

折返是快速心律失常的最常见发生机制。

产生折返的基本条件是传导异常,它包括:

(1)心脏两个或多个部位的传导性与不应期各不相同,相互连接形成一个闭合环;

(2)其中一条通道发生单向传导阻滞;

(3)另一通道传导缓慢,使原先发生阻滞的通道有足够时间恢复兴奋性;

(4)原先阻滞的通道再次激动,从而完成一次折返激动。

冲动传导至某处心肌,如适逢生理性不应期,可形成生理性阻滞或干扰现象。传导障碍并非由于生理性不应期所致者,称为病理性传导阻滞。

四、心律失常的诊断

(一)病史

病史通常能提供对诊断有用的线索:

(1)心律失常的存在及其类型;

(2)心律失常的诱发因素:烟、酒、咖啡、运动及精神刺激等;

(3)心律失常发作的频繁程度、起止方式;

(4)心律失常对患者造成的影响,产生症状或存在潜在预后意义;

(5)心律失常对药物和非药物方法如体位、呼吸、活动等的反应。

(二)体格检查

完全性房室传导阻滞或房室分离时心律规则。因 PR 间期不同,第一心音强度亦随之变化。

若心房收缩与房室瓣关闭同时发生,颈静脉可见巨大 α 波。

左束支传导阻滞可伴随第二心音反常分裂。

(三)心电图检查

应记录 12 导联心电图,并记录清楚显示 P 波导联的心电图长条以备分析,通常选择 V_1 或Ⅱ导联。

系统分析应包括:

(1)心房与心室节律是否规则,频率各为多少?

(2)PR 间期是否恒定?

(3)P 波与 QRS 波群形态是否正常?

(4)P 波与 QRS 波群的相互关系等。

（四）长时间心电图记录

动态心电图（Holter ECG monitoring）检查是使用一种小型便携式记录器，连续记录患者24h的心电图。

（五）运动试验

患者在运动时出现心悸症状，可做运动试验协助诊断。诊断心律失常的敏感性不如动态心电图。

（六）食管心电图

解剖上左心房后壁毗邻食管，因此，插入食管电极导管并置于心房水平时，能记录到清晰的心房电位，并能进行心房快速起搏或程序电刺激。

用于：

（1）判断室上性心动过速发生机制；

（2）鉴别室上性心动过速伴有室内差异性传导与室性心动过速；

（3）评价窦房结功能；

（4）终止心动过速。

（七）临床心电生理检查

心腔内心电生理检查是将几根多电极导管经静脉和（或）动脉插入，放置在心腔内的不同部位辅以8～12通道以上多导生理仪同步记录各部位电活动，包括右心房、右心室、希氏束、冠状窦（反映左心房、室电活动）。与此同时，应用程序电刺激和快速心房或心室起搏，测定心脏不同组织的电生理功能；诱发临床出现过的心动过速；预测和评价不同的治疗措施（如药物、起搏器、植入式心脏复律除颤器、导管消融与手术治疗）的疗效。

主要适应证：

1. 窦房结功能测定

（1）窦房结恢复时间（sinus node recovery time，SNRT）　于高位右心房起搏，频率逐级加速，随后骤然终止起搏。SNRT是从最后一个右房起搏波至第一个恢复的窦性心房波之间的时限。如将此值减去起搏前窦性周期时限，称为校正的窦房结恢复时间（corrected SNRT，CSNRT）。正常时，SNRT不应超过2000ms，CSNRT不超过525ms。

（2）窦房传导时间（sinoatrial conduction time，SACT）　通过对心房程序期前刺激模拟具有不完全代偿的早搏进行测定和计算。SACT正常值不超过147ms。

当上述测定结果异常时，确立诊断的可能性较大。若属正常范围，仍不能排除窦房结功能减低的可能性。

2. 房室与室内传导阻滞　体表心电图往往不能准确判断房室及室内传导阻滞的部位，当需要了解阻滞的确切部位时，可做心电生理检查。

3. 心动过速　明确诊断。

4. 不明原因晕厥　无创检查仍未明确晕厥的病因，患者又患有器质性心脏病时，应接受心电生理检查。

引起晕厥的三种常见的心律失常是：

（1）病态窦房结综合征；

（2）房室传导阻滞；

（3）心动过速。

第二节　窦性心律失常

一、窦性心动过速

正常窦性心律的冲动起源于窦房结，频率为 60～100 次/min。

窦性心律心电图特点：

①P 波规律出现，其后有（也可没有）QRS 波群；

②P 波在Ⅰ、Ⅱ、aVF 导联直立，aVR 倒置；

③PR 间期 0.12～0.20s。

（一）心电图特点

①符合窦性心律；

②频率＞100 次/min，频率多在 100～150 次/min 之间。

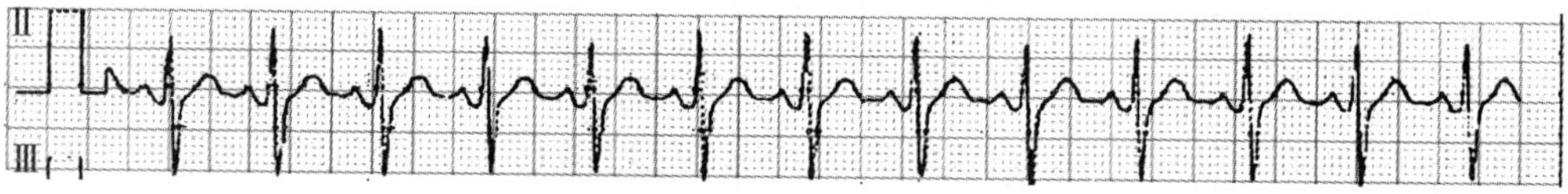

图 2-2-1　心电图示例

（二）临床意义

见于：

①吸烟、饮茶或咖啡、饮酒、体力活动及情绪激动时；

②发热、甲状腺功能亢进、贫血、休克、心肌缺血、充血性心力衰竭；

③应用肾上腺素、阿托品等药物。

治疗：

①针对病因；

②去除诱因。

二、窦性心动过缓

（一）心电图特点

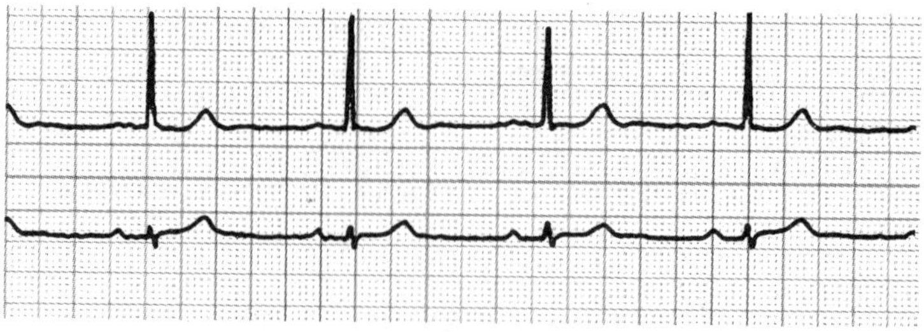

图 2-2-2　心电图示例

①窦性心律；

②频率<60 次/min。

窦性心动过缓常同时伴有窦性心律不齐（不同 PP 间期的差异大于 0.12s）。

（二）临床意义

见于：

①健康的青年人、运动员与睡眠状态；

②颅内疾患、严重缺氧、低温、甲状腺功能减退、阻塞性黄疸；

③应用拟胆碱药物、胺碘酮、β 受体阻滞剂、非二氢吡啶类的钙通道阻滞剂或洋地黄等药物；

④窦房结病变和急性下壁心肌梗死。

治疗：

①无症状者无需治疗；

②出现心排出量不足症状，应用阿托品、麻黄碱或异丙肾上腺素等药物；

③心脏起搏治疗。

三、窦性停搏

窦性停搏或窦性静止是指窦房结不能产生冲动。

（一）心电图特点

①正常 PP 间期显著长的间期内无 P 波发生，或 P 波与 QRS 波群均不出现，长的 PP 间期与基本的窦性 PP 间期无倍数关系；

②长时间的窦性停搏后，可出现房室交界区或心室逸搏。

图 2-2-3　心电图示例

（二）临床意义

患者可出现黑矇、短暂意识障碍或晕厥，严重者可发生 Adams-Strokes 综合征，甚至死亡。

见于：

①迷走神经张力增高；

②颈动脉窦过敏；

③急性下壁心肌梗死、窦房结变性与纤维化；

⑤脑血管意外；

⑤应用洋地黄类药物、乙酰胆碱等药物。

治疗：见病态窦房结综合征。

四、窦房传导阻滞

窦房传导阻滞指窦房结冲动传导至心房时发生延缓或阻滞。可分为三度，心电图特点如下：

1. 一度窦房传导阻滞　由于体表心电图不能显示窦房结电活动，故无法诊断。

2. 二度窦房传导阻滞

莫氏Ⅰ型即文氏阻滞：PP间期进行性缩短，直至出现一次长PP间期，该长PP间期短于基本PP间期的两倍；

莫氏Ⅱ型阻滞：长PP间期为基本PP间期的整倍数。窦房传导阻滞后可出现逸搏心律。

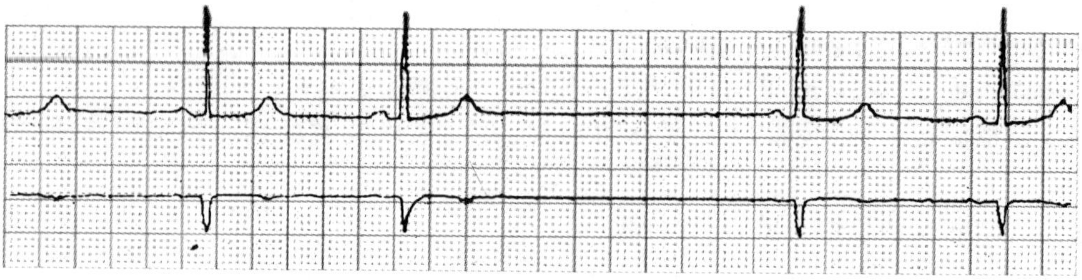

图2-2-4　心电图示例

3. 三度窦房传导阻滞　与窦性停搏鉴别困难，特别当发生窦性心律不齐时。

五、病态窦房结综合征

病态窦房结综合征（简称病窦综合征）是由窦房结病变导致功能减退，产生多种心律失常的综合表现。

（一）病因

①窦房结病变：淀粉样变性、甲状腺功能减退、某些感染（布氏杆菌病、伤寒）、纤维化与脂肪浸润、硬化与退行性变等；

②窦房结周围神经和心房肌的病变；

③窦房结动脉供血减少。

（二）临床表现

患者出现与心动过缓有关的心、脑等脏器供血不足的症状，如发作性头晕、黑矇、乏力等，严重者可发生晕厥。如有心动过速发作，则可出现心悸、心绞痛等症状。

（三）心电图特点

①持续而显著的窦性心动过缓（50次/min以下），且并非由于药物引起；

②窦性停搏与窦房传导阻滞；

③窦房传导阻滞与房室传导阻滞同时并存；

④心动过缓-心动过速综合征：指心动过缓与房性快速性心律失常（心房扑动、心房颤动或房性心动过速）交替发作。

病窦综合征的其他心电图改变为：

①在没有应用抗心律失常药物下，心房颤动的心室率缓慢或其发作前后有窦性心动过缓和（或）一度房室传导阻滞；

②房室交界区性逸搏心律等。

（四）心电生理与其他检查

1. 固有心率测定（一般应在导管室，有心脏起搏条件下进行）

原理：应用药物完全阻断自主神经系统对心脏的支配后，测定窦房结产生冲动的频率。

方法：以普萘洛尔（0.2mg/kg）静注后10min，再以阿托品（0.04mg/kg）静注，然后检测心率。

固有心率正常值：118.1－(0.57×年龄)。

病窦综合征患者的固有心率低于正常值。

2. 窦房结恢复时间与窦房传导时间测定

(五)诊断

根据心电图的典型表现、临床症状与心电图改变存在明确的相关性，可确定诊断。

(六)治疗

无症状：不必治疗，定期随诊观察。

有症状：起搏器治疗。

第三节　房性心律失常

一、房性期前收缩

激动起源于心房的任何部位。正常成人进行24h心电检测，大约60%有房性期前收缩发生。各种器质性心脏病患者均可发生房性期前收缩。

(一)心电图特点

①P波提前发生，与窦性P波形态不同。

②如发生在舒张早期，适逢房室结尚未脱离前次搏动的不应期，可产生传导中断，无QRS波群发生(被称为房性期前收缩未下传)或缓慢传导(下传的PR间期延长)。

③代偿间歇：

多数：不完全(房性期前收缩使窦房结提前发生除极，因此包括期前收缩在内前后两个窦性P波的间期短于窦性PP间期的两倍)；

少数：完全(房性期前收缩发生较晚，或窦房结周围组织的不应期长，窦房结的节律未被扰乱，期前收缩前后PP间期恰为窦性者的两倍)。

④QRS波群形态正常，较早发生的房性期前收缩有时亦可出现宽大畸形的QRS波群，称为室内差异性传导。

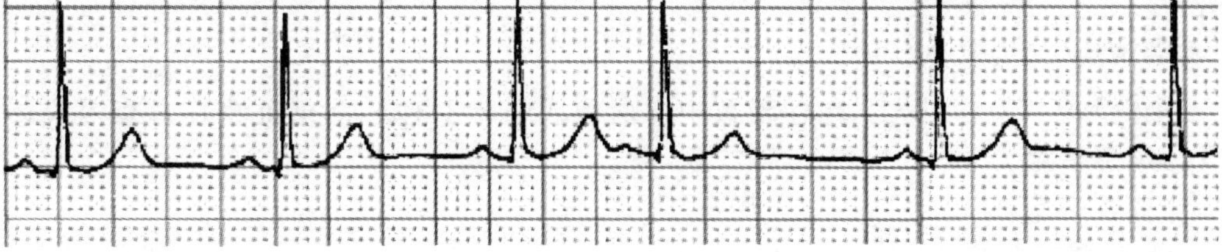

图2-2-5　心电图示例

(二)临床意义

见于：吸烟、饮酒、饮用咖啡等。

治疗：

①无症状：无需治疗。

②有明显症状：β受体阻滞剂、普罗帕酮。

二、房性心动过速

房性心动过速简称房速。

分为：自律性房性心动过速、折返性房性心动过速、紊乱性房性心动过速。

（一）自律性房性心动过速

1. 病因　心肌梗死、慢性肺部疾病、大量饮酒以及各种代谢障碍及洋地黄中毒。

2. 临床表现　发作呈短暂、间歇或持续发生。当房室传导比率发生变动时，听诊心律不恒定，第一心音强度变化。

3. 心电图特点

①心房率通常为150～200次/min；

②P波形态与窦性者不同；

③常出现二度Ⅰ型或Ⅱ型房室传导阻滞，呈现2∶1房室传导者亦属常见，但心动过速不受影响；

④P波之间的等电线仍存在（与心房扑动时等电线消失不同）。

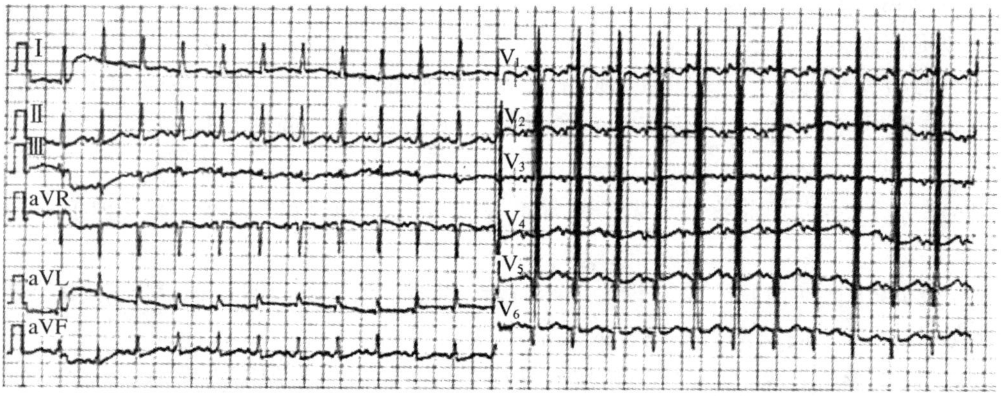

图2-2-6　心电图示例

4. 治疗

心室率不快：无需紧急处理。

心室率＞140次/min以上、由洋地黄中毒所致或临床上有严重充血性心力衰竭或休克征象，应进行紧急治疗。

（1）洋地黄中毒：

①立即停用洋地黄；

②如血清钾不升高，首选氯化钾口服（半小时内服用完5g，如仍未恢复窦性心律，2h后再口服2.5g）或静脉滴注氯化钾（每小时10～20mmol，总量不超过40mmol），同时进行心电图监测，以避免出现高血钾（T波高尖）；

③若已有高血钾，可选用β受体阻滞剂。

(2)非洋地黄引起者：

①病因治疗；

②洋地黄、β受体阻滞剂、非二氢吡啶类钙通道阻滞剂可用于减慢心室率；

③如未能转复窦性心律，可加用Ⅰc或Ⅲ类抗心律失常药。

(二)折返性房性心动过速

1.病因　折返发生于手术瘢痕，解剖缺陷的邻近部位。

2.心电图特点　心电图显示P波与窦性者形态不同，PR间期通常延长。

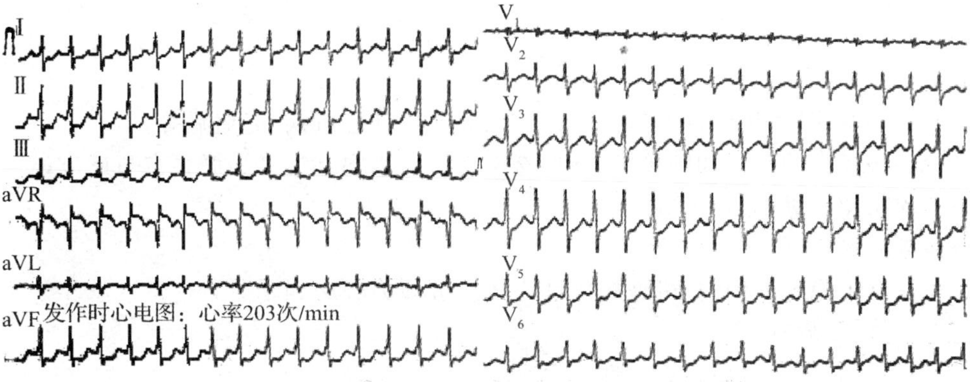

图2-2-7　心电图示例

3.治疗　行射频消融术。

(三)紊乱性房性心动过速

紊乱性房性心动过速亦称多源性房性心动过速。

1.病因　慢性阻塞性肺疾病、充血性心力衰竭、洋地黄中毒与低钾血症患者。

2.心电图特点

①通常有3种或以上形态各异的P波，PR间期各不相同；

②心房率100～130次/min；

③大多数P波能下传心室，但部分P波因过早发生而受阻，心室率不规则。

本型心律失常最终可能发展为心房颤动。

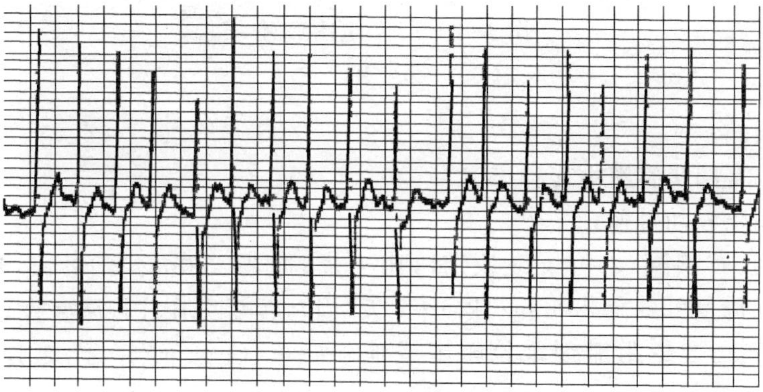

图2-2-8　心电图示例

3. 治疗

①治疗原发疾病：肺部疾病患者应给予充足供氧、控制感染。

②停用氨茶碱、去甲肾上腺素、异丙肾上腺素、麻黄碱等药物。

③维拉帕米与胺碘酮可能有效。

④补充钾盐与镁盐可抑制心动过速发作。

三、心房扑动

心房扑动简称房扑。

(一)病因

①酒精中毒；

②器质性心脏病，如风湿性心脏病、冠心病、高血压性心脏病、心肌病等；

③导致心房扩大的疾病如肺栓塞、慢性充血性心力衰竭、二、三尖瓣狭窄与反流；

④甲状腺功能亢进、心包炎等。

(二)临床表现

房扑往往有不稳定的倾向，可恢复窦性心律或进展为心房颤动。

心室率不快：无症状；

心室率快：可诱发心绞痛与充血性心力衰竭。

体格检查：快速的颈静脉扑动。当房室传导比率发生变动时，第一心音强度亦随之变化。

(三)心电图特点

①P 波消失，代之以锯齿状扑动波称为 F 波，扑动波之间的等电线消失，在Ⅱ、Ⅲ、aVF 或 V_1 导联最为明显。心房率为 250～300 次/min。

②心室率规则或不规则，取决于房室传导比率是否恒定。

③QRS 波群形态正常，当出现室内差异传导、原先有束支传导阻滞或经房室旁路下传时，QRS 波群增宽、形态异常。

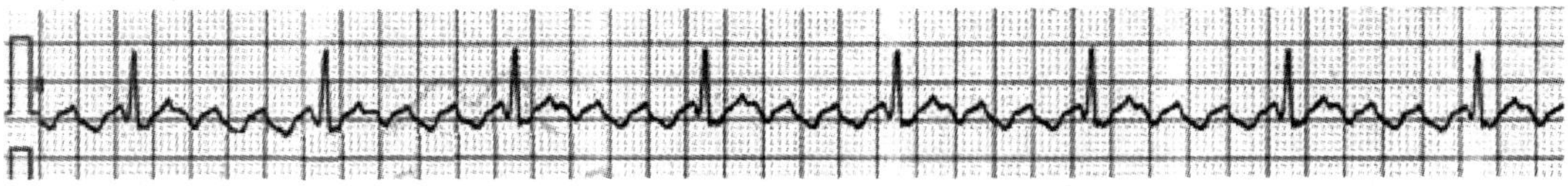

图 2-2-9　心电图示例

(四)治疗

①治疗原发疾病；

②最有效方法是同步直流电复律(50J)；

③食道调搏终止心动过速；

④如普罗帕酮、胺碘酮(200mg，3 次/日，用 1 周；减为 200mg，2 次/日，用 1 周；再减为 200mg，1 次/日；维持量可减至 200mg/日，5～7 天/周)，转复房扑并预防复发；

⑤减慢心室率：钙通道阻滞剂维拉帕米或地尔硫䓬(硫氮䓬酮)、洋地黄制剂、β 受体阻滞剂；

⑥射频消融治疗。

四、心房颤动

心房颤动简称房颤，是一种十分常见的心律失常。

(一)病因

①情绪激动、手术后、运动或大量饮酒；

②器质性心脏病如风湿性心脏病、冠心病、高血压性心脏病、缩窄性心包炎、心肌病、感染性心内膜炎；

③慢性肺源性心脏病；

④甲状腺功能亢进、急性缺氧、高碳酸血症、代谢或血流动力学紊乱时亦可出现房颤。

房颤发生在无心脏病变的中青年，称为孤立性房颤。

(二)临床表现

心室率不快：无症状。

心室率＞150 次/min：可发生心绞痛与充血性心力衰竭(房颤时心房有效收缩消失，心排血量比窦性心律时减少达 25％或更多)。

体循环栓塞。

体征：

①第一心音强度不等；

②心律极不规则；

③脉短绌(原因是许多心室搏动过弱以致未能开启主动脉瓣，或因动脉血压波太小，未能传导至外周动脉)。

房颤患者的心室律变得规则，应考虑以下可能性：

①恢复窦性心律；

②转变为房性心动过速；

③转变为房扑(固定的房室传导比率)；

④房室交界区性心动过速；

⑤室性心动过速。

⑥完全性房室传导阻滞。

心电图检查有助于确立诊断。

房颤患者并发房室交界区性与室性心动过速或完全性房室传导阻滞，最常见原因为洋地黄中毒。

(三)心电图特点

①P 波消失，代之以小而不规则的基线波动，形态与振幅均变化不定，称为 f 波，频率约 350～600 次/min；

②心室率极不规则；

③QRS 波群形态通常正常，当心室率过快时，发生室内差异性传导，QRS 波群增宽变形。

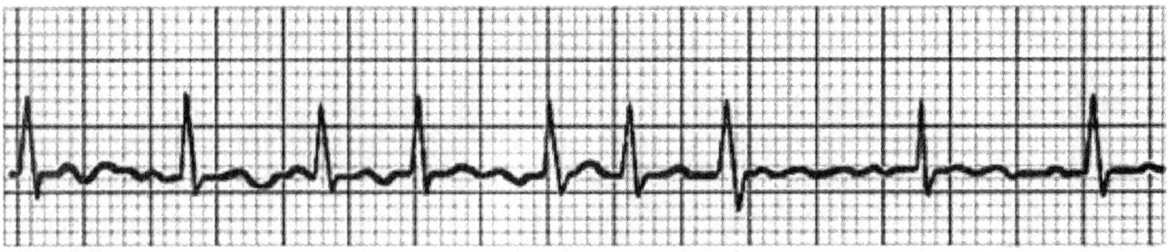

图 2-2-10　心电图示例

(四)治疗

应积极寻找房颤的原发疾病和诱发因素,作出相应处理。

1. 急性心房颤动

初次发作的房颤且在 24～48h 以内,称为急性房颤。可在短时间内自行终止。

血流动力学稳定:首选药物复律,肝素 100U/kg,静脉推注后,予胺碘酮复律。

血流动力学不稳定:电复律。

2. 慢性心房颤动

分为阵发性、持续性、永久性。

阵发性房颤常能自行终止,急性发作的处理如上述急性房颤处理。当发作频繁或伴随明显症状时,可应用口服普罗帕酮或胺碘酮,减少发作的次数与持续时间。

持续性房颤可选择心率控制和节律控制治疗。

(1)节律控制(复律):治疗成功与否与房颤持续时间的长短、左房大小和年龄有关。复律前接受 3 周华法林治疗,待心律转复后继续治疗 3～4 周。紧急复律治疗可选用静注肝素或皮下注射低分子量肝素抗凝。

①药物复律:可选择普罗帕酮、胺碘酮。

②电复律。

(2)心率控制:目标心率:安静时心率保持在 60～80 次/min,轻微运动后不超过 100 次/min。可用洋地黄、β 受体阻滞剂与钙通道阻滞剂。但预激综合征合并房颤禁用洋地黄。

3. 预防栓塞并发症　慢性房颤患者有较高的栓塞发生率。

方法:

①华法林:适用于有栓塞病史、瓣膜病、高血压、糖尿病、老年患者、左心房扩大、冠心病者。使凝血酶原时间国际标准化比值(INR)维持在 2.0～3.0 之间,能安全而有效预防脑卒中发生。

②阿司匹林:适用于不宜应用华法林以及无以上危险因素的患者,每日 100～300mg。

4. 射频消融。

第四节　房室交界区性心律失常

一、房室交界区性期前收缩

房室交界区性期前收缩简称交界性期前收缩。冲动起源于房室交界区,可前向和逆向传导,分别产生提前发生的 QRS 波群与逆行 P 波。

(一)心电图特点

①逆行 P 波可位于 QRS 波群之前(PR 间期<0.12s)、之中或之后(RP 间期<0.12s)；

②QRS 波群形态正常，当发生室内差异性传导时，QRS 波群形态可有变化。

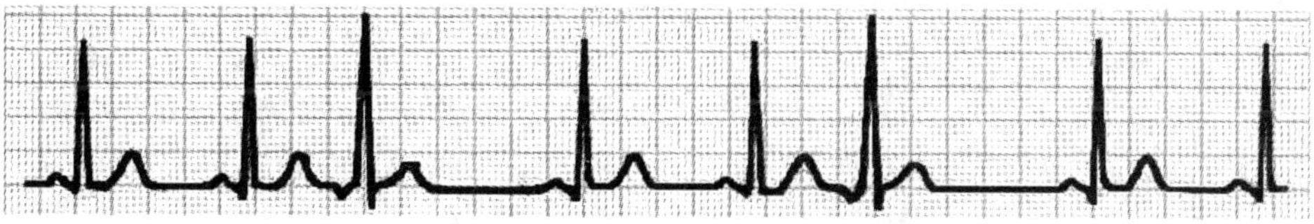

图 2-2-11　心电图示例

(二)临床意义

通常无需治疗。

二、房室交界区性逸搏与心律

1. 房室交界区性逸搏

心电图特点：

①频率 40～60 次/min；

②长于正常 PP 间期的间歇后出现一个正常的 QRS 波群，P 波缺失，或逆行 P 波位于 QRS 波群之前或之后。

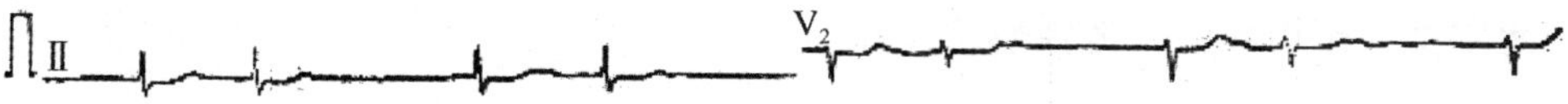

图 2-2-12　心电图示例

2. 房室交界区性心律　房室交界区性逸搏连续发生形成的节律。

(1)心电图特点：

①正常下传的 QRS 波群，频率为 40～60 次/min；

②可有逆行 P 波或存在独立的缓慢的心房活动，从而形成房室分离(心室率>心房率)。

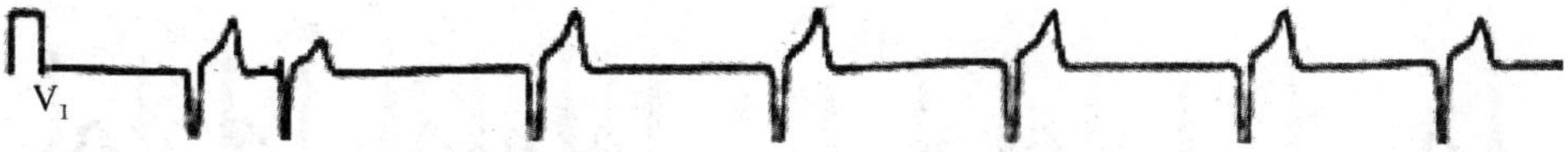

图 2-2-13　心电图示例

(2)临床意义：与迷走神经张力增高、显著的窦性心动过缓或房室传导阻滞有关。

体征：颈静脉搏动可出现大的 α 波，第一心音强度变化不定。

一般无需治疗。必要时可起搏治疗。

三、非阵发性房室交界区性心动过速

与房室交界区组织自律性增高或触发活动有关。

(一)心电图特点

①心率 70～150 次/min,心律规则;

②QRS 波群正常;

③可发生房室分离(心房活动由窦房结或异位心房起搏点控制)。

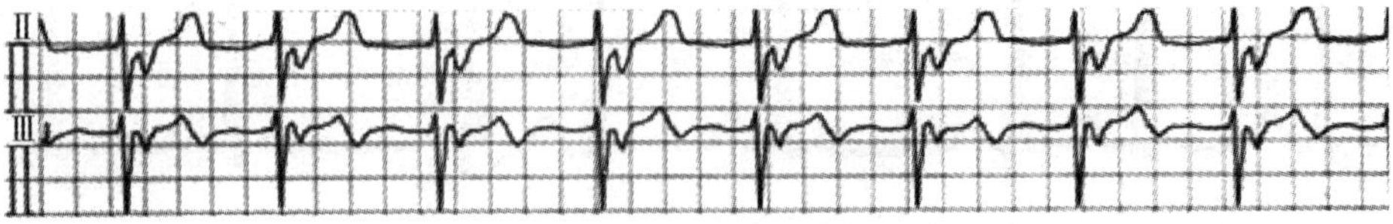

图 2-2-14　心电图示例

(二)临床意义

病因:

①洋地黄中毒;

②下壁心肌梗死、心肌炎、急性风湿热或心瓣膜手术后。

治疗:

①治疗原发病,心律失常可能自行消失;

②已用洋地黄者应立即停药,亦不应施行电复律。洋地黄中毒引起者,可给予钾盐、利多卡因或β受体阻滞剂治疗;

③其他患者可选用Ⅰc 与Ⅲ类(胺碘酮)药物。

四、与房室交界区相关的折返性心动过速

简称室上速。大部分室上速由折返机制引起。

包括:

①窦房折返性心动过速;

②房室结内折返性心动过速;

③房室折返性心动过速;

④心房折返性心动过速。

心电图特点:QRS 波群形态正常、RR 间期规则的快速心律。

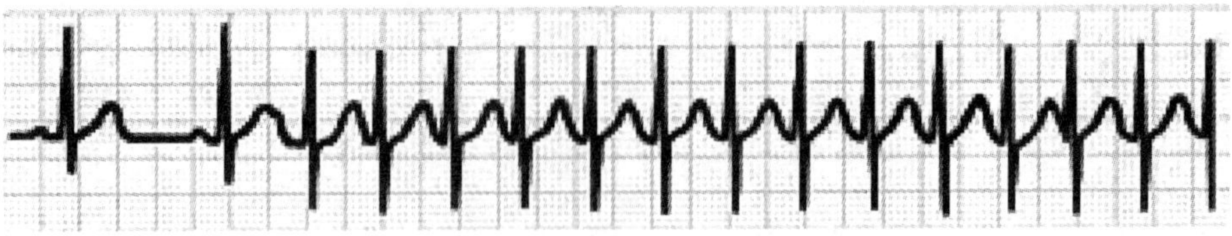

图 2-2-15　心电图示例

(一)房室结内折返性心动过速

房室结内折返性心动过速是最常见的阵发性室上性心动过速类型。

1.病因　患者通常无器质性心脏病表现,不同性别与年龄均可发生。

2.临床表现

多数:发作性心悸,呈突发突止,胸闷、焦虑不安、头晕;

少数：晕厥、心绞痛、心力衰竭与休克者。

体征：第一心音强度恒定，心律绝对规则。

3. 心电图特点

①心率 150～250 次/min，节律规则；

②QRS 波群形态与时限均正常，但发生室内差异性传导或原有束支传导阻滞时 QRS 波群形态异常；

③P 波为逆行性，常埋藏于 QRS 波群内或位于其终末部分，P 波与 QRS 波群保持固定关系；

④起始突然，通常由一个房性期前收缩触发，其下传的 PR 间期显著延长，随之引起心动过速发作。

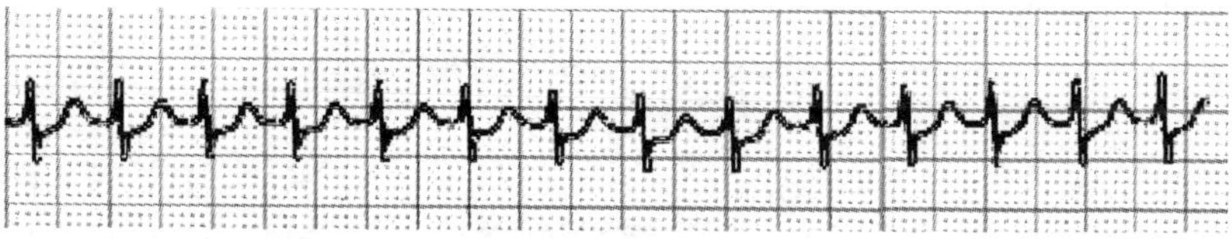

图 2-2-16　心电图示例

4. 治疗

(1)急性发作期：

若血流动力学稳定，则可用下列药物治疗：

①钙通道阻滞剂：维拉帕米 5mg，加入 0.9％氯化钠 20ml，静脉注射，心动过速中止立即停止推注，无效时隔 10min 再重复。

禁忌：合并心力衰竭、低血压或为宽 QRS 波群心动过速。

②洋地黄：合并心力衰竭时首选。

③β 受体阻滞剂：美托洛尔注射液 5mg，加入 0.9％氯化钠 20ml，静脉注射。

④普罗帕酮：1～2mg/kg 静脉注射。

⑤食管心房调搏术。

若血流动力学不稳定，则直流电复律。

(2)预防复发：首选射频消融术。

(二)利用隐匿性房室旁路的房室折返性心动过速

存在房室旁路(见预激综合征)，该旁路仅允许室房逆向传导而不具有房室前传功能，故心电图无预激波形，被称为“隐匿性”旁路。

1. 心电图特点

①QRS 波群正常；

②逆行 P 波位于 QRS 波群终结后，落在 ST 段或 T 波的起始部分；

③心室率可超过 200 次/min。

2. 治疗　与房室结内折返性心动过速相同。

五、预激综合征

预激综合征指心电图呈预激表现，临床上有心动过速发作。

心电图的预激是指心房冲动提前激动心室的一部分或全体。发生预激的解剖学基础是，在房室特殊传导组织以外，还存在一些由普通工作心肌组成的肌束。连接心房与心室之间者，称为房室旁路。

(一)病因

①预激综合征患者大多无其他心脏异常征象。

②先天性心血管病如三尖瓣下移畸形、二尖瓣脱垂与心肌病等。

(二)临床表现

预激本身不引起症状。

频率过于快速的心动过速(特别是持续发作心房颤动)，可恶化为心室颤动或导致充血性心力衰竭、低血压。

(三)窦律时心电图特点

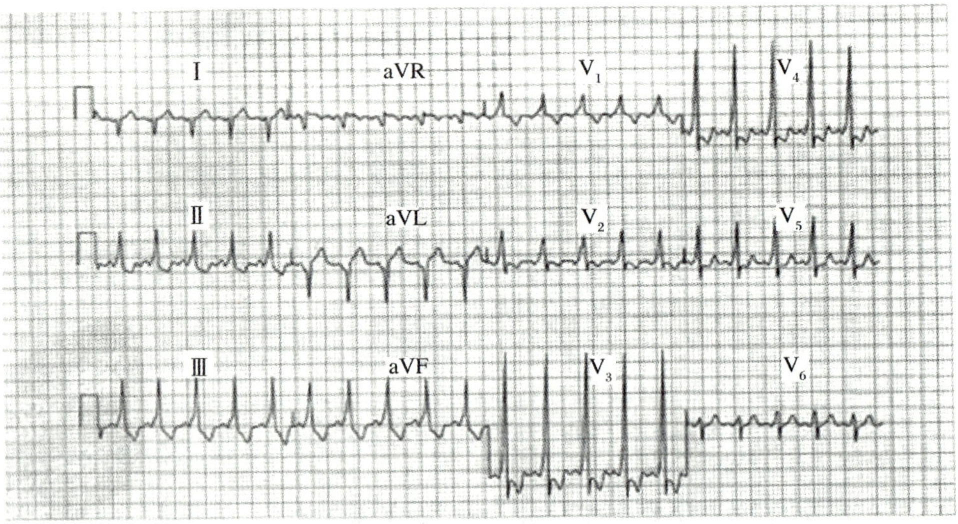

图 2-2-17　心电图示例

①PR 间期<0.12s；

②某些导联之 QRS 波群>0.12s，QRS 波群起始部分粗钝(称 delta 波)，终末部分正常；

③ST-T 波呈继发性改变，与 QRS 波群主波方向相反。

④分型：

A 型：胸导联 QRS 波群主波均向上，预激发生在左室或右室后底部；

B 型：V_1 导联 QRS 波群主波向下，$V_{5、6}$ 导联向上，预激发生在右室。

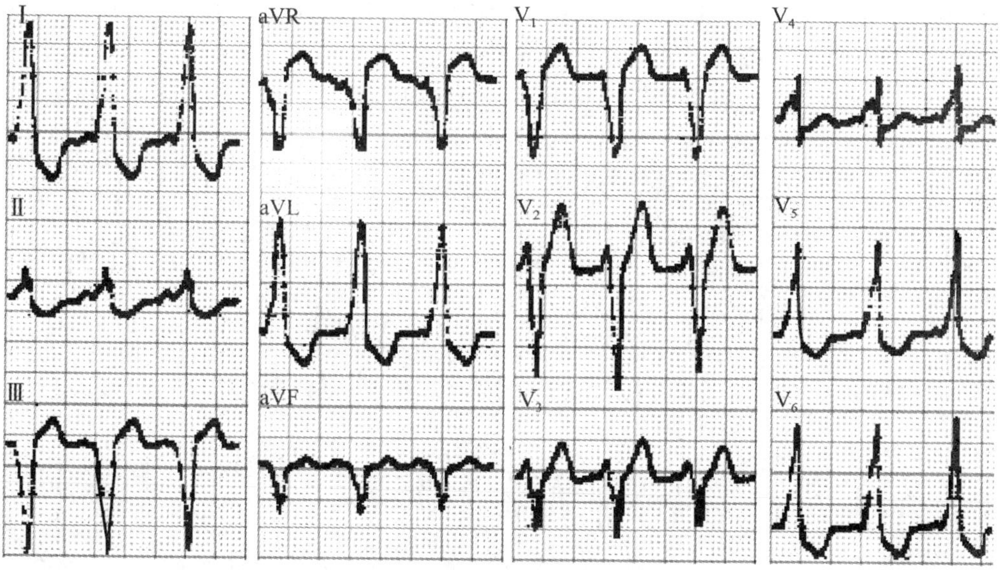

图 2－2－18　心电图示例

(四)发作时心电图特点

心动过速发作时分为正向房室折返性心动过速和逆向房室折返性心动过速两种类型。

1. 正向房室折返性心动过速　通过房室结前向传导，经旁路逆向传导，占 95%。

心电图特点：与利用“隐匿性”房室旁路逆行传导的房室折返性心动过速相同，QRS 波群形态与时限正常。

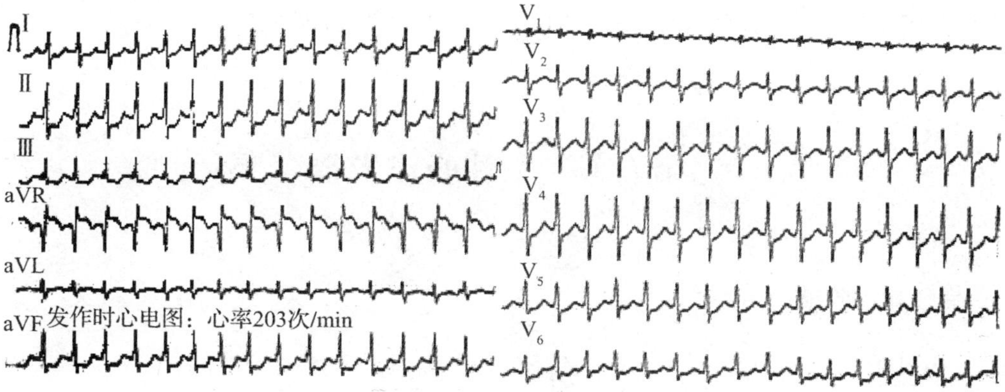

图 2－2－19　心电图示例

2. 逆向房室折返性心动过速　经旁路前向传导、房室结逆向传导，占 5%。

心电图特点：

①QRS 波群增宽；

②心室率增快，节律规则。

(五)治疗及预防

1. 无心动过速发作　无需治疗。

2. 心动过速发作

(1)正向房室折返性心动过速：可参照房室结内折返性心动过速处理。

(2)逆向房室折返性心动过速或发作心房扑动与颤动。

①首选普罗帕酮(延长房室旁路不应期)，70mg，加入 0.9%氯化钠 20ml，静脉注射。

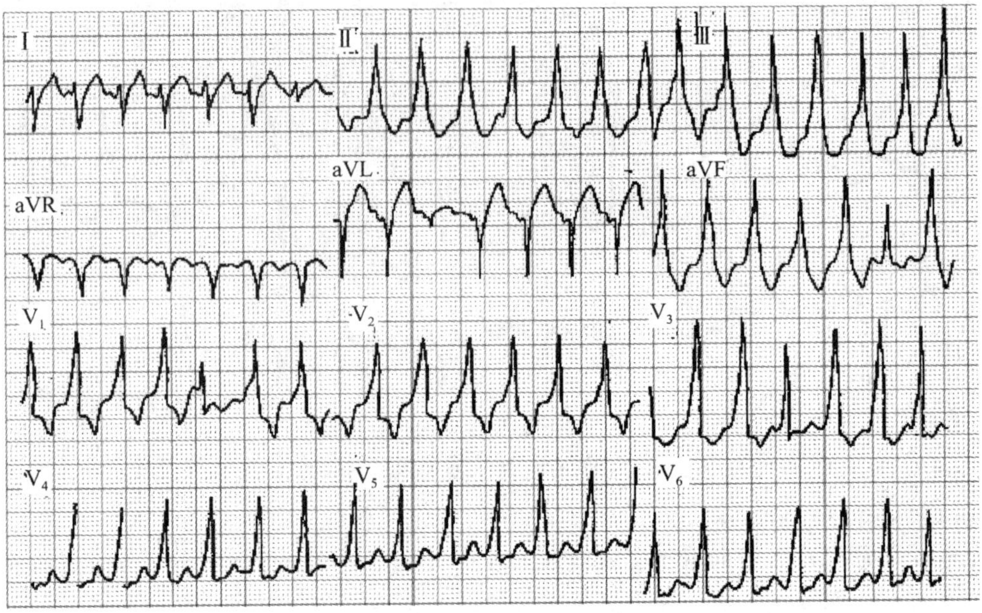

图 2-2-20　心电图示例

②电复律。

禁注利多卡因、维拉帕米和西地兰(延长房室结不应期，缩短旁路不应期)。

3. 导管消融。

第五节　室性心律失常

一、室性期前收缩

(一)病因

1. 精神不安，过量烟、酒、咖啡；
2. 洋地黄、奎尼丁、三环类抗抑郁药中毒；
3. 电解质紊乱(低钾、低镁等)；
4. 心肌炎、缺血、缺氧、麻醉和手术均可使心肌受到机械、电、化学性刺激；
5. 高血压、冠心病、心肌病、风湿性心脏病与二尖瓣脱垂。

(二)临床表现

症状：心悸，类似电梯快速升降的失重感或代偿间歇后有力的心脏搏动。

体征：听诊时室性期前收缩后出现较长的停歇，室性期前收缩之第二心音强度减弱，仅能听到第一心音。桡动脉搏动减弱或消失。

(三)心电图特点

1.提前发生的宽大畸形QRS波群,时限通常超过0.12s,ST段与T波的方向与QRS主波方向相反;

2.室性期前收缩与其前面的窦性搏动之间期(称为配对间期)恒定;

3.完全性代偿间歇;

4.类型

①二联律:每个窦性搏动后跟随一个室性期前收缩;

②三联律:每两个正常搏动后出现一个室性期前收缩;

③成对室性期前收缩:连续发生两个室性期前收缩;

④室性心动过速:连续三个或以上室性期前收缩;

⑤单形性室性期前收缩:同一导联内,室性期前收缩形态相同者;

⑥多形性或多源性室性期前收缩:同一导联内,室性期前收缩形态不同者。

5.室性并行心律　心室的异位起搏点有规律地自行发放冲动,并能防止窦房结冲动入侵。

心电图特点:

①异位室性搏动与窦性搏动的配对间期不恒定;

②长的两个异位搏动之间距,是最短的两个异位搏动间期的整数倍;

③当主导心律(如窦性心律)的冲动下传与心室异位起搏点的冲动几乎同时抵达心室时,可产生室性融合波,其形态介于以上两种QRS波群形态之间。

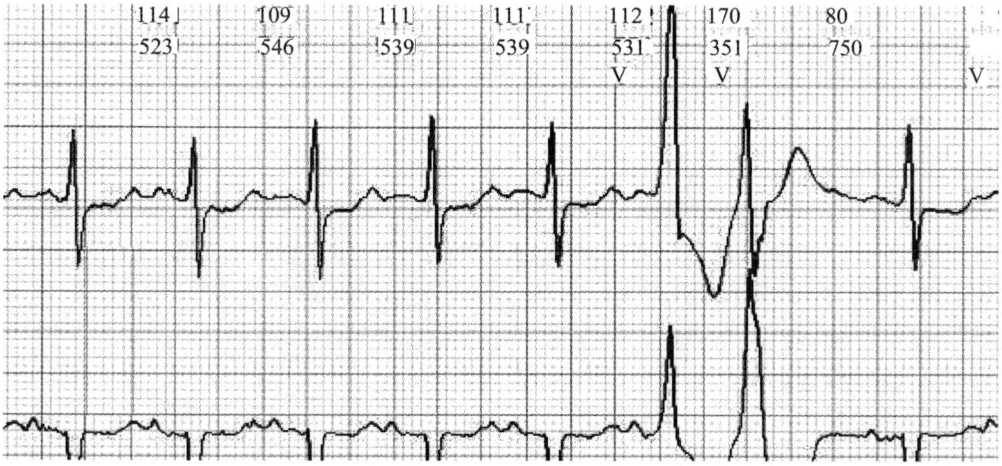

图2-2-21　心电图示例

(四)治疗

1.无器质性心脏病

无症状:无需治疗。

有症状:选用β受体阻滞剂、美西律、普罗帕酮等。

2.急性心肌缺血

急性心肌梗死:不主张预防性应用抗心律失常药物,早期应用β受体阻滞剂可能减少心室颤动的危险。

急性肺水肿或严重心力衰竭:改善血流动力学障碍,同时注意有无洋地黄中毒或电解质紊乱(低钾、低镁)。

3.慢性心脏病变　首选β受体阻滞剂。疗效不显著,但能降低心肌梗死后猝死发生率、再梗死率和总病死率。

二、室性心动过速

(一)病因

1.各种器质性心脏病,如冠心病、心肌梗死、心肌病、心力衰竭、二尖瓣脱垂、心瓣膜病等。

2.代谢障碍、电解质紊乱、长QT综合征等。

(二)临床表现

非持续性室速(发作时间短于30s,能自行终止):无症状。

持续性室速(发作时间超过30s,需药物或电复律始能终止):常伴有明显血流动力学障碍与心肌缺血。临床症状包括低血压、少尿、晕厥、气促、心绞痛等。

体征:心律轻度不规则。

(三)心电图特点

①3个或3个以上的室性期前收缩连续出现;

②QRS波群形态畸形,时限超过0.12s;ST-T波方向与QRS波群主波方向相反;

③心室率通常为100～250次/min;心律规则;

④心房独立活动与QRS波群无固定关系,形成室房分离;偶尔个别或所有心室激动逆传夺获心房;

⑤通常发作突然开始;

⑥心室夺获与室性融合波。

心室夺获:室速发作时少数室上性冲动可下传心室,表现为在P波之后,提前发生一次正常的QRS波群。

室性融合波:QRS波群形态介于窦性与异位心室搏动之间,其意义为部分夺获心室。

心室夺获与室性融合波的存在为确立室性心动过速诊断提供重要依据。

按室速发作时QRS波群的形态,分为:单形性室速和多形性室速和双向性室速。

室性心动过速与室上性心动过速伴有室内差异性传导的鉴别。

支持室上性心动过速伴有室内差异性传导:

①每次心动过速均由期前发生的P波开始;

②P波与QRS波群相关,通常呈1∶1房室比例;

③刺激迷走神经可减慢或终止心动过速。

支持室性心动过速:

①室性融合波;

②心室夺获;

③室房分离;

④全部心前区导联QRS波群主波方向呈同向性,即全部向上或向下。

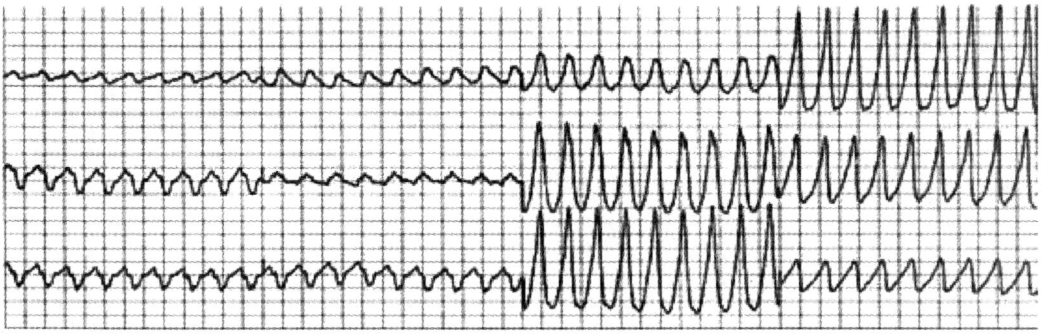

图 2-2-22　心电图示例

(四)处理

原则：

①有器质性心脏病或有明确诱因应首先给予针对性治疗；

②无器质性心脏病患者发生非持续性短暂室速，如无症状或血流动力学影响，处理的原则与室性期前收缩相同；

③持续性室速发作，无论有无器质性心脏病，应给予治疗。

除了β受体阻滞剂、胺碘酮以外，尚未能证实其他抗心律失常药物能降低心脏性猝死的发生率。

1. 终止室速发作

血流动力学稳定：利多卡因 50mg，静脉注射，同时静脉持续滴注 1～3mg/min。或胺碘酮 150mg，5%葡萄糖溶液 20ml，静脉注射。若药物无效，则用直流电复律。

血流动力学不稳定：电复律。

洋地黄中毒引起的室速：不宜用电复律，应给予药物治疗。

2. 预防复发

(1)努力寻找和治疗诱发及使室速持续的可逆性病变如缺血、低血压及低血钾等，治疗充血性心力衰竭，治疗窦性心动过缓或房室传导阻滞。

(2)药物治疗：

QT 间期延长的患者优先选用Ⅰb 类药物，如美西律(慢心律)、β受体阻滞剂。

心肌梗死后：β受体阻滞剂、胺碘酮降低猝死发生率。

(3)植入式心脏复律除颤器。

(4)射频消融术。

(五)特殊类型的室性心动过速

1. 加速性心室自主节律　亦称缓慢型室速，与自律性增加有关。

(1)心电图特点：连续发生 3～10 个起源于心室的 QRS 波群，心率常为 60～110 次/min。

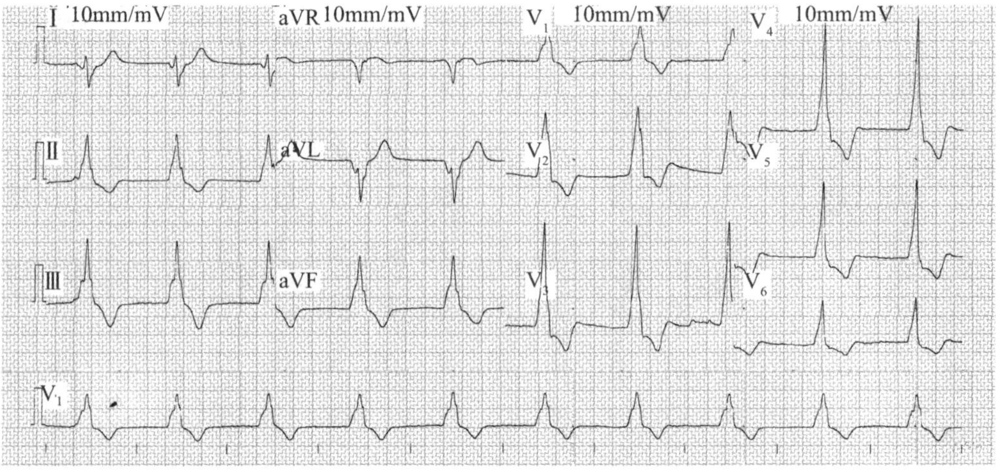

图 2-2-23　心电图示例

(2)临床意义:发生于急性心肌梗死再灌注期间、心脏手术、心肌病、风湿热与洋地黄中毒。患者一般无症状,亦不影响预后。

无需治疗。

2.尖端扭转型室速　是多形性室性心动过速的一个特殊类型,因发作时尖端扭转型室速,亦可进展为心室颤动和猝死。

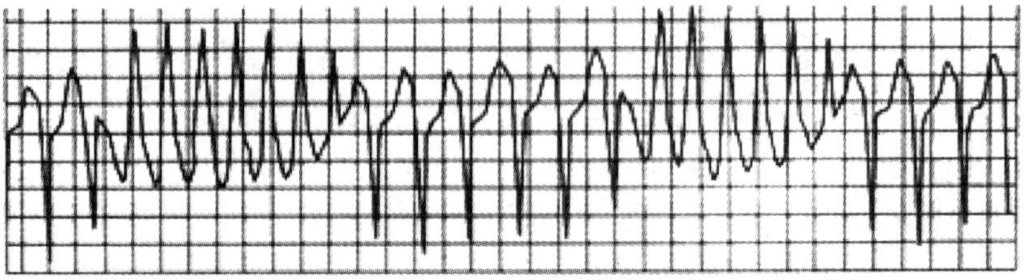

图 2-2-24　心电图示例

(1)病因:

①先天性;

②电解质紊乱(如低钾血症、低镁血症);

③抗心律失常药物(如Ⅰa类或Ⅲ类)、吩噻嗪和三环类抗抑郁药;

④心动过缓(特别是三度房室传导阻滞)等。

(2)治疗:

①应努力寻找和去除导致QT间期延长的病因和停用有关药物。

②首先给予静脉注射镁盐(硫酸镁2g,稀释至40ml缓慢静注,然后8mg/min静脉滴注)。Ⅰa类或Ⅲ类药物可使QT间期更加延长,故不宜应用。先天性长QT间期综合征治疗应选用β受体阻滞剂。

③对于基础心室率明显缓慢者,可起搏治疗,联合应用β受体阻滞剂。

④药物治疗无效者,置入埋藏式心脏复律除颤器。

三、心室扑动与心室颤动

(一)病因

1. 缺血性心脏病；
2. 抗心律失常药物，特别是引起 QT 间期延长与尖端扭转的药物；
3. 严重缺氧、缺血、电击伤；
4. 预激综合征合并房颤。

(二)心电图特点

心室扑动：呈正弦图形，波幅大而规则，频率 150～300 次/min(图 2-2-25)。

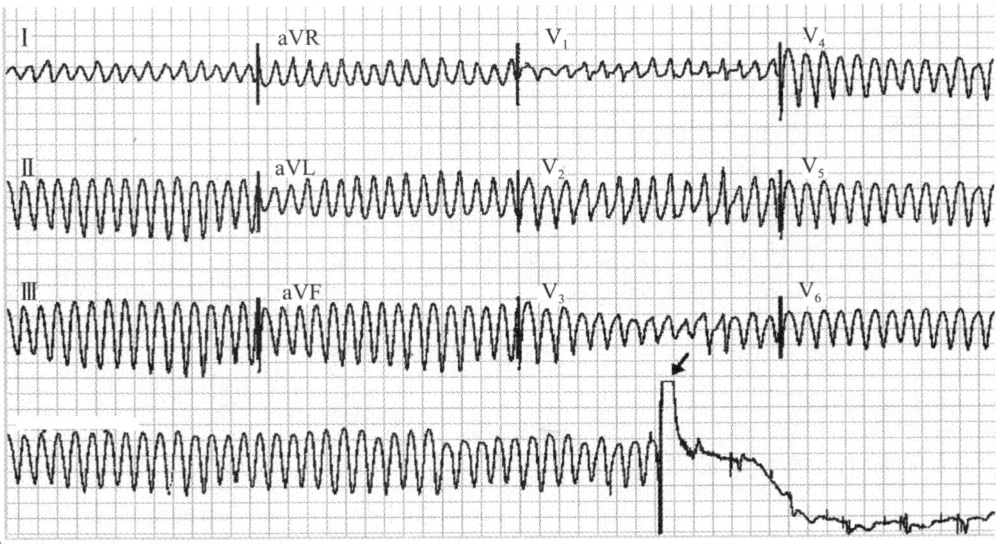

图 2-2-25　心电图示例

心室颤动：波形、振幅与频率均极不规则，无法辨认 QRS 波群、ST 段与 T 波(图 2-2-26)。

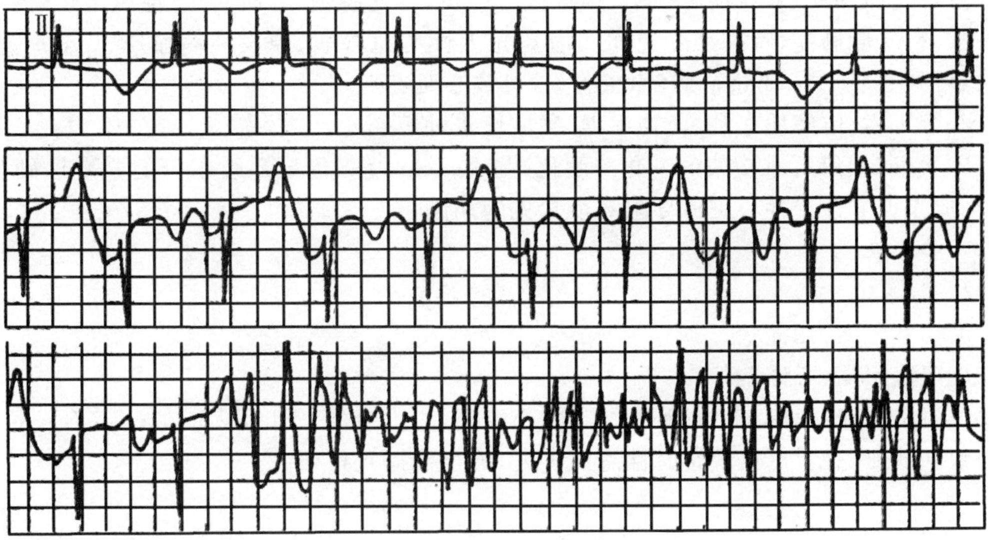

图 2-2-26　心电图示例

(三)临床表现

意识丧失、抽搐、呼吸停顿甚至死亡,听诊心音消失,脉搏触不到,血压亦无法测到。

治疗:电复律。

第六节 心脏传导阻滞

冲动在心脏传导系统的任何部位的传导均可发生减慢或阻滞。按阻滞发生部位,分为:

窦房传导阻滞:阻滞发生在窦房结与心房之间;

房室传导阻滞:阻滞发生在心房与心室之间;

房内阻滞:阻滞位于心房内;

室内阻滞:阻滞位于心室内。

按照传导阻滞的严重程度,通常可将其分为三度:

一度传导阻滞:传导时间延长,全部冲动仍能传导。

二度传导阻滞:分为两型,即莫氏(Mobitz)Ⅰ型和Ⅱ型。

二度Ⅰ型阻滞:传导时间进行性延长,直至一次冲动不能传导。

二度Ⅱ型阻滞:间歇出现的传导阻滞。

三度传导阻滞:又称完全性传导阻滞,此时全部冲动不能被传导。

一、房室传导阻滞

房室传导阻滞又称房室阻滞,是指房室交界区脱离了生理不应期后,心房冲动传导延迟或不能传导至心室。房室阻滞可以发生在房室结、希氏束以及束支等不同的部位。

(一)病因

1. 正常人或运动员可发生文氏型房室阻滞(莫氏Ⅰ型),与迷走神经张力增高有关,常发生于夜间。

2. 急性心肌梗死、冠状动脉痉挛、病毒性心肌炎、心内膜炎、心肌病、急性风湿热、钙化性主动脉瓣狭窄、心脏肿瘤(特别是心包间皮瘤)、先天性心血管病、原发性高血压、Lyme 病(螺旋体感染,可致心肌炎)、Chagas 病(原虫感染,可致心肌炎)。

3. 心脏手术、电解质紊乱、药物中毒、黏液性水肿等。

4. LeV 病(心脏纤维支架的钙化与硬化)与 Lenegre 病(传导系统本身的原发性硬化变性疾病)是成人孤立性慢性心脏传导阻滞最常见的病因。

(二)临床表现

1. 症状

一度房室阻滞:无症状。

二度房室阻滞:心悸。

三度房室阻滞:疲倦、乏力、头晕、晕厥、心绞痛、心力衰竭、Adams-Strokes 综合征(心室率过慢导致脑缺血,患者可出现暂时性意识丧失,甚至抽搐)、猝死。

2. 体征

一度房室阻滞：第一心音强度减弱。

二度Ⅰ型房室阻滞：第一心音强度逐渐减弱并有心搏脱漏。

二度Ⅱ型房室阻滞：间歇性心搏脱漏，但第一心音强度恒定。

三度房室阻滞：第一心音强度经常变化。第二心音可呈正常或反常分裂。凡遇心房与心室收缩同时发生，颈静脉出现巨大的 α 波（大炮波）。

（三）心电图特点

1. 一度房室传导阻滞

①每个心房冲动都能传导至心室，但 PR 间期超过 0.20s；

②传导延缓部位在房室结：QRS 波群形态、时限正常；传导延缓部位在房室结和（或）希氏束-普肯耶系统：QRS 波群呈现束支传导阻滞图形。

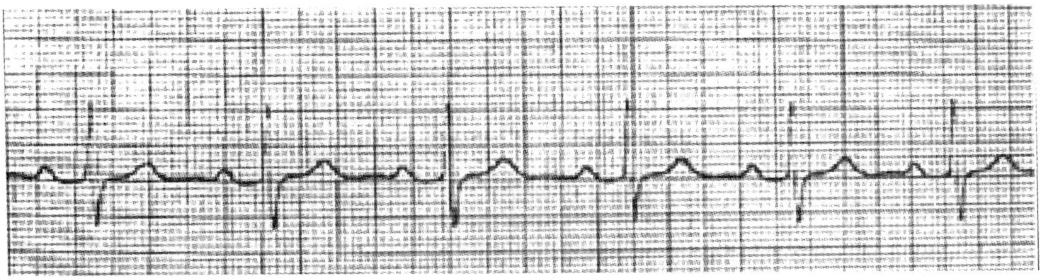

图 2-2-27　心电图示例

2. 二度Ⅰ型房室传导阻滞

①PR 间期进行性延长，直至一个 P 波受阻不能下传心室；

②相邻 RR 间期进行性缩短，直至一个 P 波不能下传心室；

③包含受阻 P 波在内的 RR 间期小于正常窦性 PP 间期的两倍。

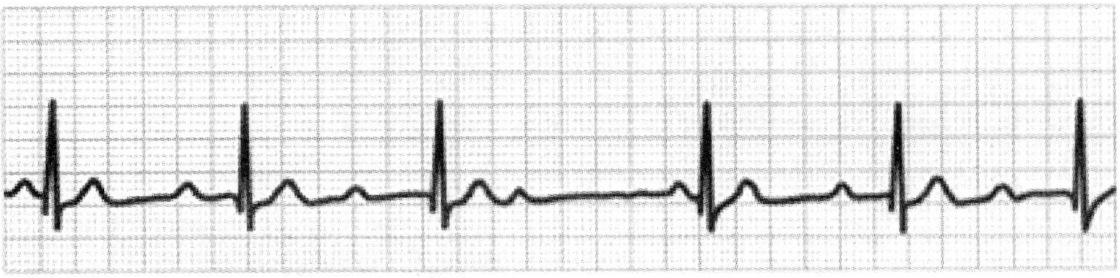

图 2-2-28　心电图示例

3. 二度Ⅱ型房室传导阻滞

①心房冲动传导突然阻滞，但 PR 间期恒定不变；

②阻滞可能位于房室结内：QRS 波群正常；阻滞位于希氏束-普肯耶系统：QRS 波群增宽，形态异常。

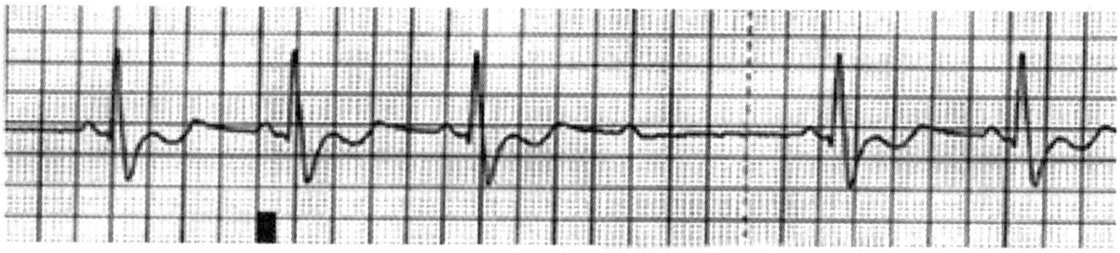

图 2-2-29　心电图示例

2∶1 房室阻滞可能属Ⅰ型或Ⅱ型房室阻滞。

4. 三度(完全性)房室传导阻滞

①心房与心室活动各自独立、互不相关;

②心房率快于心室率;

③心室起搏点位于希氏束及其近邻:心室率约 40～60 次/min,QRS 波群正常,心律亦较稳定;如心室起搏点位于室内传导系统的远端:心室率可低至 40 次/min 以下,QRS 波群增宽,心室律亦常不稳定。

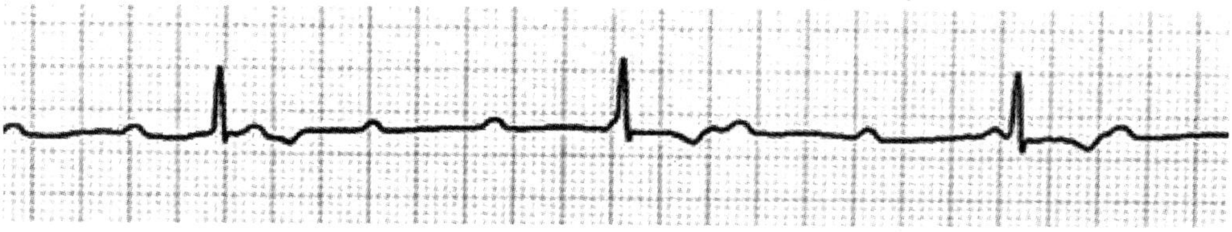

图 2-2-30　心电图示例

(四)治疗

1. 病因治疗。

2. 药物治疗:心室率显著缓慢,伴有明显症状或血流动力学障碍。

阿托品 0.5～2.0mg,静脉注射,适用于阻滞位于房室结的患者。

异丙肾上腺素 1～4μg/min 静脉滴注,适用于任何部位的房室传导阻滞。

3. 应给予起搏治疗:心室率显著缓慢,伴有明显症状或血流动力学障碍。

二、室内传导阻滞

室内传导阻滞又称室内阻滞,是指希氏束分叉以下部位的传导阻滞。室内传导系统由三个部分组成:右束支、左前分支和左后分支,室内传导系统的病变可波及单支、双支或三支。

(一)病因

右束支阻滞:常发生于风湿性心脏病、高血压性心脏病、冠心病、心肌病与先天性心血管病、大面积肺梗死、急性心肌梗死。亦可见于正常人。

左束支阻滞:常发生于充血性心力衰竭、急性心肌梗死、急性感染、奎尼丁与普鲁卡因胺中毒、高血压性心脏病、风湿性心脏病、冠心病与梅毒性心脏病。正常人少见。

(二)心电图检查

1. 右束支阻滞

①QRS 时限≥0.12s;

②V_{1-2}导联呈 rsR，R 波粗钝，V_5、V_6 导联呈 qRS，S 波宽阔；

③T 波与 QRS 波群主波方向相反；

④不完全性右束支阻滞的图形与上述相似，QRS 时限<0.12s。

2. 左束支阻滞

①QRS 波群时限≥0.12s。

②V_5、V_6 导联 R 波宽大，顶部有切迹或粗钝，其前方无 q 波。

③不完全性左束支阻滞图形与上述相似，QRS 时限<0.12s。

3. 双分支阻滞与三分支阻滞

双分支阻滞：室内传导系统三分支中的任何两分支同时发生阻滞。

三分支阻滞：三分支同时发生阻滞，表现为完全性房室阻滞。

由于阻滞分支的数量、程度、是否间歇发生等不同情况组合，可出现不同的心电图表现。

双侧束支阻滞：右束支阻滞与左束支阻滞两者交替出现。

（四）治疗

无症状：无需接受治疗。

急性前壁心肌梗死发生双分支、三分支阻滞，或慢性双分支、三分支阻滞，伴有晕厥或Adams-Strokes综合征发作者，则应及早考虑心脏起搏器治疗。

第七节 抗心律失常药物的合理应用

正确合理使用抗心律失常药物的原则包括：

1. 首先注意基础心脏病的治疗以及病因和诱因的纠正；

2. 注意掌握抗心律失常药物的适应证，只有导致明显的症状或血流动力学障碍或具有引起致命危险的恶性心律失常时才需要针对心律失常进行治疗；

3. 注意抗心律失常药物的不良反应，包括对心功能的影响，致心律失常作用和对全身其他脏器与系统的不良作用。

现今临床常用的抗心律失常药物分类是 Vaugllan Winiams 分类法，该法将药物抗心律失常作用的电生理效应作为分类依据，药物被分为四大类。

Ⅰ类药物：阻断快速钠通道。

Ⅰa 类药物：因致心律失常作用，已弃用。

Ⅰb 类药物：

1. 对于普肯耶细胞动作电位：

轻度 Na^+ 通道阻滞→0 期除极速度↓→传导速度↓；

阻断 2 期 Na^+ 内流→复极缩短→动作电位时程↓→不应期↓。

2. 对于起搏细胞动作电位：

4 期除极斜率↓，阈电位↑→自律性↓。

代表药物美西律、利多卡因。

适应证：室性心律失常，尤其是因为缺血或地高辛中毒所致。

Ⅰc 类药物：

1. 对于普肯耶细胞动作电位：

强大的 Na^+ 通道阻滞→0 期除极速度↓→传导速度↓，动作电位幅度↓。

2. 对于房室结和旁道：明显延长其不应期。

代表药物：普鲁帕酮、莫雷西嗪。

适应证：室上性、室性心律失常，对无器质性心脏病的心律失常效果好。

Ⅱ类药物：

阻断 β 肾上腺素能受体→4 期除极斜率↓→自律性↓，房室结复极延迟→不应期↑→折返↓。

代表药：美托洛尔、阿替洛尔、比索洛尔等。

Ⅲ类药物：

阻断钾通道→复极延迟→动作电位时程↑→不应期↑→折返↓。

代表药物：胺碘酮和索他洛尔。

适应证：室性、室上性心律失常，为抗心律失常药中最有效。

不良反应：甲状腺功能失调，肝功能受损等，因 QT 间期延长，可发生尖端扭转型室性心动过速。

Ⅳ类药物：

阻断慢钙通道，作用于窦房结和房室结。

钙通道阻滞→4 期除极↓。

代表药物：维拉帕米、地尔硫䓬。

第八节　心律失常的介入治疗和手术治疗

一、心脏电复律

将一定强度的电流通过心脏，使全部或大部分心肌在瞬间除极，然后心脏自律性最高的起搏点重新主导心脏节律，通常是窦房结。

电除颤：心室颤动时已无心动周期可在任何时间放电。

电复律：只要有心动周期，心电图上有 R 波，放电时需要和心电图 R 波同步，以避开心室的易损期。

1. 电复律与电除颤的种类

(1)交流和直流电除颤：交流电放电时电流量大，放电时间长，易引起心肌损伤和严重心律失常，已废弃不用。

直流电容器充电后可在非常短的时间(2.5～4.0ms)释放很高的电能，可以设置与 R 波同步放电，反复电击对心肌损伤较轻，适于进行电转复和电除颤。

(2)体外与体内电复律和电除颤：体内电复律和电除颤常用于心脏手术或急症开胸抢救的患者。

大多采用经胸壁除颤、复律。

(3)同步电复律与非同步电除颤：

①直流电同步电复律：用于除心室颤动以外的快速型心律失常。仪器上的“同步”功能处于开启状态。

②直流电非同步电除颤：临床上用于心室颤动。有时快速的室性心动过速或预激综合征合并快速心房颤动均有宽大的 QRS 波群和 T 波，除颤仪在同步工作方式下无法识别 QRS 波群，而不放电。此时用低电能非同步电除颤。

(4)植入式心脏复律除颤器(ICD)：像起搏器一样可埋藏于皮下囊袋中。具备抗心动过缓起搏、抗心动过速起搏和低能电转复以及高能电除颤多种功能。

2.电复律与电除颤的适应证和禁忌证

(1)适应证：

①各种严重的、甚至危及生命的恶性心律失常；

②各种持续时间较长的快速型心律失常。

(2)原则：

①对于任何快速型心律失常，如导致血流动力学障碍或心绞痛发作加重，药物治疗无效者，均应考虑电复律或电除颤；

②对于异位兴奋灶(自律性增强)性快速型心律失常，例如伴有或不伴有房室传导阻滞的房性心动过速、非阵发性交界区心动过速和加速性室性自主心律，电复律的效果较差，并有可能增加自律性和触发活动，不主张电转复。

3.体外电复律与电除颤的操作方法

(1)患者准备：

紧急：对心室颤动或伴严重血流动力学障碍的快速室性心动过速患者，无需准备。

择期：

①进行体格检查；

②电解质、肝、肾功能，正在抗凝治疗者，应测定凝血酶原时间和活动度；

③复律前应禁食 6h，以避免复律过程中发生恶心和呕吐；

④如果患者正在服用洋地黄类药物，应在复律前停服 24～48h。

(2)设施：除颤器、氧气、吸引器、急救箱、血压和心电监护设备。

(3)麻醉：丙泊酚、地西泮或咪达唑仑直接静脉注射，以保证电复律和电除颤时患者没有不适感和疼痛感。

(4)操作技术要点：

①患者仰卧于硬木板床上，连接除颤器和心电图监测仪，则充分暴露其前胸。

②将电极板涂导电糊或裹有湿盐水纱布，一电极板置于胸骨右缘第 2、3 肋间(心底部)，另一个电极板置于心尖部。两个电极板之间距离不小于 10cm，电极板放置要贴紧皮肤，并有一定压力。

③准备放电时，操作人员及其他人员不应再接触患者、病床以及同患者相连接的仪器，以免发生触电。

④电复律后应立即进行心电监测，并严密观察患者的心率、心律、血压、呼吸和神志。监测应持续 24h。

4. 电复律与电除颤的能量选择

心房颤动：100～200J；

心房扑动：50～100J；

室上性心动过速：100～150J；

室性心动过速：100～200J；

心室颤动：200～360J。

5. 电复律与电除颤的并发症

(1)诱发各种心律失常；

(2)出现急性肺水肿、低血压、体循环栓塞和肺动脉栓塞；

(3)血清心肌酶增高以及皮肤烧伤等。

二、埋藏式心脏复律除颤器

具备除颤、复律、抗心动过速起搏及抗心动过缓起搏等功能。

可有效降低猝死高危患者的病死率。

三、心脏起搏治疗仪

心脏起搏治疗仪是一种医用电子仪器，通过发放一定形式的电脉冲刺激心脏，使之激动和收缩，即模拟正常心脏的冲动形成和传导，以治疗由于某些心律失常所致的心脏功能障碍。

临床工作中常根据电极导线植入的部位分为：

①单腔起搏器：常用 VVI 起搏器(电极导线放置在右室心尖部)，起搏的是心室，感知的是自身心室信号，自身心室信号被感知后抑制起搏器发放一次脉冲；

②双腔起搏器：常用 DDD 起搏器(植入的两支电极导线常分别放置在右心耳和右室心尖部)，起搏的是心房及心室，感知的是自身心房及心室信号，自身心房及心室信号被感知后抑制或触发起搏器在不应期内发放一次脉冲。

③三腔起搏器：右房＋双室三腔心脏起搏，适用于某些扩张型心肌病、顽固性心力衰竭协调房室及(或)室间的活动，改善心功能。

四、导管射频消融治疗快速性心律失常

射频电能是一种低电压高频(30kHz～1.5MHz)电能。射频消融仪通过导管头端的电极释放射频电能，在导管头端与局部心肌内膜之间电能转化为热能，达到一定温度(46～90℃)后，使特定的局部心肌细胞脱水、变性、坏死(损伤直径 7～8mm，深度 3～5mm)，自律性和传导性能均发生改变，从而使心律失常得以根治。

心律失常典型病例一

患者，男，68 岁，2012 年 5 月 16 日入院。

主诉：阵发性心悸 1 年。

现病史：患者于 1 年前开始于睡眠差时出现心悸、胸闷，持续约 30min，可自行缓解。无胸痛，无头晕、黑矇，无气促，无发热，未就诊。近一年来上述症状发作 4 次，持续 30min 至数小时

不等。今日无明显诱因上述症状再发，为系统治疗来我院。病程中无怕热、多汗，无体重减轻。

既往史："高血压病"史 5 年，最高血压 160/90mmHg，口服贝那普利，血压维持在 130/80mmHg左右。否认"糖尿病、甲亢"等病史。否认"肝炎、结核"等传染病史。否认食物及药物过敏史。

个人史：有吸烟史 30 年，20 支/日。无酗酒史。

查体：P 90 次/min，BP 140/80mmHg，神清，颈静脉无怒张，双肺叩诊音清，双肺听诊呼吸音正常，未闻及干、湿性啰音。心界不大，心率 102 次/min，心律不规则，第一心音强弱不等，脉率＜心率，各瓣膜听诊区未闻及杂音。腹平软，全腹无压痛、反跳痛，未触及包块，肝、脾肋下未触及，墨菲氏征阴性，肝区、双肾区无叩击痛，移动性浊音阴性，肠鸣音正常，4 次/min。双下肢无水肿。

讨论

1. 结合病史、体征，提出可能诊断。

(1)心房颤动；(2)早搏。

2. 下一步应完善哪些检查？哪项检查对确诊及治疗有最重要的意义？

血常规、尿常规、大便常规、心肌坏死标志物、肝、肾功能、电解质、凝血四项、甲功、血沉、抗O、心电图、胸片、心脏彩超及冠脉造影等。心电图、甲功、心脏彩超、冠脉造影术对确诊有最重要意义。

3. 图 2-2-31 为患者入院时心电图，其上述实验室检查结果正常，胸片、心脏彩超、冠脉造影无异常，请给出完整诊断、依据及鉴别诊断。

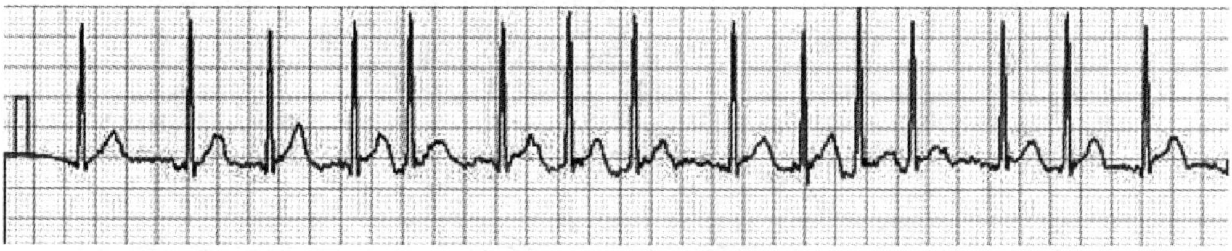

图 2-2-31　心电图示例

心电图示心房颤动。

诊断：特发性房颤。

依据：①阵发性心悸 1 年病史；②查体有第一心音强弱不等，心律绝对不齐，短绌脉；③心电图示房颤；支持心房颤动诊断。其基本病因不明，考虑为特发性房颤。

鉴别诊断：①甲亢性心肌病：该患者无怕热、多汗、消瘦等表现，甲功正常，心脏彩超示心脏不大，可排除；②风湿性心脏瓣膜病：二尖瓣狭窄是房颤最常见基本病因之一，但患者无活动后气促、咳嗽、咳痰等肺淤血症状，心脏听诊无心尖区舒张期隆隆样杂音，心脏彩超无瓣膜粘连、钙化，可排除；③高血压性心脏病：患者虽有高血压病史，但血压控制理想，心脏彩超无左房室扩大及室间隔增厚，可排除；④肺源性心脏病：患者无慢性咳嗽、咳痰病史，胸片无桶状胸、肺动脉段突出、右肺下动脉干扩张及右室扩大表现，心脏彩超无肺动脉压力增高、右房室扩大，可排除；⑤冠心病：患者无胸痛症状，冠脉造影结果正常，可排除。

4. 查体有第一心音强弱不等、心律不齐、短绌脉可诊断房颤吗？入院后 2h 患者诉症状缓解，听诊心律变得规整，是否可诊断为恢复窦性心律？

房颤的查体特点有第一心音强弱不等、心律不齐、短绌脉，但是有上述特点的不一定都是房颤。频发早搏、紊乱性房速、房速不等比例下传、房扑不等比例下传等都可有上述特点。

当房颤心律变得规整，可有以下几种情况：①恢复窦性心律；②转变为房性心动过速；③转变为房扑（固定的房室传导比率）；④房室交界区性心动过速；⑤室性心动过速；⑥完全性房室传导阻滞。

故不能确定是恢复窦性心律，需行心电图检查以明确诊断。

5. 针对该患者，给出你的治疗措施。

立即转复心律。予胺碘酮复律。5%葡萄糖溶液 20ml，胺碘酮 150mg，静脉推注，继以 5%葡萄糖溶液 250ml，胺碘酮 300mg，输液泵泵入，前 6h 50ml/h（1mg/min），6h 后 25ml/h（0.5mg/min）。

因为阵发性房颤将进展为持续性房颤，而房颤不仅可以减少心排血量，引起心悸和心排血量不足的表现，而且面临体循环栓塞的风险。可选择射频消融治疗根治房颤，对于阵发性房颤左房不大者，手术成功率达 90%。

心律失常典型病例二

患者，男，39 岁，2012 年 7 月 20 日入院。

主诉：阵发性心悸 3 年，再发 5h。

现病史：患者于 3 年前无明显诱因出现心悸，伴乏力、头晕，无胸痛，无黑矇，持续约 30min，呈突发突止特点，可自行缓解，未就诊。以后上述症状反复发作，每年发作 3～5 次，每次持续 30min 至数小时不等，5h 前上述症状再发，持续不缓解，为系统治疗来我院。

既往史：无“高血压、冠心病”史。否认“糖尿病、甲亢”等病史。否认“肝炎、结核”等病史。否认食物及药物过敏史。

个人史：无吸烟、酗酒史。

查体：BP 120/60mmHg，神清，颈静脉无怒张，双肺叩诊音清，双肺听诊呼吸音正常，未闻及干、湿性啰音。心界不大，心率 182 次/min，第一心音亢进，心律规则，各瓣膜听诊区未闻及杂音。腹平软，全腹无压痛、反跳痛，未触及包块，肝、脾肋下未触及，墨菲氏征阴性，肝区、双肾区无叩击痛，移动性浊音阴性，肠鸣音正常，4 次/min。双下肢无水肿。

讨论

1. 结合病史、体征，提出可能诊断。

心律失常、阵发性室上性心动过速。

2. 下一步应完善哪些检查？哪项检查对确诊及治疗有最重要的意义？

血常规、尿常规、大便常规、肝、肾功能、电解质、凝血四项、甲状腺功能、心电图、胸片、心脏彩超等。心电图、心脏彩超对确诊有最重要意义。

3. 图 2-2-32 为患者入院时心电图，其上述实验室检查结果正常，胸片、心脏彩超正常，请给出完整诊断及依据。

诊断：心律失常、阵发性室上性心动过速。

依据：①阵发性心悸，呈突发突止特点；②心电图示窄 QRS 型心动过速，符合阵发性室上性心动过速特点。

4. 针对该患者，给出你的治疗措施。

立即转复心律。①该患者血流动力学稳定，可选择药物复律。首选异搏定 5mg，加入 0.9%氯化钠 20ml，缓慢静脉注射，如心动过速中止，立即停止用药，如无效，可间隔 15min 重复，总量不超过 15mg。②如无效，可选择经食道心房调搏。③电复律治疗。④择期射频消融术根治。

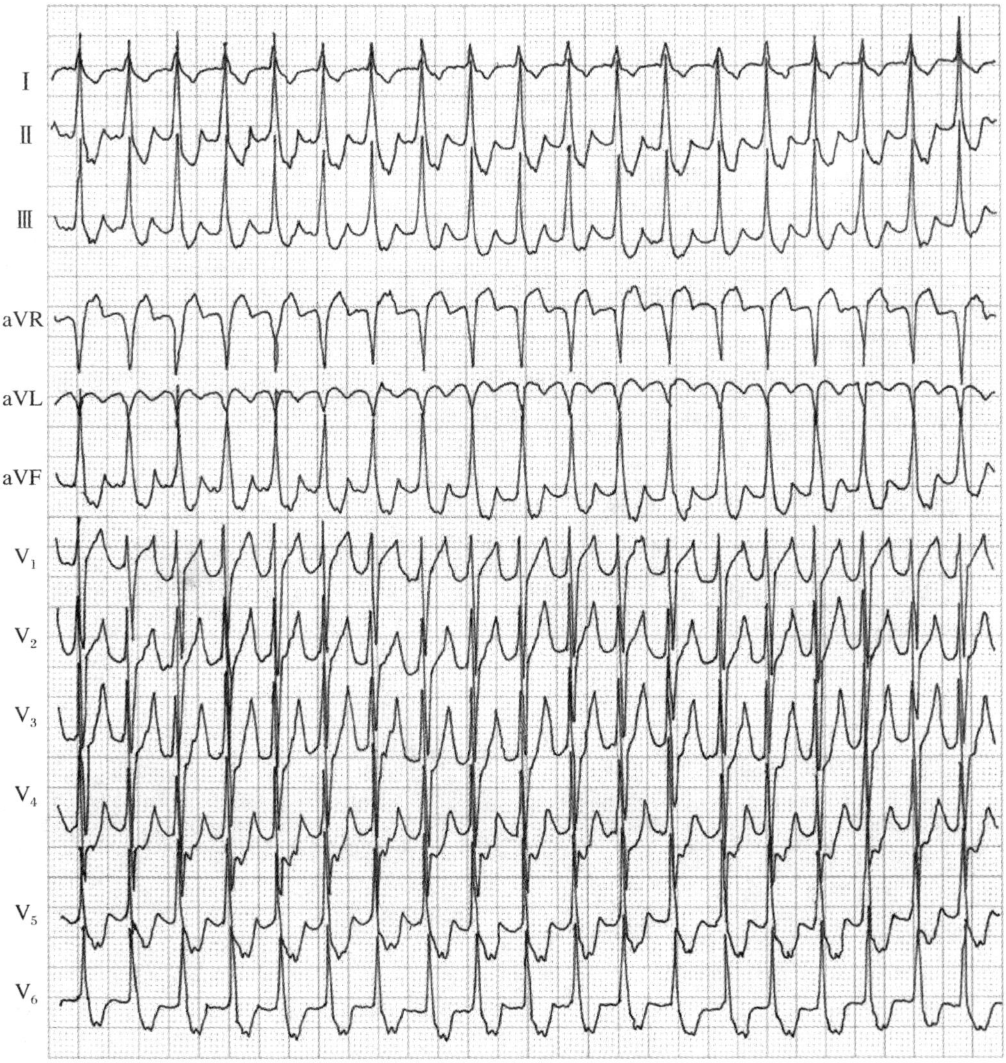

图 2-2-32　心电图示例

心律失常典型病例三

患者，男，64 岁，2012 年 9 月 25 日入院。

主诉：发作性晕厥 1 年。

现病史：患者于 1 年前于站立位洗脸时出现头晕、黑矇，随即意识丧失摔倒在地，家人发现后呼之不应，面色发绀，无口吐白沫、牙关紧闭、唇舌咬伤，无尿便失禁，立即予按压“人中”，约1min后意识恢复，醒后无肢体活动障碍，患者诉发作前无胸闷、胸痛，无体位改变，无转颈动作，未穿紧领衣服。未诊治。1年来上述症状发作4次。3h前于站立位喝茶时上述症状再发，持续2min后意识恢复，并出现面部皮肤擦伤，为系统治疗来我院。

既往史：无“高血压、冠心病”史。否认“糖尿病、甲亢”等病史。否认“肝炎、结核”等病史。否认食物及药物过敏史。

个人史：无吸烟、酗酒史。

查体：BP 130/60mmHg，神清，颜面部皮肤擦伤，颈静脉无怒张，双肺叩诊音清，双肺听诊呼吸音清，未闻及干、湿性啰音。心界不大，心率50次/min，心律规则，各瓣膜听诊区未闻及杂音。腹平软，全腹无压痛、反跳痛，未触及包块，肝、脾肋下未触及，墨菲氏征阴性，肝区、双肾区无叩击痛，移动性浊音阴性，肠鸣音正常，4次/min。双下肢无水肿。

讨论

1. 结合病史、体征，提出可能诊断。

晕厥查因：①心源性？②脑源性？

2. 下一步应完善哪些检查？哪项检查对确诊及治疗有最重要的意义？

血常规、尿常规、大便常规、肝、肾功能、电解质、凝血四项、甲功、心电图、24h动态心电图、胸片、心脏彩超、头部CI、头颅MRI＋MRA、颈动脉超声等。心电图、24h动态心电图、心脏彩超、头颅MRI＋MRA、颈动脉超声对确诊有最重要意义。

3. 患者入院后又出现双眼上翻、意识丧失、四肢抽搐，予心肺复苏后意识恢复，图2-2-33为患者发作时心电监护图，其上述实验室检查结果正常，胸片、心脏彩超、头颅MRI＋MRA、颈动脉超声正常，请给出完整诊断，说明依据。

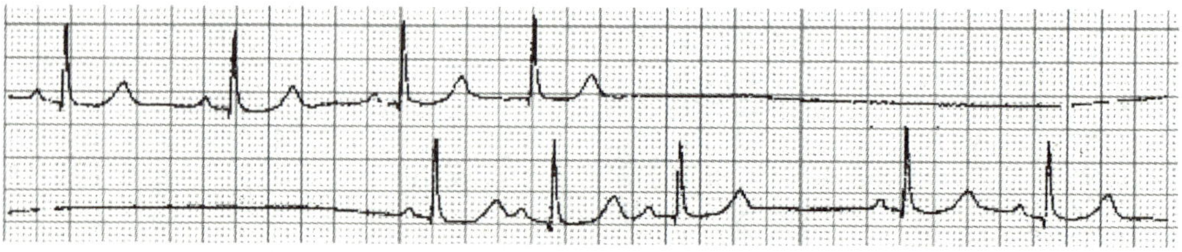

图2-2-33　患者心电图

心电监护结果示窦性停搏。

诊断：病态窦房结综合征。

依据：发作性晕厥病史，心电图窦性停搏6.4s，诊断明确。

鉴别诊断：①其他心律失常：其他心律失常如三度房室传导阻滞、室性心动过速等都可出现晕厥，但患者发作时心电图不支持，可排除；②器质性心脏病：主动脉瓣狭窄和肥厚型梗阻性心肌病都可以出现晕厥，该患者无胸痛、呼吸困难等症状，查体主动脉瓣听诊区及三尖瓣听诊区均未闻及收缩期杂音，且心脏彩超正常，可排除；③脑血管病性：患者发作前后无肢体活动障碍，头颅CT和MRI＋MRA结果正常，可排除。

4. 针对该患者，给出你的治疗措施。

立即行临时起搏器植入术，尽早行双腔永久起搏器植入术。

（李天发　王　军　黄　珊）

第三章　高 血 压

一、目的与要求

1. 掌握高血压病判断标准和分级，危险度分层。
2. 掌握高血压病的临床表现、诊断、鉴别诊断、治疗原则和药物选择。
3. 掌握高血压急症的抢救措施。
4. 掌握继发性高血压的种类和鉴别诊断。

二、重要知识点

1. 高血压病的诊断标准、临床表现、并发症、诊断及鉴别诊断。
2. 高血压病的心电图表现、心脏彩超表现、胸片表现。
3. 高血压病的心血管疾病危险因素、危险度的分层。
4. 高血压病的治疗原则和药物选择。
5. 继发性高血压的诊断和鉴别诊断。

三、临床技能要点

1. 血压的测量要点。
2. 高血压病的心电图、胸片、心脏彩超的表现。

四、思考和讨论

1. 肾性高血压与高血压肾病的鉴别诊断。
2. 两上肢间、上下肢间血压相差的正常范围是多少？

第一节　原发性高血压

原发性高血压(primary hypertension)是以血压升高为主要临床表现伴或不伴有多种心血管危险因素的综合征，通常简称为高血压。

一、血压的定义和分类

血压的定义和分类如表 2-3-1 所示。

表 2-3-1　血压的定义和分类

类别	收缩压(mmHg)	舒张压(mmHg)
正常血压	<120	<80
正常高值	120～139	80～90
高血压		
1 级(轻度)	140～159	90～99
2 级(中度)	160～179	100～109
3 级(重度)	≥180	≥110
单纯收缩期高血压	≥140	<90

当收缩压和舒张压分属于不同级别时,以较高的级别作为标准。

二、病因

(一)遗传因素

多基因遗传病。

(二)环境因素

1. 饮食　钠盐摄入量高,钾盐摄入量低,低钙、高蛋白、高脂肪饮食和饮酒均使高血压发病率升高。

2. 精神应激。

(三)其他因素

1. 体重　体重指数(BMI),即体重(kg)/身高^2(m^2)(20～24 为正常范围)。血压与 BMI 呈正相关。

2. 避孕药。

3. 睡眠呼吸暂停低通气综合征(SAHS)　指睡眠期间反复发作性呼吸暂停。

三、发病机制

1. 交感神经系统活性亢进。
2. 肾性水钠潴留。
3. 肾素-血管紧张素-醛固酮系统激活。
4. 细胞膜离子转运异常。
5. 胰岛素抵抗。

四、病理

(一)高血压引起血管改变

1. 全身小动脉病变→壁腔比值增加→管腔内径缩小→心、脑、肾缺血。
2. 大、中动脉粥样硬化。
3. 微循环毛细血管稀疏、扭曲变形,静脉顺应性减退。
4. 血管内皮功能障碍。

(二)靶器官损害

1.心脏　高血压→左心室肥厚和扩张→心力衰竭、心律失常→猝死。

2.脑

(1)高血压→脑血管缺血、变性→微动脉瘤形成、破裂→脑出血。

(2)高血压→脑动脉粥样硬化→斑块破裂、血栓形成→脑梗死。

(3)高血压→脑小动脉闭塞→腔隙性脑梗死。

3.肾　高血压→肾小球囊内压力升高→肾小球纤维化、萎缩→肾小球缺血→肾单位减少→慢性肾功能衰竭。

4.视网膜　高血压→视网膜小动脉痉挛、硬化→视网膜渗出、出血。

五、临床表现及并发症

(一)症状

头晕、头痛、颈项板紧、疲劳、心悸、视物模糊及鼻出血等。

(二)体征

除血压升高外,体征较少。

(三)恶性或急进性高血压

中、青年多见,病情急骤发展,舒张压持续≥130mmHg,并有头痛、视物模糊、眼底出血、渗出和乳头水肿,肾脏损害突出,持续蛋白尿、血尿与管型尿。病情进展迅速,如不及时有效降压治疗,预后很差,常死于肾衰竭、脑卒中或心力衰竭。病理上以肾小动脉纤维样坏死为特征。

(四)并发症

1.高血压危象

(1)高血压急症:血压严重升高(BP>180/120mmHg)并伴发进行性靶器官功能衰竭的表现,包括高血压脑病、颅内出血、急性心肌梗死、急性左心衰、不稳定型心绞痛、主动脉夹层动脉瘤、肾上腺素能危象(嗜铬细胞瘤高血压危象)、子痫等。

(2)高血压亚急症:血压升高但不伴有靶器官损害。

2.高血压脑病　由于过高的血压突破了脑血流自动调节范围,脑组织血流灌注过多引起脑水肿。临床表现以颅内压升高的症状与体征为特点,表现为弥漫性严重头痛、呕吐、意识障碍、精神错乱,甚至昏迷、局灶性或全身抽搐。

3.脑血管病　包括脑出血、脑血栓形成、腔隙性脑梗死、短暂性脑缺血发作。

4.心力衰竭。

5.慢性肾衰竭。

6.主动脉夹层。

六、实验室检查

1.常规项目　尿常规、血糖、胆固醇、甘油三酯、肾功能、尿酸、心电图、心脏彩超及眼底检查。

2.特殊项目　24h动态血压监测、颈动脉中膜厚度、血浆肾素活性等。

七、诊断和鉴别诊断

1.血压是否升高　是否有高血压,随访一段时间。

2.是原发性还是继发性　什么原因引起的高血压。

八、预后

高血压的预后不仅与血压升高水平有关，而且与是否存在其他心血管危险因素以及靶器官损害程度有关。因此，从指导治疗和判断预后的角度，现在主张对高血压患者作心血管危险分层，见表2-3-2所示。

表2-3-2　高血压患者心血管危险分层标准

其他危险因素和病史	1级高血压	2级高血压	3级高血压
无其他危险因素	低危	中危	高危
1～2个危险因素	中危	中危	极高危
3个以上危险因素或糖尿病或靶器官损害	高危	高危	极高危
有并发症	极高危	极高危	极高危

(一)用于分层的其他心血管危险因素

1.男性>55岁，女性>65岁；

2.吸烟；

3.血胆固醇(TC)>5.72mmol/L，或低密度脂蛋白胆固醇(LDLC)>3.3mmol/L，或高密度脂蛋白胆固醇(HDLC)<1.0mmol/L；

4.早发心血管疾病家族史(一级亲属发病年龄<50岁)；

5.腹型肥胖(腹围：男性≥85cm，女性≥80cm)，或体重指数(BMI)>28kg/m^2；

6.高敏C反应蛋白(hCRP)≥1mg/dl；

7.缺乏体力活动。

(二)用于分层的靶器官损害

1.左心室肥厚(心电图或超声心动图)；

2.颈动脉超声证实有动脉粥样斑块或内膜中层厚度(IMT)≥0.9mm；

3.血肌酐轻度升高：男性115～133μmol/L，女性107～124μmol/L；

4.微量白蛋白尿30～300mg/24h，或尿白蛋白/肌酐比值：男性≥22mg/g，女性≥31mg/g。

(三)用于分层的并发症

1.心脏疾病(心绞痛，心肌梗死，冠状动脉血运重建，心力衰竭)；

2.脑血管疾病(脑出血，缺血性脑卒中，短暂性脑缺血发作)；

3.肾脏疾病(糖尿病肾病，血肌酐升高男性超过133μmol/L或女性超过124μmol/L，或临床蛋白尿>300mg/24h)；

4.血管疾病(主动脉夹层，外周血管病)；

5.高血压性视网膜病变(出血或渗出，视乳头水肿)。

九、治疗

(一)目的与原则

收缩压下降10～20mmHg或舒张压下降5～6mmHg，3～5年内脑卒中、心脑血管病死亡率与冠心病事件分别减少 38%、20%与 16%，心力衰竭减少 50%以上。

1. 改善生活行为　适用于所有高血压患者，包括使用降压药物治疗的患者。具体包括：

(1)减轻体重：控制 BMI<25kg/m^2；

(2)减少钠盐摄入：每日食盐量不大于 6g；

(3)补充钙和钾盐：每日吃新鲜蔬菜 400～500g，喝牛奶 500ml，可以补充钾 1000mg 和钙 400mg；

(4)减少脂肪摄入：膳食中脂肪量应控制在总热量的 25%以下；

(5)戒烟、限制饮酒：饮酒量每日不可超过相当于 50g 乙醇的量；

(6)增加运动：低或中等强度的等张运动，一般每周 3～5 次，每次 20～60min。

2. 降压药治疗对象

(1)高血压 2 级或以上患者(≥160/100mmHg)。

(2)高血压合并糖尿病，或者已经有心、脑、肾靶器官损害和并发症患者。

(3)凡血压持续升高，改善生活行为后血压仍未获得有效控制患者、高危和极高危患者必须使用降压药物强化治疗。

3. 血压控制目标值　<140/90mmHg。糖尿病或慢性肾脏病合并高血压患者，血压控制目标值<130/80mmHg。

4. 多重心血管危险因素协同控制　必须在心血管危险控制新概念指导下实施抗高血压治疗，控制某一种危险因素。

(二)降压药物治疗

1. 降压药物种类　利尿剂、β受体阻滞剂、钙通道阻滞剂、血管紧张素转换酶抑制剂、血管紧张素Ⅱ受体阻滞剂。

2. 降压药物作用特点

(1)利尿剂：主要通过排钠，减少血容量降压，有噻嗪类、袢利尿剂和保钾利尿剂三类，起效平稳、缓慢，2～3 周达高峰。常用的有氢氯噻嗪，12.5～25mg，1 次/日。

用于轻、中度高血压；能增强其他降压药的疗效。

适用于：①盐敏感性高血压；②合并肥胖；③合并糖尿病；④更年期女性；⑤老年人高血压。

不利作用：①低血钾症；②影响血脂、血糖、血尿酸代谢。

禁忌证：①痛风患者禁用；②肾功能不全者禁用；③保钾利尿剂可引起高血钾，不宜与 ACEI、ARB 合用。

(2)β受体阻滞剂：有选择性(β_1)、非选择性(β_1 和 β_2)和兼有α受体阻滞三类。

可能通过抑制中枢和周围的 RAAS，以及血流动力学自动调节机制降压。起效迅速。用于各种不同严重程度高血压。

适用于：①心率较快的中、青年患者；②合并心绞痛患者。

不利作用：①增加胰岛素抵抗，掩盖和延长降糖治疗过程中的低血糖症；②对心肌收缩力、房室传导及窦性心律均有抑制作用，并可增加气道阻力。

禁忌证：①急性心力衰竭；②支气管哮喘；③病态窦房结综合征；④二度及以上房室传导阻滞；⑤外周血管病。

(3)钙通道阻滞剂：分为二氢吡啶类和非二氢吡啶类，前者以硝苯地平为代表，后者有维拉帕米和地尔硫䓬。降压起效迅速，降压疗效和降压幅度相对较强，短期一般能降低血压 10%～

15%。常用硝苯地平控释片 30mg,1 次/日;氨氯地平 5mg,1 次/日;地尔硫䓬 30mg,3 次/日。

优点:①对血脂、血糖等代谢无明显影响;②长期控制血压的能力和服药依从性较好;③在老年患者有较好的降压疗效;④高钠摄入不影响降压疗效;⑤非甾体类抗炎症药物不干扰降压作用;⑥对嗜酒的患者也有显著降压作用;⑦可用于合并糖尿病、冠心病或外周血管病患者;⑧长期治疗时还具有抗动脉粥样硬化作用。

禁忌证:心力衰竭。

(4)血管紧张素转换酶抑制剂:通过抑制周围和组织的 ACE,使血管紧张素Ⅱ生成减少,同时抑制激肽酶使缓激肽降解减少降压。降压起效缓慢,逐渐增强,在 3~4 周时达最大作用,限制钠盐摄入或联合使用利尿剂可使之起效迅速和作用增强。

优点:①改善胰岛素抵抗;②减少尿蛋白。

适用于:①肥胖;②糖耐量减退或糖尿病肾病;③心力衰竭;④心肌梗死后。

禁忌证:①高血钾症;②妊娠妇女;③双侧肾动脉狭窄;④血肌酐超过 225μmmol/L。

(5)血管紧张素Ⅱ受体阻滞剂:通过阻滞组织的血管紧张素Ⅱ受体亚型 AT_1,阻断血管紧张素Ⅱ的水钠潴留、血管收缩与重构作用。常用的有氯沙坦 40mg,1 次/日;缬沙坦 80mg,1 次/日;厄贝沙坦 150mg,1 次/日。降压作用起效缓慢,但持久而平稳,一般在 6~8 周时才达最大作用,作用持续时间能达到 24h 以上。

治疗对象和禁忌证方面与 ACEI 相同。

(三)有并发症和合并症的降压治疗

1.脑血管病

目的:减少再次发生脑卒中。

药物选择:选择 ARB、长效钙拮抗剂、ACEI 或利尿剂。

注意:从单种药物小剂量开始,再缓慢递增剂量或联合治疗,降压过程应该缓慢、平稳。

2.冠心病

稳定性心绞痛:β受体阻滞剂、ACEI 和长效钙拮抗剂。

心肌梗死:ACEI 和β受体阻滞剂。

尽可能选用长效制剂,减少血压波动,控制 24h 血压,尤其清晨血压高峰。

3.心力衰竭

合并无症状左心室功能不全:ACEI 和β受体阻滞剂,注意从小剂量开始。

合并有心力衰竭:利尿剂、ACEI 或 ARB 和β受体阻滞剂联合治疗。

4.慢性肾衰竭

目的:主要是延缓肾功能恶化,预防心、脑血管病发生。

应该实施积极降压治疗策略,通常需要 3 种或 3 种以上降压药方能达到目标水平。血液透析患者仍需降压治疗。

ACEI 或 ARB 在早、中期能延缓肾功能恶化。

5.糖尿病

糖尿病与高血压常常合并存在,并发肾脏损害时高血压患病率达 70%~80%。1 型糖尿病在出现蛋白尿或肾功能减退前通常血压正常,高血压是肾病的一种表现;2 型糖尿病往往较早就与高血压并存。

应该实施积极降压治疗策略,为了达到目标水平,需要 2 种以上降压药物联合治疗。

药物选择：ARB或ACEI、长效钙拮抗剂和小剂量利尿剂。

（四）顽固性高血压治疗

使用了三种以上合适剂量降压药联合治疗，血压仍未能达到目标水平，称为顽固性高血压或难治性高血压。常见有以下一些原因：

1.血压测量错误

（1）袖带大小不合适；

（2）袖带置于有弹性阻力的衣服（毛线衣）外面；

（3）放气速度过快；

（4）听诊器置于袖带内；

（5）在听诊器上向下用力较大。

2.降压治疗方案不合理

（1）采用不合理的联合治疗；

（2）采用了对某些患者有明显不良反应的降压药，导致不依从治疗；

（3）在三种降压药的联合治疗方案中无利尿剂。

3.药物干扰降压作用

（1）非类固醇性抗炎药：引起水钠潴留，增强对升压激素的血管收缩反应，能抵消除钙拮抗剂外各种降压药的作用；

（2）拟交感胺类药物：具有激动α肾上腺素能活性作用，例如某些滴鼻液、抑制食欲的减肥药；

（3）环孢素：刺激内皮素释放，增加肾血管阻力，减少水钠排泄；

（4）重组人红细胞生成素：能直接作用于血管，升高周围血管阻力；

（5）口服避孕药；

（6）糖皮质激素。

4.容量超负荷　饮食钠摄入过多，抵消降压药作用。

5.胰岛素抵抗　联合使用胰岛素增敏剂，可以明显改善血压控制。肥胖者减轻体重5kg就能显著降低血压或减少所使用的降压药数量。

6.继发性高血压

（1）肾动脉狭窄；

（2）原发性醛固酮增多症；

（3）甲状腺功能减退；

（4）睡眠呼吸暂停低通气综合征；

7.过多饮酒

8.重度吸烟

顽固性高血压大多数患者可以找到原因并加以纠正。如果不能控制血压，应该进一步进行血流动力学和神经激素检查。如果所有的方法都失败了，宜短时期内停止药物治疗，严密监测血压，重新开始新的治疗方案，可能有助于打破血压升高的恶性循环。

十、高血压急症

高血压急症是指短时期内（数小时或数天）血压重度升高，舒张压＞130mmHg和（或）收缩压＞200mmHg，伴有重要器官组织如心、脑、肾、眼底、大动脉的严重功能障碍或不可逆性损害。

根据降压治疗的紧迫程度，可分为紧急和次急两类。前者需1h内迅速降低血压，采用静脉途径给药；后者需要在几小时到24h内降低血压，可使用快速起效的口服降压药。

（一）治疗原则

1. 迅速降低血压　选择适宜有效的降压药物，静脉滴注给药，监测血压。及早开始口服降压药治疗。

2. 控制性降压　短时间内血压急骤下降，有可能使重要器官的血流灌注明显减少，应控制性降压，即开始的24h内将血压降低20％～25％，48h内血压不低于160/100mmHg。

3. 合理选择降压药　要求起效迅速，作用持续时间短，停药后作用消失较快。硝普钠、硝酸甘油和地尔硫䓬可选。首选硝普钠。

（二）降压药选择与应用

1. 硝普钠　能同时直接扩张动脉和静脉，降低前、后负荷。0.2～1.0μg/(kg·min)，微量泵泵入，1～2min起效，必须密切观察血压，根据血压水平调节泵入速度。硝普钠可用于各种高血压急症。

2. 硝酸甘油　扩张静脉和选择性扩张冠状动脉与大动脉。0.2～1.0μg/(kg·min)，微量泵泵入，15min起效，根据血压水平调节泵入速度，主要用于急性冠脉综合征时高血压急症。

（三）几种常见高血压急症的处理原则

1. 脑出血　急性期血压升高由于应激反应和颅内压增高，如BP＜200/130mmHg，原则上监测血压，不予降压治疗，避免减少脑组织的血流，加重脑缺血和脑水肿。血压控制目标不能低于160/100mmHg。

2. 脑梗死　脑梗死患者在数天内血压常自行下降，而且波动较大，一般不需要作高血压急症处理。

3. 急性冠脉综合征　血压升高可能与疼痛和心肌缺血的应激反应有关。可选择硝酸甘油或地尔硫䓬静脉给药，也可选择口服β受体阻滞剂和ACEI治疗。血压控制目标是疼痛消失，舒张压＜100mmHg。

4. 急性左心室衰竭　硝普钠首选，还应静脉注射袢利尿剂。

高血压典型病例

患者，男性，52岁，于2012年4月20日入院。

主诉：血压升高20年，加重伴头晕半年。

现病史：患者20年前体检测血压140～150/90～95mmHg，无不适，未诊治。10年前血压升高明显，最高至180/110mmHg，开始服用降压药物，间断应用多种药物。近半年血压控制不佳，在三联用药情况下血压波动在160～180/100～110mHg，时感头晕，无视物旋转、头痛、肢体活动不利。1个月前降压药调整为硝苯地平控释片30mg，比索洛尔5mg，厄贝沙坦氢氯噻嗪片150/12.5mg，每天1次，血压仍在150/100mmHg左右。病程中无肢体麻木、乏力、夜尿增多、心慌、胸闷，饮食和睡觉佳，夜间打鼾明显。近1年体重增加5kg。

既往史：无糖尿病、肾脏疾病史。2005年曾查出血脂升高，空腹血糖正常，具体不详。患者吸烟史 30 年，20 支/天；饮酒史 30 年，黄酒为主，500ml/天。母亲有高血压、糖尿病，同胞 3 人，2 人患高血压，1 人患糖尿病。

查体：T 36.5℃，P 84 次/min，R 18 次/min，BP 156/94mmHg，身高 1.67m，体重 77kg，体重指数(BMI)27.61kg/m^2，腰围 102cm，臀围 92cm。心肺及腹部检查均无异常。

讨论

1.结合病史、体征，提出可能诊断。

高血压 3 级　极高危组；继发性高血压；睡眠呼吸暂停低通气综合征；2 型糖尿病；高脂血症。

患者血压控制不佳应该首先明确有无继发性血压升高。应考虑肾性高血压、甲状腺功能亢进、嗜铬细胞瘤、原发性醛固酮增多症、皮质醇增多症、睡眠呼吸暂停低通气综合征等可能。

2.下一步应完善哪些检查？哪项检查对确诊有最重要的意义？

血尿常规、生化全套、OGTT、甲功三项、心电图、动态血压检测。

高血压四项、24h 尿蛋白定量、甲状腺功能、双肾彩超、肾动脉 CT 血管造影、多导睡眠图可明确患者有无继发性高血压；

心脏彩超、24h 尿蛋白定量、脑磁共振成像(MRI)可明确患者有无心、脑、肾的并发症。

3.图 2-3-1、图 2-3-2、图 2-3-3 分别是患者的心电图、胸片、心脏彩超结果，请看图分析。

心电图示：窦性心律，左房负荷过重，左室高电压，Ⅰ、Ⅱ、aVF、V_{4-6} ST 段下移 0.05～0.2mV，T 波倒置，符合左房负荷重，左室肥厚改变。

胸片示：胸主动脉明显增宽、迂曲，考虑血管迂曲影；主动脉结突出。

心脏彩超示：超声测量值(单位 mm，括号内为正常参考值)为 AO 43(20～30)，PA 19(18～22)，LA 33(20～35)，左右径 43，RA 37(25～35)，LVD 55(20～30)，左右径 57，LVS 37

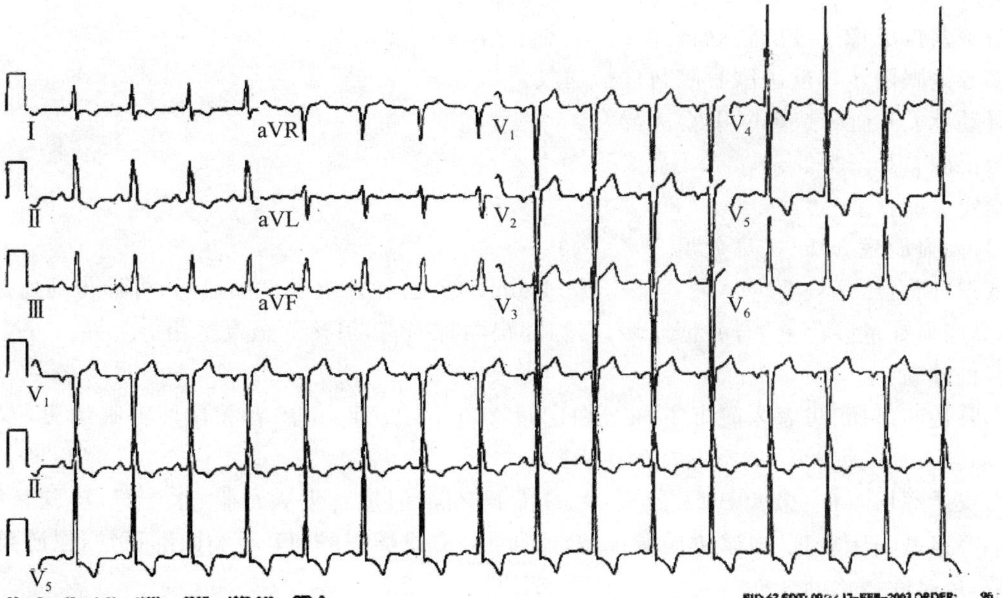

图 2-3-1　患者心电图

(20～35)，RVD 21(25～35)，LVST 13(8～11)，LVPWT 10(9～12)，EF 61%。

高血压性心脏病，左房室增大，室间隔基底段增厚，主动脉增宽，左室舒张功能减低。

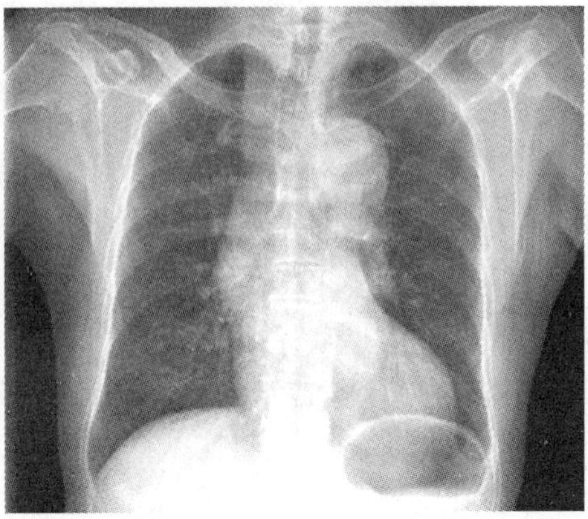

图 2-3-2　胸部 X 线片

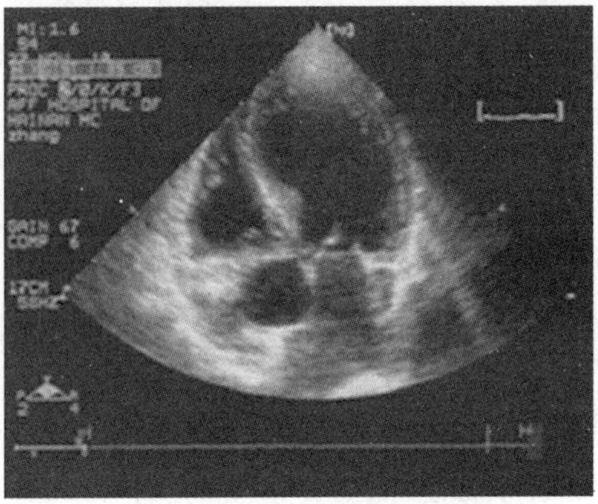

图 2-3-3　心脏彩超

4. 以下是患者的检查结果，请确定诊断。

实验室检查：甘油三酯(TG) 5.44mmol/L，总胆固醇(TC) 5.96mmol/L，高密度脂蛋白胆固醇(HDL-C) 1.43mmol/L，低密度脂蛋白胆固醇(LDL-C) 3.75mmol/L。24h 尿蛋白定量结果为 200mg/1.5L。OGTT：正常。高血压四项正常。甲功正常。血浆皮质醇正常，尿-17-羟皮质类固醇、17-酮类固醇正常，尿游离皮质醇正常。血、尿儿茶酚胺或其代谢产物 3-甲氧基-4-羟基苦杏仁酸(VMA)正常。血浆醛固酮、血浆肾素活性正常，尿醛固酮正常。

动态血压监测：24h 平均血压 142/88mmHg，昼夜节律消失。

腹部超声示脂肪肝。

肾脏彩超示双肾大小、结构正常。

脑磁共振成像示腔隙性脑梗死。

多导睡眠图示轻度睡眠呼吸暂停低通气。

肾动脉 CT 血管造影(CTA)无异常。

肾上腺 CT 正常。

确定诊断：

(1)高血压病 3 级、极高危组。

依据：高血压病史 20 年，最高至 180/110mmHg，已除外继发性高血压，可诊为高血压病 3 级；有高脂血症危险因素，合并糖尿病，有脑部靶器官损害，可诊为极高危组。

鉴别诊断：

①肾性高血压：患者入院 24h 尿蛋白定量 200mg/1.5L，但患者无慢性肾脏病史，双肾彩超、肾动脉 CTA 无异常，故不支持该疾病。

②皮质醇增多症：患者 BMI、腰围、臀围高于正常，但患者无满月脸、水牛背、皮肤紫纹、四肢细小等典型临床表现，血浆皮质醇正常，尿-17-羟皮质类固醇、17-酮类固醇正常，尿游离皮质醇正常，可排除该诊断。

③嗜铬细胞瘤：患者无阵发性高血压、头痛、多汗、心悸等临床表现，血、尿儿茶酚胺或其代谢产物 3-甲氧基-4-羟基苦杏仁酸(VMA)正常，肾上腺 CT 正常，故不考虑该疾病。

④原发性醛固酮增多症：患者血钾正常，血浆醛固酮、血浆肾素活性正常，尿醛固酮正常，肾上腺CT正常，故不考虑该疾病。

⑤甲状腺功能亢进：甲亢患者可有血压升高，该患者虽收缩压及舒张压均增高，但无脉压增高，心率84次/min，无怕热多汗、多食善饥、焦躁易怒等高代谢综合征表现，甲状腺无肿大，且甲状腺功能正常，故排除。

(2)高血压性心脏病、左房室扩大。

依据：①多年高血压病史，血压控制不理想；②心电图、胸片及心脏彩超提示左房室扩大，支持诊断。

(3)高脂血症。

依据：化验结果支持。

(4)腔隙性脑梗死。

依据：脑磁共振成像可诊断。

(5)轻度睡眠呼吸暂停低通气综合征。

依据：患者体型肥胖，夜间打鼾明显，多导睡眠图示轻度睡眠呼吸暂停低通气，应考虑该诊断。

5. 为什么患者血压控制不佳？

(1)患者血压控制不佳应该首先明确有无继发性血压升高。该患者合并了睡眠呼吸暂停低通气综合征。

(2)血压控制不佳还受到不良嗜好、治疗依从性差、家族史、体重、生活方式等多方面因素的影响。患者吸烟饮酒史30年；20年前发现高血压，未诊治；有高血压、糖尿病家族史，BMI明显过高，且近1年体重明显增加，存在多种影响血压控制的因素。

(3)此外，还应进一步了解患者的生活方式，如摄盐水平等。

6. 如何进行健康指导及选择降压治疗策略？

(1)对患者进行健康指导：针对该患者，可以改善其生活行为，例如低盐、低脂、低糖、低嘌呤饮食，减少钠盐摄入(＜6g/d)；补充富含钾、钙及维生素C的食物。

(2)劝导患者戒烟、限制饮酒，每日酒精量＜25g，适量饮酒仍有明显血压升高表现者应戒酒。

(3)减轻体重：BMI应控制在24kg/m^2以下，患者体重控制＜66kg；增加体育活动，3～5次/周；保持心理平衡，尽量减少不必要的应激。

(4)提高患者依从性：多与患者沟通，指导患者应用正确的血压测量法监测血压，明确降压药物的使用方法及其可能给患者带来的副作用。

(5)建立严格的随诊制度及监测制度。

7. 给患者选用适当的联合降压方案。

(1)可继续原来使用的4种降压用药方案：血管紧张素转换酶抑制剂(ACEI)/血管紧张素Ⅱ受体拮抗剂(ARB)、钙通道阻滞剂(CCB)、噻嗪类利尿剂、β受体阻滞剂。

(2)如果4种药联合治疗的效果不理想，可加用螺内酯/α受体阻滞剂，或适当增加药物剂量。

(3)如果以上方法都失败，那么在必要时应停止药物治疗，严密监测血压，测定血液中药物浓度，重新开始新的治疗方案可能有助于打破恶性循环。

第二节　继发性高血压

继发性高血压是指由某些确定的疾病或病因引起的血压升高，约占所有高血压的5%。

临床上凡遇到以下情况时，要进行全面详尽的筛选检查：

①中、重度血压升高的年轻患者；

②症状、体征或实验室检查有怀疑线索，例如肢体脉搏搏动不对称性减弱或缺失，腹部听到粗糙的血管杂音，近期明显怕热、多汗、消瘦，血尿或明显蛋白尿等；

③降压药联合治疗效果很差，或者治疗过程中血压曾经控制良好但近期内又明显升高；

④急进性和恶性高血压患者。

一、继发性高血压的病因分类

（一）肾性高血压

1. 肾实质性

(1)急慢性肾小球肾炎；

(2)慢性肾盂肾炎；

(3)先天性肾脏病变(多囊肾)；

(4)继发性肾脏病变(结缔组织病、糖尿病肾病、肾淀粉样变等)；

(5)肾肿瘤。

2. 肾血管性

(1)肾动脉狭窄(动脉粥样硬化、多发性大动脉炎、纤维肌性结构不良、结节性大动脉炎等)。

(2)肾动脉先天畸形。

（二）内分泌性

1. 甲状腺及甲状旁腺

(1)甲状腺功能亢进；

(2)甲状腺功能减退；

(3)甲状旁腺功能亢进。

2. 肾上腺

(1)Cushing 综合征(皮质醇增多症)；

(2)原发性醛固酮增多症；

(3)嗜铬细胞瘤；

(4)腺垂体功能亢进。

3. 垂体：肢端肥大症。

4. 其他

(1)类癌综合征；

(2)肾上腺外嗜铬细胞瘤；

(3)绝经期综合征。

(三)机械性血流障碍

1. 静脉瘘、动脉导管未闭；

2. 主动脉瓣关闭不全；

3. 完全性房室传导阻滞；

4. 主动脉缩窄；

5. 多发性大动脉炎。

(四)神经性高血压

1. 脑肿瘤；

2. 脑干感染；

3. 脑出血；

4. 脑外伤；

5. 自主神经功能异常。

(五)其他

1. 药物　避孕药、肾上腺皮质激素、拟交感神经药、环孢素、甘草制剂；

2. 妊娠高血压综合征；

3. 呼吸睡眠暂停综合征；

4. 真性红细胞增多症；

5. 大面积烧伤；

6. 医源性　围手术期高血压、过度输液。

二、常见继发性高血压

(一)肾实质性高血压

肾实质性高血压是最常见的继发性高血压。

1. 病因和发病机制　所有肾脏疾病在终末期肾病阶段80%～90%以上有高血压。由于肾单位大量丢失，导致水钠潴留和细胞外容量增加，以及肾脏RAAS激活与排钠激素减少。高血压又进一步升高肾小球内囊压力，形成恶性循环，加重肾脏病变。

2. 诊断和鉴别诊断　肾实质性高血压与原发性高血压伴肾脏损害鉴别：

原发性高血压：很少出现明显蛋白尿，血尿罕见，直到最后阶段才有肾小球滤过降低，血肌酐上升；

肾实质性高血压：发现血压升高时已经有蛋白尿、血尿和贫血，肾小球滤过功能减退，肌酐清除率下降。

肾穿刺组织学检查有助于确立诊断。

3. 治疗

(1)必须严格限制钠盐摄入，每天＜3g；

(2)3种或3种以上降压药物联合治疗，将血压控制在130/80mmHg以下；

(3)联合治疗方案中应包括ACEI或ARB，有利于减少尿蛋白，延缓肾功能恶化。

(二)肾血管性高血压

1. 病因和发病机制　肾血管性高血压是单侧或双侧肾动脉主干或分支狭窄引起的高血压。血管狭窄，导致肾脏缺血，激活RAAS导致血压升高。早期解除狭窄，可使血压恢复正常;后期解除狭窄,因为已经有高血压维持机理参与或肾功能减退,血压也不能恢复正常。

青少年病因:多发性大动脉炎,肾动脉纤维肌性发育不良。

老年人病因:动脉粥样硬化。

2. 诊断　凡进展迅速或突然加重的高血压,均应怀疑本症。

本症大多有舒张压中、重度升高,体检时在上腹部或背部肋脊角处可闻及血管杂音。

大剂量快速静脉肾盂造影、多普勒超声、放射性核素肾图有助于诊断,肾动脉造影可明确诊断和狭窄部位。

3. 治疗　可根据病情和条件选择经皮肾动脉成形术,手术和药物治疗。

治疗的目的不仅为了降低血压,还在于保护肾功能。

需要注意,双侧肾动脉狭窄、肾功能已受损或非狭窄侧肾功能较差患者禁忌使用ACEI或ARB,因为这类药物解除了缺血肾脏出球小动脉的收缩作用,使肾小球内囊压力下降,肾功能恶化。

(三)原发性醛固酮增多症

1. 病因和发病机制　是肾上腺皮质增生或肿瘤分泌过多醛固酮所致。

2. 诊断　临床上以长期高血压伴低血钾为特征,可有肌无力、周期性麻痹、烦渴、多尿等症状。血压大多为轻、中度升高,约1/3表现为顽固性高血压。

实验室检查有低血钾、高血钠、代谢性碱中毒、血浆肾素活性降低、尿醛固酮增多。血浆醛固酮/血浆肾素活性比值增大有较高诊断敏感性和特异性。

超声、放射性核素、CI、MRI可确立病变性质和部位。选择性双侧肾上腺静脉血激素测定,对诊断确有困难的患者,有较高的诊断价值。

3. 治疗　肾上腺皮质腺瘤或癌肿:手术切除。

肾上腺皮质增生:肾上腺大部切除术,但效果相对较差,一般仍需使用降压药物治疗,选择醛固酮拮抗剂螺内酯和长效钙拮抗剂。

(四)嗜铬细胞瘤

1. 病因和发病机制　嗜铬细胞瘤起源于肾上腺髓质、交感神经节和体内其他部位嗜铬组织,肿瘤间歇或持续释放过多肾上腺素、去甲肾上腺素与多巴胺。

2. 诊断　典型的发作表现为阵发性血压升高伴心动过速、头痛、出汗、面色苍白。

在发作期间可测定血或尿儿茶酚胺或其代谢产物3-甲氧基-4-羟基苦杏仁酸(VMA),如有显著增高,提示嗜铬细胞瘤。

超声、放射性核素、CT或磁共振可作定位诊断。

3. 治疗　嗜铬细胞瘤大多为良性,约10%嗜铬细胞瘤为恶性,手术切除效果好。手术前或恶性病变已有多处转移无法手术者,选择α和β受体阻滞剂联合降压治疗。

(五)皮质醇增多症

1. 病因和发病机制　由于促肾上腺皮质激素(ACTH)分泌过多导致肾上腺皮质增生或者肾上腺皮质腺瘤,引起糖皮质激素过多所致。

2. 诊断　80%患者有高血压,同时有向心性肥胖、满月脸、水牛背、皮肤紫纹、毛发增多等表现。

血糖增高、24h尿中17-羟皮质类固醇和17-酮类固醇增多,地塞米松抑制试验和肾上腺皮质激素兴奋试验有助于诊断。

颅内蝶鞍 X 线检查、肾上腺 CT、放射性核素肾上腺扫描可确定病变部位。

3. 治疗　主要采用手术、放射和药物方法根治病变本身，降压治疗可采用利尿剂或与其他降压药物联合应用。

(六)主动脉缩窄

1. 病因和发病机制　主动脉缩窄多数为先天性，少数是多发性大动脉炎所致。

2. 诊断　临床表现为上臂血压增高，而下肢血压不高或降低。在肩胛间区、胸骨旁、腋部有侧支循环的动脉搏动和杂音，腹部听诊有血管杂音。

胸部 X 线检查可见肋骨受侧支动脉侵蚀引起的切迹。主动脉造影可确定诊断。

3. 治疗　主要采用介入扩张支架植入或血管手术方法。

继发性高血压典型病例

患者，男性，48 岁，于 2012 年 6 月 22 日入院。

主诉：发现血压升高 3 年，乏力 6 个月。

现病史：患者于 3 年前体检时发现血压升高，当时血压 150/100mmHg。无头晕、头痛等不适。此后多次测血压均高，长期口服硝苯地平治疗，血压控制在 130～150/80～90mmHg。6 个月前，患者无明显原因感全身乏力，但无肢体瘫痪，来我院门诊就诊。测血压140/90mmHg，血钾 2.5mmol/L。给予口服氯化钾治疗，症状逐渐减轻，但患者未坚持口服氯化钾，未复查。10 天前，复查血钾 2.8mmol/L，血压 140/90mmHg。为进一步治疗，门诊以“原发性高血压，低钾血症”收入院。

既往史：体健，无其他病史，少量饮酒，吸烟 20 年，20 支/天。

查体：T 36.4℃，P 71 次/min，R 18 次/min，BP 140/80mmHg，BMI 23.02kg/m^2，腹围 86cm，余查体无异常。

讨论

1. 结合病史、查体，提出可能诊断。

(1)高血压病 1 级，低危组；(2)原发性醛固酮增多症。

2. 下一步应完善哪些检查？哪项检查对确诊有最重要的意义？

血常规、尿常规、肾功能、血糖、甲功、心电图、胸片、心脏彩超、双肾、肾血管彩超、24h 动态血压。

电解质、血气分析、血浆肾素活性、血肾素、血管紧张素Ⅱ(AgⅡ)、醛固酮、尿醛固酮、24h 尿钾、肾上腺 CT 有确诊价值。

3. 从患者心电图(图 2-3-4)及肾上腺 CT(图 2-3-5)中可看见哪些异常改变？

T 波增宽，V_{1-2}可见 U 波，符合低钾血症心电图表现。

肾上腺 CT 示肾上腺腺瘤。

4. 以下是患者实验室及其他检查结果，请给出完整诊断及依据。

实验室检查：血常规示 WBC 9.38×10^9/L，RBC 4.7×10^9/L，Hb 137g/L，PLT 259×10^{12}/L；尿常规正常；甲状腺功能正常；尿 K^+ 23.03mmo/L，24h 尿 K^+ 59.8779mmol；血钾 2.32mmol/L；肾素 0.16ng/ml，AgⅡ 27.9pg/ml；醛固酮(卧位)345pg/ml。

24h 动态血压曲线呈非杓形；全天血压间断轻、中重度升高；有晨起高血压现象；

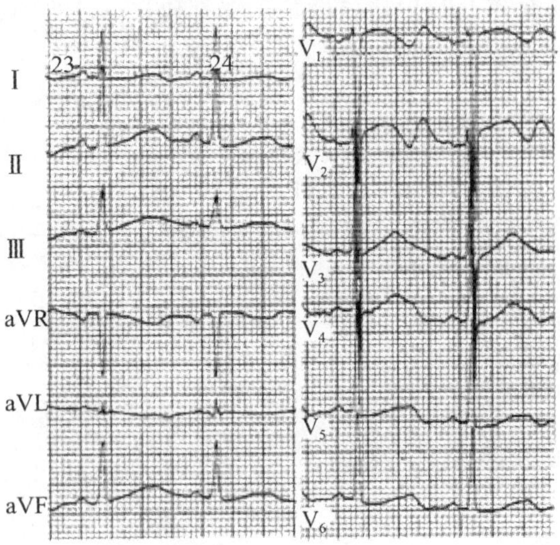

图 2-3-4　心电图

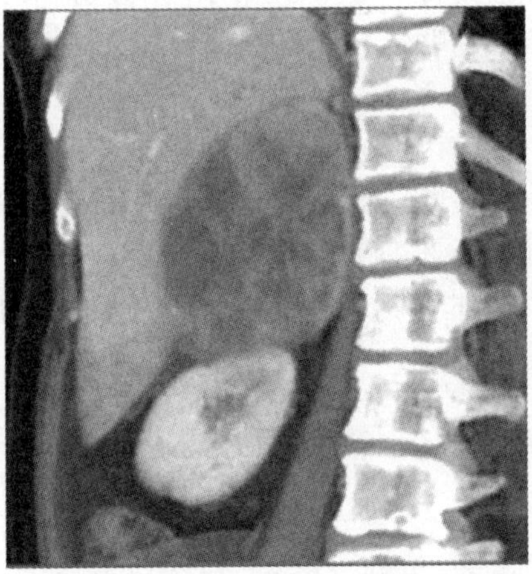

图 2-3-5　肾上腺 CT

双肾动脉超声示双肾动脉血流未见异常；

X 线胸片未见异常；

心脏彩超无异常。

诊断：原发性醛固酮增多症。

依据：①患者有高血压、乏力临床表现；②血钾减低，尿钾增多，血浆醛固酮与血浆肾素活性比值＞50；③肾上腺 CT 示左侧肾上腺腺瘤，支持诊断。

5. 该患者首选的治疗方法是什么？

外科手术。

（李天发　黄　珊　王　军）

第四章　冠状动脉粥样硬化性心脏病

冠状动脉粥样硬化性心脏病(coronary atherosclerotic heart disease)指冠状动脉粥样硬化使血管腔狭窄或阻塞,或(和)因冠状动脉功能性改变(痉挛)导致心肌缺血缺氧或坏死而引起的心脏病,统称冠状动脉性心脏病(coronary heart disease),简称冠心病,亦称缺血性心脏病(ischemic heart disease)。

1. 分型　①急性冠脉综合征,包括不稳定型心绞痛、急性 ST 段抬高型心肌梗死和急性非 ST 段抬高型心肌梗死;②慢性冠心病,包括稳定型心绞痛、冠脉正常的心绞痛、无症状心肌缺血和缺血性心肌病。

2. 主要危险因素　①年龄、性别,男>45 岁,女>55 岁;②血脂异常;③高血压;④吸烟;⑤糖尿病和糖耐量异常。

一、目的与要求

1. 掌握典型心绞痛的临床表现特点、发作时心电图改变、诊断和鉴别诊断及治疗。
2. 掌握心绞痛的病史问诊要点。
3. 掌握急性心肌梗死的临床表现特点、心电图的特征性改变、心肌坏死标志物的变化、诊断、鉴别诊断、治疗及并发症处理。
4. 掌握急性心肌梗死的再灌注治疗原则、适应证、禁忌证及血管再通指标。

二、重要知识点

1. 动脉粥样硬化的病理生理。
2. 冠状动脉的解剖和供血范围。
3. 心绞痛的发病机制、临床表现特点、发作时心电图的特点、诊断、鉴别诊断、发作期及缓解期的药物处理原则。
4. 心肌梗死的发病机制、临床表现特点、心电图特点、心肌坏死标志物变化、诊断、鉴别诊断及治疗和并发症处理。
5. 急诊冠脉介入治疗和溶栓的适应证、禁忌证、血管再通指标。

三、临床技能要点

1. 胸痛的问诊要点。
2. 心脏的规范体检(视、触、叩、听诊)。
3. 心绞痛和心肌梗死的心电图识别。

四、思考和讨论

1. 为什么前壁心肌梗死易出现心力衰竭，而下壁心肌梗死易出现房室传导阻滞？
2. 心肌梗死合并室性心律失常首选的治疗方法是什么？

第一节 稳定型心绞痛

稳定型心绞痛（stable angina pectoris）亦称稳定型劳力性心绞痛，是在冠状动脉固定性严重狭窄的基础上，由于心肌负荷的增加引起心肌急剧的、暂时的缺血与缺氧的临床综合征。

一、病因和发病机制

对于正常心脏，心肌的需氧与冠状动脉的供氧始终保持动态平衡状态。在冠状动脉病变的基础上，上述的需氧与供氧失去平衡，致使心肌缺血、缺氧，导致心绞痛发作。

在正常情况下，冠状循环有很大的储备力量，在剧烈体力活动时，冠状动脉血流量可增加到休息时的 6～7 倍。冠状动脉狭窄时，心肌的血液供应如减低到尚能应付心脏平时的需要，则休息时可无症状。一旦心脏负荷突然增加，心肌对血液的需求增加，而冠脉的供血已不能相应增加，即可引起心绞痛。

二、病理

25％患者：冠状动脉直径减少＞70％；5％～10％患者：左冠状动脉主干狭窄；15％患者：无显著狭窄，可能是冠状动脉痉挛、冠状循环的小动脉病变、血红蛋白和氧的离解异常、交感神经过度活动、儿茶酚胺分泌过多或心肌代谢异常等所致。

三、病理生理改变

心肌缺血缺氧→心脏收缩力减弱、心肌收缩不协调→射血分数减低→心排血量下降。

四、临床表现

（一）症状

发作性胸痛，特点为：

1. 部位　主要在胸骨体中段或上段之后，可波及心前区，有手掌大小范围；也可仅限于牙床、下颌骨和喉咙。可放射至左肩、左臂内侧达无名指和小指，或至颈、咽或下颌部。

2. 性质

典型：为压迫样、发闷样、紧缩样、烧灼样、憋气样，常伴焦虑和濒死的恐惧感觉。

不典型：胸闷不适、麻木样、呼吸困难、全身软弱、乏力、嗳气。

3. 诱因　劳力最常见，如走路快、上楼、爬坡、顶风骑车等。亦可为情绪激动或精神打击所诱发。

4. 持续时间　多为 3～5min，短者亦可为 30s，长者可达 20min。逐渐加重，需数分钟达高峰。可数天或数星期发作一次，亦可一日内多次发作。

5.缓解方式　停止原来诱发症状的活动后即可缓解；舌下含服硝酸甘油在几分钟内使之缓解。

非心绞痛的胸痛特点：

1.短暂几分钟的刺痛或持续几小时甚至几天的隐痛、闷痛；

2.胸痛部位不是一片，而是一点，可用一二个手指指出疼痛的位置；

3.疼痛多于劳力后出现，而不是劳力当时；

4.胸痛与呼吸或影响胸廓的运动有关；

5.胸痛症状可被其他因素所转移，如与患者交谈反而使其胸痛症状好转；

6.含服硝酸甘油在10min以后才缓解的发作。

(二)体征

平时一般无异常体征。心绞痛发作时常见心率增快、血压升高，有时出现第四或第三心音奔马律及暂时性心尖部收缩期杂音。

五、实验室和其他检查

(一)心脏X线检查

可无异常发现，如已伴发缺血性心肌病可见心影增大、肺充血等。

(二)心电图检查

心电图是发现心肌缺血、诊断心绞痛最常用的检查方法。

1.静息时心电图　多在正常范围，最常见表现是非特异性ST-T改变。

2.心绞痛发作时心电图　可出现ST段下移≥0.05mV，或出现T波倒置。在平时有T波持续倒置的患者，发作时可变为直立（“假性正常化”）。

3.心电图负荷试验　最常用的是运动负荷试验，目前国内外常用的是以达到按年龄预计可达到的最大心率（HR_{max}）或亚极量心率（85%～90%的最大心率）为负荷目标，运动中应持续监测心电改变，运动前、运动中、运动终止后即刻及此后每2min均应重复心电图记录直至心率恢复至运动前水平。

阳性：运动中出现典型心绞痛，心电图改变主要以ST段水平型或下斜型压低≥0.1mV(J点后60～80ms)持续2min。

出现以下情况需停止运动：

(1)心绞痛；

(2)步态不稳；

(3)室性心动过速；

(4)血压下降。

禁忌证：

(1)心肌梗死急性期；

(2)不稳定型心绞痛；

(3)明显心力衰竭；

(4)严重心律失常；

(5)急性疾病。

本试验有一定比例的假阳性和假阴性，单纯运动心电图阳性或阴性结果不能作为诊断或排除冠心病的依据。

4.心电图连续动态监测　可从中发现心电图 ST-T 改变和各种心律失常，胸痛发作时相应时间的缺血性 ST-T 改变有助于确定心绞痛的诊断。

（三）放射性核素检查

1. ^{99m}Tc-心肌显像或兼做负荷试验　^{99m}Tc 随冠状血流很快被正常心肌细胞所摄取。静息时 ^{99m}Tc 显像所示灌注缺损主要见于心肌梗死后瘢痕部位。在冠状动脉供血不足时，则明显的灌注缺损仅见于运动后心肌缺血区。

2.正电子发射断层心肌显像（PET）　利用发射正电子的核素示踪剂如 ^{18}F、^{11}C、^{13}N 等进行心肌显像，除可判断心肌的血流灌注情况外，尚可了解心肌的代谢情况。通过对心肌血流灌注和代谢显像匹配分析可准确评估心肌的活力。

（四）冠状动脉造影

用特形的心导管经股动脉、肱动脉或桡动脉送到主动脉根部，分别插入左、右冠状动脉口，手推注射器注入少量含碘造影剂。这种选择性冠状动脉造影在不同的投射方位下摄影可使左、右冠状动脉及其主要分支得到清楚的显影。可发现各支动脉狭窄性病变的部位并估计其程度。一般认为，管腔直径减少 70%～75%以上会严重影响血供，50%～70%者也有一定意义。

冠状动脉造影的主要指征为：

1.已确诊为冠心病，药物治疗效果不佳，拟行介入性治疗或旁路移植手术；

2.心梗后再发心绞痛或运动试验阳性者；

3.胸痛病史，但症状不典型，或无心绞痛、心肌梗死病史，但心电图有缺血性 ST-T 改变或病理性 Q 波不能以其他原因解释者；

4.中老年患者心脏增大、心力衰竭、心律失常、疑有冠心病而无创性检查未能确诊者；

5.急性冠脉综合征拟行急诊 PCI 者。

冠状动脉造影未见异常而疑有冠状动脉痉挛的患者，可谨慎地进行麦角新碱试验。

以冠状动脉造影来评定冠脉狭窄的程度，一般用 TIMI（thromlbolysis in myocardial infarction）试验所提出的分级指标：

0 级：无血流灌注，闭塞血管远端无血流；

Ⅰ级：造影剂部分通过，冠状动脉狭窄远端不能完全充盈；

Ⅱ级：冠状动脉狭窄远端可完全充盈，但显影慢，造影剂消除也慢；

Ⅲ级：冠状动脉远端造影剂完全而且迅速充盈和消除，类同于正常冠状动脉血流。

（五）其他检查

1.二维超声心动图　可探测到缺血区心室壁的运动异常，心肌超声造影可了解心肌血流灌注。

2.电子束或多层螺旋 X 线计算机断层显像（EBCT 或 MDCT）。

3.冠状动脉造影二维或三维重建。

4.磁共振显像（MRI）冠状动脉造影。

5.血管镜检查。

6.冠状动脉内超声显像。

六、诊断

典型心绞痛的发作特点和体征，含服硝酸甘油后缓解，结合年龄和存在冠心病危险因素，除外其他原因所致的心绞痛，发作时心电图检查可见以 R 波为主的导联中，ST 段下移，T 波平坦或倒置，发作后数分钟内逐渐恢复，一般即可建立诊断。

心电图无改变的患者可考虑做心电图负荷试验。

发作不典型者，诊断要依靠观察硝酸甘油的疗效和发作时心电图的改变，或做 24h 动态心电图。

诊断有困难者可行放射性核素心肌显像、CT 或 MRI 冠脉造影，如确有必要可考虑行选择性冠状动脉造影。

七、鉴别诊断

（一）急性心肌梗死

胸痛程度更剧烈，持续时间多超过 30min，含服硝酸甘油不缓解。心电图及酶学检查可鉴别。

（二）其他疾病引起的心绞痛

1. 严重的主动脉瓣狭窄或关闭不全；

2. 风湿性冠状动脉炎、梅毒性主动脉炎引起冠状动脉口狭窄或闭塞；

3. 肥厚型心肌病；

4. 心肌桥　指通常行走于心外膜下结缔组织中的冠状动脉，如有一段行走于心肌内，其上的一束心肌纤维即称为心肌桥。当心脏收缩时，心肌桥可挤压该动脉段足以引起远端血供减少而导致心肌缺血，加之近端血管常有粥样硬化斑块形成，遂可引起心绞痛。冠状动脉造影或冠脉内超声检查可确诊。

（三）肋间神经痛和肋软骨炎

前者疼痛常累及 1～2 个肋间，但并不一定局限在胸前，为刺痛或灼痛，多为持续性而非发作性，咳嗽、用力呼吸和身体转动可使疼痛加剧，沿神经行经处有压痛，手臂上举活动时局部有牵拉疼痛；后者则在肋软骨处有压痛。

（四）心脏神经症

患者常诉胸痛，但为短暂（几分钟）的刺痛或持久（几小时）的隐痛，患者常喜欢不时地吸一大口气或作叹息性呼吸。胸痛部位多在左胸乳房下心尖部附近，或经常变动。症状多在疲劳之后出现，而不在疲劳的当时，做轻度体力活动反觉舒适，有时可耐受较重的体力活动而不发生胸痛或胸闷。含服硝酸甘油无效或在 10 多分钟后才“见效”，常伴有心悸、疲乏、头昏、失眠及其他神经症的症状。

（五）不典型疼痛还需与反流性食管炎等食管疾病、膈疝、消化性溃疡、肠道疾病、颈椎病等相鉴别

八、心绞痛严重度的分级

根据加拿大心血管病学会（CCS）分级标准心绞痛分为四级。

Ⅰ级：一般体力活动(如步行和登楼)不受限，仅在强、快或持续用力时发生绞痛。

Ⅱ级：一般体力活动轻度受限。快步、饭后、寒冷或刮风中、精神应激或醒后数小时内发作心绞痛。一般情况下平地步行 200m 以上或登楼一层以上受限。

Ⅲ级：一般体力活动明显受限，一般情况下平地步行 200m，或登楼一层引起心绞痛。

Ⅳ级：轻微活动或休息时即可发生心绞痛。

九、治疗

(一)发作时

1. 休息　发作时立刻休息，一般患者在停止活动后症状即可消除。

2. 药物治疗

(1)硝酸甘油：0.5～1.0mg，舌下含服，1～2min 即开始起作用。完全无效时提示患者并非患冠心病或为严重的冠心病。

(2)硝酸异山梨酯：5～10mg，舌下含化，2～5min 见效，作用维持 2～3h。

(二)缓解期

1. 一般治疗　避免诱发因素。调节饮食，忌饱食，戒烟酒。保持情绪稳定、适量运动。

2. 药物治疗

(1)抗血小板：阿司匹林肠溶片 75mg，1 次/日。

(2)他汀类降脂药：阿托伐他汀钙片 20mg 或瑞舒伐他汀钙片 10mg，1 次/日。

(3)β 受体阻滞剂：首选。减慢心率，降低血压，减低心肌收缩力和氧耗量，从而减少心绞痛的发作。此外，还减低运动时血流动力的反应。

美托洛尔 25～100mg，2 次/日，缓释片 47.5～190mg，1 次/日；

比索洛尔 2.5～5mg，1 次/日。

注意：

①与硝酸酯类合用剂量要减小，以免引起直立性低血压等副作用；

②停用本药时应逐步减量，如突然停用有诱发心肌梗死的可能；

③低血压、支气管哮喘以及心动过缓、二度或以上房室传导阻滞者不宜应用。

(4)硝酸酯制剂：单硝酸异山梨酯 40mg，1 次/日。

(5)钙通道阻滞剂：减少心肌氧耗，扩张冠状动脉，降低动脉压，还降低血黏度，抗血小板聚集，改善心肌的微循环。更适用于同时有高血压的患者。硝苯地平缓释片 30mg，1 次/日或地尔硫䓬片 30mg，3 次/日。

(6)曲美他嗪：改善心肌代谢，20mg，3 次/日。

3. 介入治疗

4. 外科手术治疗　主动脉-冠状动脉旁路移植手术，取患者自身的大隐静脉作为旁路移植材料，一端吻合在主动脉，另一端吻合在有病变的冠状动脉的远端；或游离内乳动脉与病变冠状动脉远端吻合，引主动脉的血流以改善病变冠状动脉所供血心肌的血液供应。

5. 运动锻炼疗法　适宜的运动锻炼有助于促进侧支循环的形成，提高体力活动的耐受量而改善症状。

稳定型心绞痛典型病例

患者，男，54 岁，2012 年 2 月 18 日入院。

主诉：发作性胸痛 4 个月。

现病史：患者于 4 个月前开始于提重物爬楼梯后出现胸痛，呈烧灼痛，位于胸骨后，向咽部放射，伴有出汗、乏力、心悸、气促。无头晕、黑矇、晕厥，无恶心、呕吐，持续 3～5min，休息后可缓解，未予诊治。今为系统治疗来我院。

既往史：有“高血压”病史 4 余年，最高血压达 160/100mmHg，未服药及监测血压。有“高脂血症”病史 10 余年。否认“糖尿病、甲亢”等病史。否认“肝炎、结核”等病史。否认食物及药物过敏史。

个人史：有吸烟史 30 年，20 支/日。无酗酒史。

查体：BP 140/80mmHg，神清，颈静脉无怒张，双肺叩诊音清，双肺听诊呼吸音正常，未闻及干、湿性啰音。心界不大，心率 84 次/min，心音低钝，律齐，各瓣膜听诊区未闻及杂音。腹平软，全腹无压痛、反跳痛，未触及包块，肝、脾肋下未触及，墨菲氏征阴性，肝区、双肾区无叩击痛，移动性浊音阴性，肠鸣音正常，4 次/min。双下肢无水肿。

讨论

1. 结合病史、体征，提出可能诊断。

(1)稳定型心绞痛？反流性食管炎？(2)高血压病 2 级　极高危组；(3)高脂血症。

2. 下一步应完善哪些检查？哪项检查对确诊有最重要的意义？

血常规、尿常规、大便常规、心肌坏死标志物、肝、肾功能、电解质、凝血四项、胸片、心脏彩超及心电图等。发作时心电图及冠脉造影术对确诊有最重要意义。

3. 图 2-4-1、图 2-4-2 分别为无胸痛发作及胸痛发作时心电图，请给出心电图诊断。

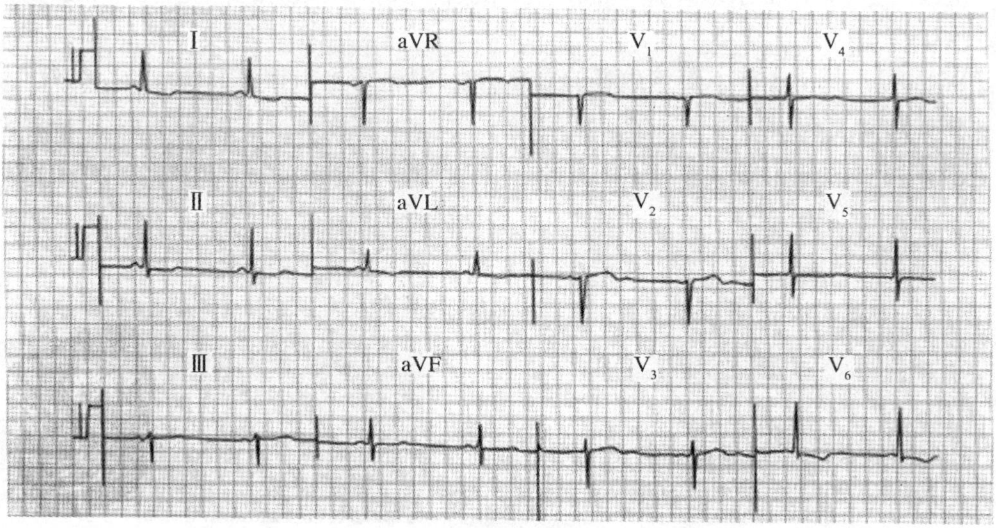

图 2-4-1　心电图

图 2-4-1：窦性心律，Ⅰ、aVL，V_{3-6} 导联 T 波低平。

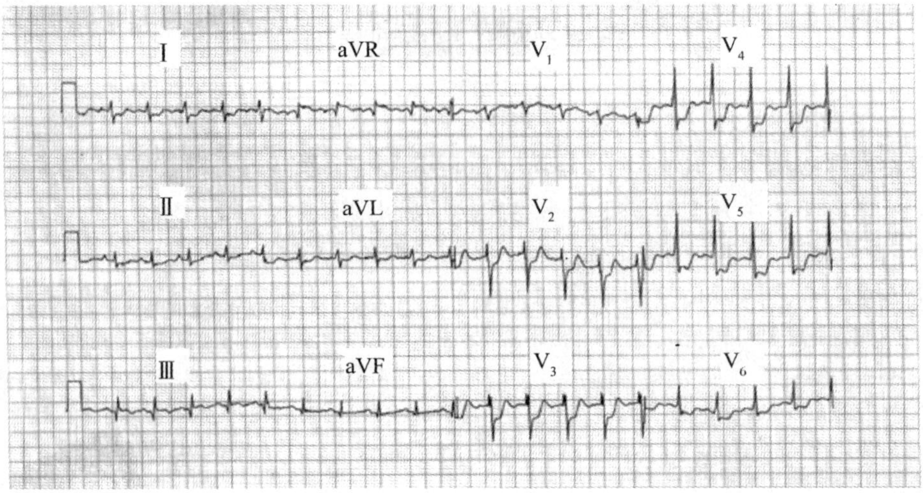

图 2-4-2　心电图

图 2-4-2：窦性心律，Ⅰ、aVL，V_{2-6}导联 ST 段下移 0.05～0.5mV。符合心绞痛心电图表现。

4. 患者实验室检查结果正常，请结合上述心电图检查，给出完整诊断及依据。

(1)冠状动脉粥样硬化性心脏病　稳定型心绞痛。依据：有劳力性胸痛，发作符合典型心绞痛特点；有高血压病、吸烟、年龄等冠心病易患因素；胸痛发作时Ⅰ、aVL，V_{2-6} ST 段下移 0.05～0.5mV，支持诊断。

(2)高血压病 2 级　极高危组。依据：高血压病史 4 余年，最高血压达 160/100mmHg，可诊为高血压病 2 级，合并冠心病，可诊为极高危。

5. 针对该患者，你的治疗方法是什么？

(1)阿司匹林肠溶片 100mg，1 次/日；(2)氯吡格雷 75mg，1 次/日；(3)瑞舒伐他汀钙片 10mg，1 次/日；(4)美托洛尔缓释片 47.5mg，1 次/日；(5)单硝酸异山梨酯片 40mg，1 次/日。并建议行冠脉造影术。

6. 图 2-4-3、图 2-4-4 是该患者的冠脉造影结果，请给出你的诊断及治疗措施。

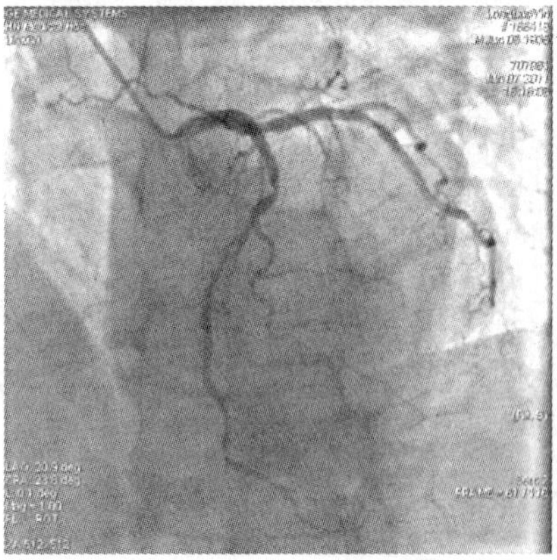

图 2-4-3　冠脉造影(一)

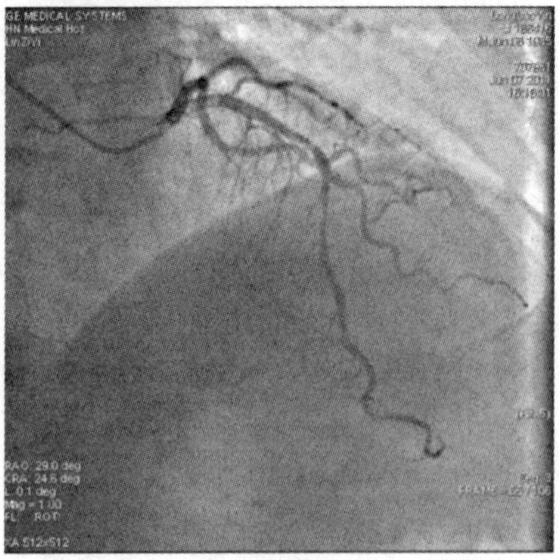

图 2-4-4　冠脉造影(二)

冠脉造影结果提示前降支近段局限性狭窄，最窄处 90%，中段弥漫性狭窄，最窄处 90%，远端血流 TIMI Ⅲ级。于前降支行 PCI 术。

第二节 不稳定型心绞痛

不稳定型心绞痛(unstable angina,UA)是介于急性心肌梗死和稳定型心绞痛之间的一组心绞痛综合征。包括恶化型心绞痛、卧位型心绞痛、静息心绞痛、梗死后心绞痛、混合性心绞痛、变异型心绞痛等。

一、发病机制

冠脉内不稳定的粥样斑块内出血→斑块纤维帽出现裂隙→血小板聚集和/或冠状动脉痉挛→局部心肌血流量明显下降→心肌缺血加重。

二、临床表现

胸痛的部位、性质与稳定型心绞痛相似,但具有以下特点之一:

1. 原为稳定型心绞痛,在1个月内疼痛发作的频率增加,程度加重、时限延长、诱发因素变化,硝酸类药物缓解作用减弱;

2. 1个月之内新发生的心绞痛,并因较轻的负荷所诱发;

3. 休息状态下发作心绞痛或较轻微活动即可诱发,发作时表现有ST段抬高的变异型心绞痛。

此外,由于贫血、感染、甲亢、心律失常等原因诱发的心绞痛称为继发性不稳定型心绞痛。

UA与NSTEMI同属非ST段抬高性急性冠脉综合征(ACS),两者的区别主要根据血中心肌坏死标志物的测定。

分组如下:

低危组:指新发的或是原有劳力性心绞痛恶化加重,达CCSⅢ级或Ⅳ级,发作时ST段下移≤1mm,持续时间<20min,胸痛间期心电图正常或无变化;

中危组:就诊前一个月内(但48h内未发)发作1次或数次,静息心绞痛及梗死后心绞痛,持续时间<20min,心电图可见T波倒置>0.2mV,或有病理性Q波;

高危组:就诊前48h内反复发作,静息心绞痛伴一过性ST段改变(>0.05mV),新出现束支传导阻滞或持续性室速,持续时间>20min。

三、治疗

不稳定型心绞痛病情发展常难以预料,应使患者处于医生的监控之下,疼痛发作频繁或持续不缓解及高危组的患者应立即住院。

(一)一般处理

1. 对疑诊不稳定型心绞痛者,应迅速做相关检查予以评估,并尽早开始抗缺血治疗;

2. 临床认为不稳定型心绞痛者,绝大多数应住院治疗;

3. 卧床休息、吸氧、镇静治疗;

4. 积极治疗加重心肌耗氧量的因素,如感染、发热、甲亢、贫血、心动过速、心功能恶化等;

5. 持续心电监测,做心肌坏死标志物检查以排除心肌梗死;

6. 他汀类药物。

(二)缓解疼痛

1. 硝酸甘油　0.5mg舌下含服，每5min可重复1次，总量不超过1.5mg。或微量泵泵入0.2～0.5μg/(kg·min)，直至症状缓解或出现血压下降。

2. β受体阻滞剂　美托洛尔12.5～25mg，2次/日。

3. 钙通道阻滞剂　硫氮䓬酮1～5μg/(kg·min)微量泵泵入，常可控制发作。治疗变异型心绞痛以钙通道阻滞剂的疗效最好。停药时宜逐渐减量然后停服，以免诱发冠状动脉痉挛。

(三)抗栓

阿司匹林、氯吡格雷和肝素(包括低分子量肝素)是UA的重要治疗措施，其目的在于防止血栓形成，阻止病情向心肌梗死方向发展，具体用药及方法参见本章第三节。

溶栓药物有促发心肌梗死的危险，不推荐应用。

(四)其他

对于个别病情极严重者，保守治疗效果不佳，心绞痛发作时ST段压低＞1mm，持续时间＞20min，或血肌钙蛋白升高者，在有条件的医院可行急诊冠脉造影，考虑PCI治疗。

UA经治疗病情稳定，出院后应继续强调抗凝和调脂治疗，特别是他汀类药物的应用以促使斑块稳定。缓解期的进一步检查及长期治疗方案与稳定型劳力性心绞痛相同。

不稳定型心绞痛典型病例

患者，男，45岁，2012年3月22日入院。

主诉：发作性胸痛3个月。

现病史：患者于3个月前开始无明显诱因在静息时出现胸痛，呈压榨样痛，位于胸骨中段后，无向其他部位放射，伴有大汗、气促及濒死感。无头晕、黑矇、晕厥，无恶心、呕吐，持续10余分钟，可自行缓解，近3个月发作2次，今为系统治疗来我院。

既往史：无"高血压病"、"高脂血症"病史。否认"糖尿病、甲亢"等病史。否认"肝炎、结核"等病史。否认食物及药物过敏史。

个人史：有吸烟史30年，20支/日。无酗酒史。

查体：BP 140/80mmHg，神清，颈静脉无怒张，双肺叩诊音清，双肺听诊呼吸音清，未闻及干、湿性啰音。心界不大，心率84次/min，心音低钝，律齐，各瓣膜听诊区未闻及杂音。腹平软，全腹无压痛、反跳痛，未触及包块，肝、脾肋下未触及，墨菲氏征阴性，肝区、双肾区无叩击痛，移动性浊音阴性，肠鸣音正常，4次/min。双下肢无水肿。

讨论

1. 结合病史、体征，提出可能诊断。

(1)不稳定型心绞痛；(2)心脏神经症。

2. 下一步应完善哪些检查？哪项检查对确诊有最重要的意义？

血常规、尿常规、大便常规、心肌坏死标志物、肝、肾功能、电解质、凝血四项、胸片、心脏彩超及心电图等。发作时心电图及冠脉造影术对确诊有最重要意义。

3. 图 2－4－5 为无胸痛、胸痛发作、胸痛缓解时心电图，请给出心电图诊断。

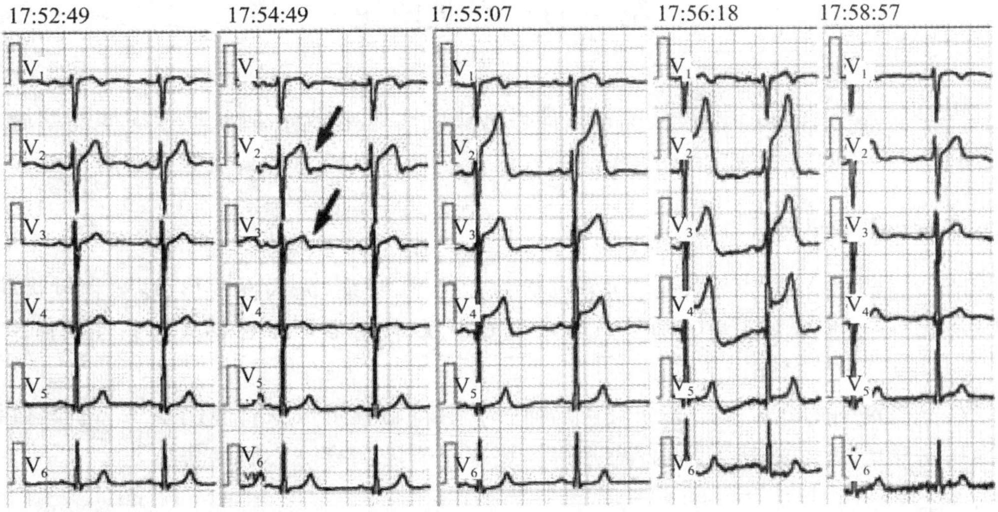

图 2－4－5　心电图

V_{2-4} ST 段弓背向上抬高 0.2～0.6mV，持续 4min 后回落，符合变异型心绞痛心电图表现。

4. 患者实验室检查结果正常，请结合上述心电图检查，给出完整诊断及依据。

冠状动脉粥样硬化性心脏病　不稳定型心绞痛。依据：有胸痛，发作符合典型心绞痛特点；有吸烟、年龄等冠心病易患因素；胸痛发作时 V_{2-4}ST 段抬高 0.2～0.6mV，数分钟后自行回落，支持诊断。

5. 图 2－4－6、2－4－7 是该患者的冠脉造影结果，请给出你的诊断及治疗措施。

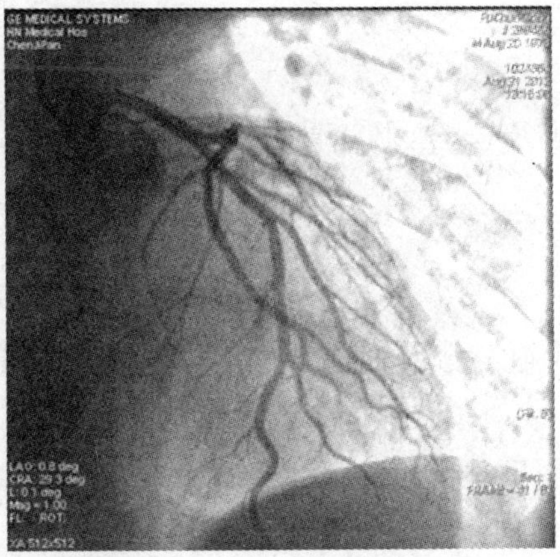

图 2－4－6　冠脉造影(一)

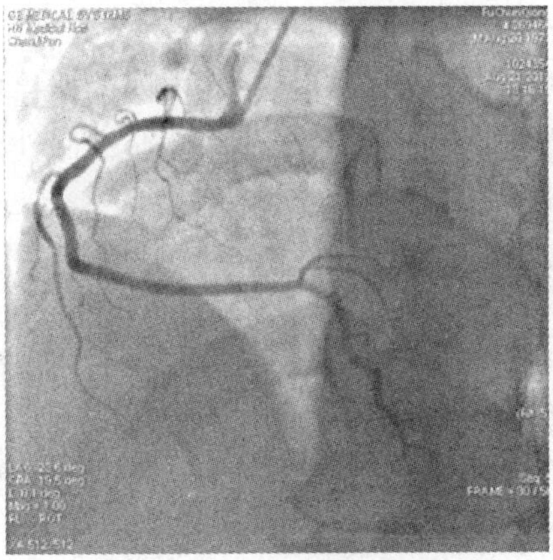

图 2－4－7　冠脉造影(二)

冠脉造影提示冠脉光滑无狭窄，支持冠脉痉挛引起变异型心绞痛诊断。

治疗：①阿司匹林肠溶片 100mg，1 次/日；②氯吡格雷 75mg，1 次/日；③瑞舒伐他汀钙片 10mg，1 次/日；④地尔硫䓬片 30mg，3 次/日；⑤单硝酸异山梨酯片 40mg，1 次/日。

第三节　心肌梗死

心肌梗死(myocardial infarction,MI)是心肌缺血性坏死,为在冠状动脉病变的基础上,发生冠状动脉血供急剧减少或中断,使相应的心肌严重而持久地急性缺血导致心肌坏死。

一、病因和发病机制

基本病因是冠状动脉粥样硬化(偶为冠状动脉栓塞、炎症、先天性畸形、痉挛和冠状动脉口阻塞所致),造成一支或多支血管血供急剧减少或中断,使心肌严重而持久地急性缺血达20～30min以上,即可发生AMI。

多数:不稳定的粥样斑块溃破→斑块出血→管腔内血栓形成→管腔闭塞→心肌缺血坏死。

少数:粥样斑块内/斑块下出血/血管持续痉挛→管腔闭塞→心肌缺血坏死。

二、病理

(一)冠状动脉病变

1. 前降支闭塞　左心室前壁、心尖部、下侧壁、前间隔和二尖瓣前乳头肌梗死。
2. 回旋支闭塞　左心室高侧壁、膈面(左冠状动脉优势型)和左心房梗死。
3. 左主干闭塞　左心室广泛梗死。
4. 右冠状动脉闭塞　左心室膈面(右冠状动脉优势型)、后间隔和右心室梗死。

(二)心肌病变

1. 冠状动脉闭塞20～30min　心肌少数坏死。
2. 冠状动脉闭塞1～2h　心肌凝固性坏死。
3. 累及心包　心包炎。
4. 累及心内膜　心室腔内附壁血栓形成。
5. 心腔内压力升高　坏死心壁向外膨出,致心脏破裂(心室游离壁破裂、心室间隔穿孔或乳头肌断裂)或形成室壁瘤。

三、病理生理改变

心肌坏死→心脏收缩力减弱、心肌收缩不协调→射血分数减低→心排血量下降→左心衰、右心衰→心源性休克。

AMI引起的心力衰竭称为泵衰竭,按Killip分级法可分为:

Ⅰ级:尚无明显心力衰竭;

Ⅱ级:有左心衰竭,肺部啰音<50%肺野;

Ⅲ级:有急性肺水肿,全肺大、中、小、干、湿啰音;

Ⅳ级:有心源性休克等不同程度或阶段的血流动力学变化。

四、临床表现

(一)先兆

发病前数日有乏力，胸部不适，活动时心悸、气急、烦躁、心绞痛等前驱症状，以初发型心绞痛或原有心绞痛加重最突出。

(二)症状

1. 疼痛

(1)典型：胸痛程度重，持续时间长，休息和含服硝酸甘油不缓解。伴有烦躁不安、出汗、恐惧、胸闷或有濒死感。

(2)不典型：下颌以下至上腹部以上部位疼痛。

2. 全身症状　发热、心动过速、白细胞增高和血沉增快。

3. 胃肠道症状　恶心、呕吐、上腹胀痛、呃逆。

4. 心律失常

(1)前壁 AMI：常出现室性心律失常，室颤是 AMI 入院前主要的死因。

(2)下壁 AMI：常出现房室传导阻滞。

5. 低血压和休克　收缩压＜80mmHg，有烦躁不安、面色苍白、皮肤湿冷、大汗淋漓、尿量减少。为心肌坏死，心排血量下降所致。

6. 心力衰竭　左心衰竭、右心衰竭。

(三)体征

1. 心脏体征　心脏本身体征：心率增快、第一心音减弱、奔马律、心包摩擦音、心尖区收缩期杂音等。

2. 血压　先升高，后降低。

3. 其他　心律失常、休克或心衰相应体征。

五、并发症

1. 乳头肌功能失调或断裂　可造成二尖瓣脱垂并关闭不全，心尖区出现收缩期吹风样杂音。

2. 心脏破裂　游离壁破裂致猝死，室间隔破裂致室间隔穿孔，胸骨左缘 3～4 肋间出现收缩期粗糙杂音。

3. 栓塞　左心室附壁血栓脱落致脑、肾、脾或四肢动脉栓塞。

4. 心室壁瘤　心电图 ST 段持续抬高。超声心动图及左心室造影示局部心缘突出，搏动减弱或有反常搏动。

5. 心肌梗死后综合征　表现为心包炎、胸膜炎或肺炎，有发热、胸痛等症状，为机体对坏死物质的过敏反应。

六、实验室和其他检查

(一)实验室检查

1. 白细胞增高，血沉增快，C 反应蛋白增高。

2. 心肌坏死标志物见表 2-4-1 所示。

表 2-4-1　心肌坏死标志物演变

	开始升高	达峰	恢复正常
肌红蛋白	2h	12h	24～48h
肌钙蛋白 I	3～4h	11～24h	7～10d
肌钙蛋白 T	3～4h	24～48h	10～14d
肌酸激酶同工酶(CK～MB)	4h	16～24h	3～4d

(二)心电图

1.特征性改变

(1)ST 段抬高型 MI:

①ST 段弓背向上型抬高;

②宽而深的 Q 波;

③T 波倒置。

(2)非 ST 段抬高型 MI:

类型①:普遍性 ST 段压低≥0.1mV。

类型②:仅 T 波倒置。

2.动态性改变

(1)ST 段抬高型 MI:

①超急性期:起病数小时内,T 波高尖。

②急性期:起病数小时后,ST 段弓背向上抬高,与 T 波形成单向曲线,Q 波形成,R 波减低。

③亚急性期:起病数日至两周,ST 段逐渐回落,T 波平坦或倒置。

④慢性期:数周至数月后,T 波呈"V"形倒置。

(2)非 ST 段抬高型 MI:

类型①:T 段普遍压低,继而 T 波倒置加深呈对称型。

类型②:T 波改变 1～6 个月恢复。

3.定位和定范围

Ⅰ、aVL　高侧壁;

Ⅱ、Ⅲ、aVF　下壁;

V_{1-3}　前间壁;

V_{1-4}　前壁;

V_{1-5}　广泛前壁;

Ⅰ、aVL、V_{1-5}　广泛前壁;

新出现 LBBB　前壁;

V_{5-6}　前侧壁;

V_{7-9}　正后壁;

V_{3R-5R}　右室。

(三)放射性核素检查

急性期少用,多用于判断存活心肌。

(四)超声心动图

了解室壁运动和左心室功能,诊断室壁瘤、乳头肌功能失调和室间隔穿孔等。

七、诊断

1. 定性诊断　是否是心肌梗死。根据典型的临床表现、特征性心电图改变以及实验室检查，可诊断。

2. 分期诊断　急性、亚急性及陈旧性。

3. 定位诊断　根据心电图表现可确定。

4. 心功能诊断　按 Killip 分级行心功能评价。

5. 并发症诊断

八、鉴别诊断

1. 心绞痛　疼痛时间<15min，程度轻，休息或含服硝酸甘油可缓解。

2. 主动脉夹层　ECG 无心肌梗死表现，X 线有异常增宽的纵隔，伴有双侧肢体非对称性脉搏和血压，可行 CTA 明确疼痛。

3. 急性肺动脉栓塞　伴有呼吸困难，动脉血氧降低，射线核素肺灌注现象和 CT 肺动脉造影有助确诊。

4. 急腹症

5. 急性心包炎　胸痛呈胸膜炎性疼痛，随呼吸、咳嗽、吞咽和体位改变时胸痛改变，仰卧时加重。持续而广泛的 ST 段抬高、无响应导联的 ST 段压低和心肌坏死是典型的心包炎改变，心脏彩超可明确。

6. 气胸　起病大多急骤，典型症状为突发胸痛，继而胸闷或呼吸困难，并可有刺激性干咳，部分病人发病前有用力咳嗽、持重物、屏气或剧烈活动等诱因，叩诊鼓音，听诊呼吸音减弱或消失，胸片上大多有明确的气胸线。

九、治疗

（一）急救治疗

1. 静卧休息，吸氧，持续性心电、血压、呼吸及血氧饱和度监测，建立静脉通道，10min 内予阿司匹林 300mg 嚼服，氯吡格雷 300mg 嚼服，除颤仪备用。

2. 镇痛

（1）吗啡：首选，3～5mg 静脉注入，5～10min 可重复，总量不超过 15mg。

（2）硝酸甘油：0.5mg 舌下含服，每 5min 可重复 1 次，总量不超过 1.5mg；或微量泵泵入 0.2～0.5μg /(kg · min)。

（二）再灌注心肌

起病 6h 内，一般不超过 12h。

1. 介入治疗（percutaneous coronary intervention，PCI）

（1）直接 PCI：适应证如下：①ST 段抬高和新出现的左束支传导阻滞的 MI；②ST 段抬高型 MI 并发心源性休克；③适合再灌注治疗而有溶栓禁忌证者；④非 ST 段抬高型 MI，但梗死相关动脉严重狭窄，血流 TIMI Ⅱ级。

（2）补救性 PCI：溶栓未成功，应尽快行冠脉造影，如血流 TIMI 0～Ⅱ级，应行 PCI。

（3）择期 PCI：发病后 7～10 天行冠脉造影，对残留的适合行 PCI 的狭窄病变行 PCI。

2.溶栓

(1)适应证:①两个或两个以上相邻导联 ST 段抬高(胸导联≥0.2mV,肢导联≥0.1mV),或病史提示 AMI 伴左束支传导阻滞,起病时间<12h,患者年龄<75 岁;②ST 段显著抬高的 MI 患者年龄>75 岁,经权衡利弊仍可考虑;③ST 段抬高型 MI,发病时间已达 12~24h,但如有进行性缺血性胸痛,仍可考虑。

(2)禁忌证:①既往发生过出血性脑卒中,1 年内发生过缺血性脑卒中或脑血管事件;②颅内肿瘤;③近期(2~4 周)有活动性内脏出血;④未排除主动脉夹层;⑤入院时严重且未控制的高血压(>180/110mmHg)或慢性严重高血压病史;⑥目前正使用治疗剂量的抗凝药或已知有出血倾向;⑦近期(2~4 周)有创伤史,包括头部外伤、创伤性心肺复苏或较长时间的心肺复苏(>10min);⑧近期(<3 周)外科大手术;⑨近期(<2 周)曾有不能压迫部位的大血管行穿刺术。

(3)溶栓药物的应用:

①尿激酶:再通率 50%~60%。150 万 U 加入 0.9%氯化钠注射液 100ml,30min 内滴完。

②重组组织型纤维蛋白溶酶原激活剂(recombinant tissue-type plasminogen activator, rt-PA)再通率 80%。100mg 加入 0.9%氯化钠注射液 100ml,90min 内给予:先静脉注入 15mg,继而 30min 内静脉滴注 50mg,其后 60min 内再滴注 35mg。给药前需静注肝素 5000U,给完药后以 1000U/h 速率输注肝素 24~48h,监测 aPTT 维持在 60~80s。然后改为低分子肝素皮下注射。

(4)溶栓治疗监测:①患者胸痛有无减轻;观察心率、血压、呼吸等生命体征和皮肤、黏膜、呼吸道、消化道和泌尿道有无出血;②溶栓前、后 3h 内每半小时描记一次 12 导联心电图;③观察溶栓前后血常规、出凝血时间;④发病后 6、12、14、16、20、48h 查心肌坏死标志物。

(5)冠脉再通指标:

直接指标:冠脉造影示血管再通。

间接指标:①心电图抬高的 ST 段于 2h 回落>50%;②胸痛 2h 内基本消失;③2h 内出现再灌注心律失常;④血清 CK-MB 酶峰值提前出现(14h 内)。

3.紧急主动脉-冠状动脉旁路移植术　介入治疗失败或溶栓治疗无效有手术指征者。

(三)其他治疗

1.抗血小板

(1)阿司匹林肠溶片:100mg,1 次/日,无禁忌证时终身服用。

(2)氯吡格雷片:75mg,1 次/日,至少一年。

2.抗凝　低分子肝素 0.4~0.6ml,皮下注射,1 次/12h。

3.抗心肌缺血　单硝酸异山梨酯片 40mg,1 次/日。

4.减轻心肌耗氧量　β受体阻滞剂,如美托洛尔或比索洛尔,视心率及心功情况给药。

5.改善心肌重构　ACEI,视血压及肾功能情况给药。

6.稳定斑块　他汀类,瑞舒伐他汀钙首选。

(四)心律失常

1.室性心律失常

(1)室性早搏:首选胺碘酮。5%葡萄糖 20ml,胺碘酮 150mg,静脉注射后(10~20min),5%葡萄糖 250ml,胺碘酮 300mg,输液泵泵入 50ml/h。

(2)室性心动过速:

室率快(>150 次/min)伴低血压(<90mmHg):同步直流电复律(100～150J)。

室率较慢(<150 次/min)不伴低血压:胺碘酮。

(3)室颤:非同步除颤(200～300J)。

(4)室性加速性自主节律:不需处理,观察。

2. 室上性心律失常

(1)房性早搏:不必处理。

(2)阵发性室上性心动过速:

血流动力学稳定:0.9 氯化钠注射液 20ml,盐酸维拉帕米 5mg,静脉注射。

血流动力学不稳定:同步直流电复律(25～50J)。

(3)心房扑动和心房颤动:

血流动力学稳定:胺碘酮复律,用法同前。

血流动力学不稳定:同步直流电复律(分别为 25～50J 和 50～100J)。

(4)交界区性心律失常:

①交界区逸搏心律:

血流动力学稳定:无需处理;

血流动力学不稳定:予 0.9%氯化钠注射液 250ml,异丙肾上腺素 1mg,缓慢静脉滴注,如无效,行临时起搏。

②加速性交界区心律:无需处理。

3. 缓慢性心律失常

(1)窦性心动过缓:

血流动力学稳定:无需处理。

血流动力学不稳定:予 0.9%氯化钠注射液 250ml,阿托品 1mg,缓慢静脉滴注,如无效,行临时起搏。

(2)房室传导阻滞:

一度和二度Ⅰ型:无需处理。

二度Ⅱ型和三度:血流动力学不稳定:予 0.9%氯化钠注射液 250ml,异丙肾上腺素 1mg,缓慢静脉滴注,如无效,行临时起搏。

(3)束支传导阻滞:

以下情况需行临时起搏:①新出现的双束支阻滞(完全性右束支传导阻滞+左前分支传导阻滞或左后分支传导阻滞;②新出现三束支阻滞(双束支阻滞+一度房室传导阻滞);③完全性左束支传导阻滞与完全性右束支传导阻滞交替。

(五)低血压

1. 升压药　多巴胺 3～5μg /(kg · min)静脉泵入,血压过低可 3～5mg 静脉推注。

2. 阿托品　伴心动过缓时 0.5～1mg 静脉推注。

3. 扩容　血容量不足时林格氏液或生理盐水扩容,注意观察心功能。

(六)心力衰竭

参见心力衰竭章节。AMI 24h 内避免使用洋地黄制剂。

(七)心源性休克

1. 升压药　多巴胺 5～20μg /(kg · min)静脉泵入,血压过低可 3～5mg 静脉推注。

2. 血管扩张剂　首选硝普钠，0.2～0.5μg /(kg · min)。

3. 主动脉内球囊反搏(IABP)。

4. 再灌注治疗　首选。

(八)机械并发症

1. 左室游离壁破裂　急性：即刻死亡；亚急性：尽早手术。

2. 室间隔穿孔和乳头肌断裂　IABP 下行冠脉造影后行外科修补和 CABG。

(九)梗死后综合征

可用糖皮质激素。

(十)恢复期治疗

行冠脉完全血运重建术。

(十一)二级预防

A. aspirin 抗血小板聚集(或氯吡格雷)
   anti-anginal therapy 抗心绞痛治疗，硝酸酯类制剂

B. beta-blocker 预防心律失常，减轻心脏负荷等
   blood pressure control 控制好血压

C. cholesterol lowing 控制血脂水平
   cigarettes quiting 戒烟

D. diet control 控制饮食
   diabetes treatment 治疗糖尿病

E. education 普及有关冠心病的教育，包括患者及其家属
   exercise 鼓励有计划地、适当地运动锻炼

(十二)右室心肌梗死的处理

补液 1～2L，不宜用利尿剂。

(十三)非 ST 段抬高型心肌梗死的处理

不宜溶栓。

低危组(不伴反复胸痛、血流动力学稳定、无并发症者)：双联抗血小板、抗凝；

中危组(伴持续或反复胸痛、心电图无变化或 ST 段压低 1mm 上下者)：介入治疗；

高危组(并发心源性休克、肺水肿或持续性低血压)：介入治疗。

急性心肌梗死典型病例

患者，男，49 岁，2012 年 3 月 8 日入院。

主诉：发作性胸痛 2 年，加重 1h。

现病史：患者于 2 年前开始于剧烈活动后出现胸痛，呈烧灼样，位于胸骨中上段，向左肩及背部放射，伴有出汗，乏力。无心悸、气促，无头晕、黑矇、晕厥，无恶心、呕吐，持续 3～5min，休息后可缓解，未予诊治。2012 年 3 月 8 日 22:21 无明显诱因胸痛再发，程度较前剧烈，有濒死感，伴气短、大汗、乏力、面色苍白，持续不能缓解，紧急拨打“120”。于 22:40 到达我院急诊科。

既往史：有“高血压”病史 4 余年，最高血压达 170/100mmHg，未服药及监测血压。有“高脂血症”病史 10 余年。否认“糖尿病、甲亢”等病史。否认“肝炎、结核”等病史。否认食物及药

物过敏史。

个人史：有吸烟史 28 年，20 支/日。无酗酒史。

查体：BP 120/80mmHg，神清，颈静脉无怒张，双肺叩诊音清，双肺听诊呼吸音清，未闻及干、湿性啰音。心界不大，心率 84 次/min，心音低钝，律齐，各瓣膜听诊区未闻及杂音。腹平软，全腹无压痛、反跳痛，未触及包块，肝、脾肋下未触及，墨菲氏征阴性，肝区、双肾区无叩击痛，移动性浊音阴性，肠鸣音正常，4 次/min。双下肢无水肿。

讨论

1. 结合病史、查体，提出可能诊断。

(1)急性心肌梗死；(2)不稳定型心绞痛；(3)主动脉夹层。

2. 下一步应完善哪些检查？哪项检查对确诊有最重要的意义？

血常规、尿常规、大便常规、心肌坏死标志物、肝、肾功能、电解质、凝血四项、胸片、心脏彩超及心电图等。十八导联心电图及心肌坏死标志物对确诊有最重要意义。

3. 患者心电图如图 2-4-8 所示，从心电图中，可看见哪些异常改变？

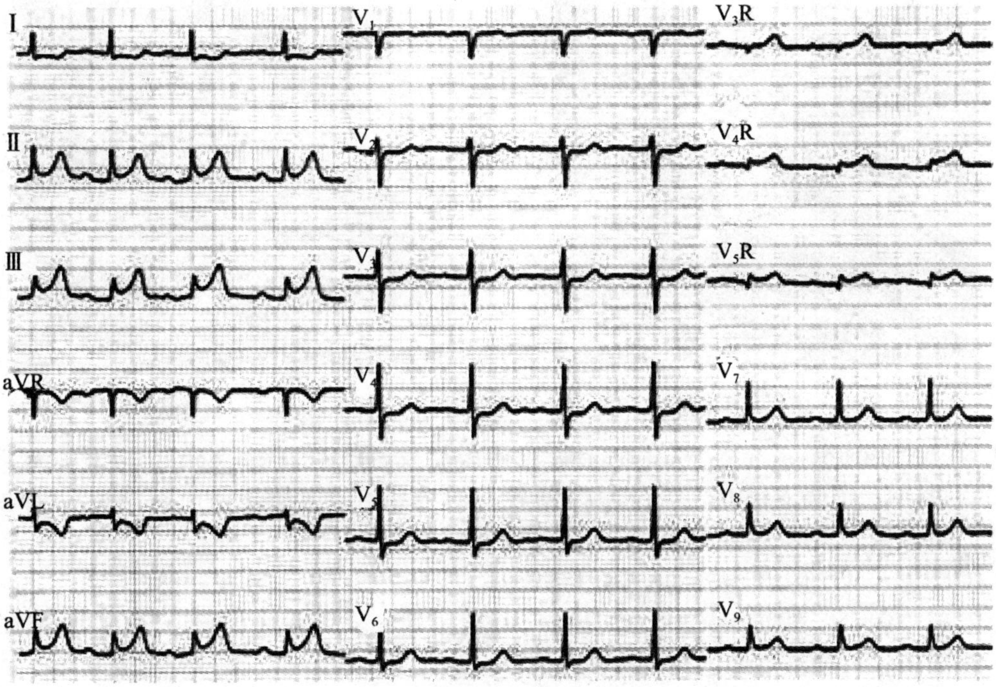

图 2-4-8　患者心电图

Ⅱ、Ⅲ、aVF、V_{3R-5R}ST 段弓背向上抬高 0.1～0.25mV。

4. 结合患者上述检查，请给出完整诊断(病因、病理、功能诊断)及依据。

冠状动脉粥样硬化性心脏病　急性下壁、右室心肌梗死　不稳定型心绞痛　心功能Ⅰ级(Killip分级)。依据：有持续性胸痛；有高血压病、吸烟、年龄等冠心病易患因素；心电图Ⅱ、Ⅲ、aVF、V_{3R-5R}ST 段抬高。

5. 针对该患者，你选择哪种再灌注治疗方法？

具备行介入治疗条件的医院，且介入医师可迅速就位，能在入院 90min 内行 PCI 者，首选 PCI，否则行溶栓治疗。

6. 该患者溶栓过程中突然出现双眼上翻、四肢抽搐、意识丧失，图 2-4-9 为心电监护表现，你的诊断及治疗措施是什么？

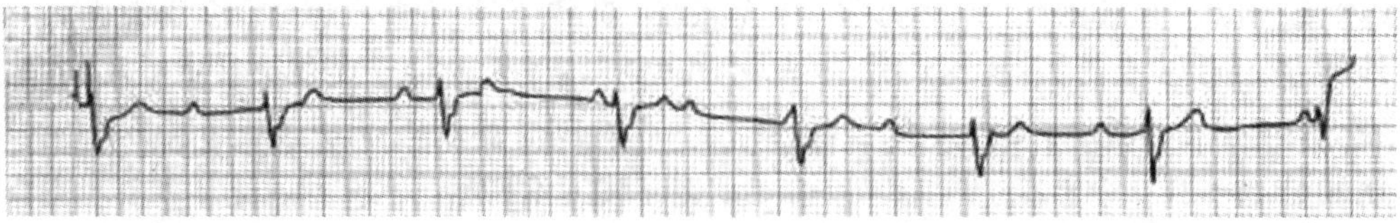

图 2-4-9　心电图

该患者出现再灌注心律失常，为三度房室传导阻滞，室性逸搏心律，心室率仅 20 次/min，导致心源性脑缺血发作，即阿斯综合征。应立即予胸外心脏按压，异丙肾上腺素 1mg 溶于 5% 葡萄糖溶液 250ml 缓慢静滴，及时行临时起搏器植入术。

7. 图 2-4-10、图 2-4-11 是该患者的冠脉造影结果，你的诊断和治疗策略是什么？

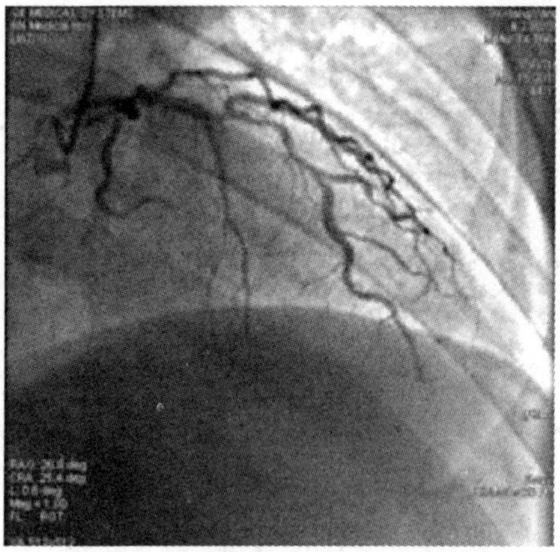

图 2-4-10　冠脉造影(一)

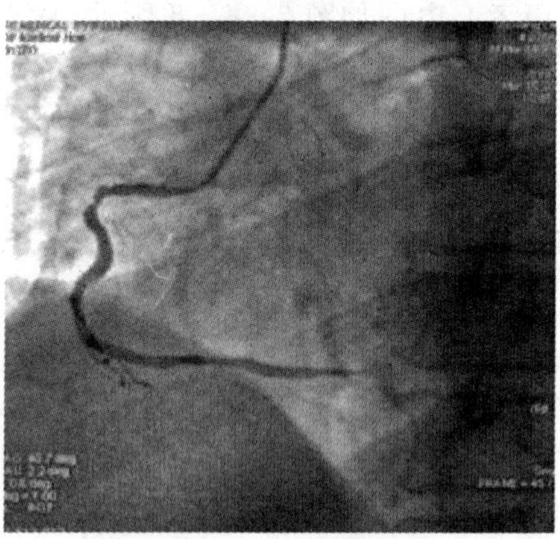

图 2-4-11　冠脉造影(二)

前降支中段狭窄，最窄处 70%，右冠近段内膜原发性撕裂，狭窄 90%。应对右冠近段行 PCI 治疗，择期对前降支行 PCI 治疗，因为急性心肌梗死治疗策略是处理罪犯血管(即梗死相关血管)，该患者为下壁、右室心肌梗死，其罪犯血管为右冠。

8. 对于患者的出院后治疗，你有哪些建议？

继续冠心病二级预防治疗。抗血小板阿司匹林 100mg，1 次/日(终身)，氯吡格雷 75mg，1 次/日(至少 1 年)；他汀类调脂药阿托伐他汀 20mg，1 次/日(睡前，终身)；比索洛尔 2.5mg，1 次/日(终身)；贝那普利 5mg，1 次/日(终身)。注意监测血压、心率，勿过早运动，戒烟，保持情绪稳定、大便通畅，定期随访。

(李天发　黄　珊　王　军)

第五章 心脏瓣膜病

瓣膜性心脏病(valvular heart disease)是指心脏瓣膜及其附属结构(如瓣环、瓣叶、乳头肌、腱索等)由于炎症、缺血性坏死、退行性改变、黏液瘤样变、先天畸形、结缔组织疾病等原因造成的以瓣膜增厚、粘连、纤维化、缩短为主要病理改变,以单个或多个瓣膜狭窄和(或)关闭不全为主要临床表现的一组心脏病。

一、目的与要求

1. 掌握二尖瓣狭窄、二尖瓣关闭不全、主动脉瓣狭窄、主动脉瓣关闭不全的病理生理、临床表现、并发症及治疗方法。

2. 熟悉二尖瓣和主动脉瓣疾病的病因、病理解剖、鉴别诊断。

3. 了解心脏瓣膜病的手术适应证及治疗上的新进展。

二、重要知识点

1. 二尖瓣狭窄和关闭不全、主动脉瓣狭窄和关闭不全的病理生理及临床表现。

2. 相关心电图、胸片、心超表现,并发症和治疗原则。

三、临床技能要点

瓣膜病的心脏心音听诊及心脏杂音听诊要点。

四、思考和讨论

1. 为什么二尖瓣狭窄比二尖瓣关闭不全易导致血栓栓塞,二尖瓣关闭不全比二尖瓣狭窄易导致心内膜炎?

2. 二尖瓣狭窄行球囊扩张术的指征是什么?

第一节 二尖瓣狭窄

一、病因

风湿热为二尖瓣狭窄的主要病因,先天性畸形或结缔组织病为罕见病因。

二、病理生理改变

二尖瓣狭窄(mitral stenosis,MS)→左房压力增加→左房增大→肺静脉压增高(肺淤血)

→肺动脉高压→右心室、右心房增大。

三、病理

正常人的二尖瓣口面积为4～6cm²，当瓣口减小一半即出现狭窄的相应表现。

轻度狭窄（瓣口面积＞1.5cm²）：左心房代偿性扩张增厚，此时可无症状，可有体征。

中度狭窄（瓣口面积1～1.5cm²）：开始出现临床症状。

重度狭窄（瓣口面积＜1cm²）：左心房失代偿，左房压、肺静脉压升高，肺顺应性下降，临床上出现劳力性呼吸困难。

四、临床表现

（一）症状

1. 呼吸困难　劳力性呼吸困难，夜间阵发性呼吸困难，端坐呼吸。
2. 咯血　痰中带血，咳粉红色泡沫痰，肺梗死。
3. 咳嗽　常见，尤其在冬季明显。
4. 声音嘶哑（Ortner综合征）　左侧喉返神经受压。

（二）体征

1. 视　“二尖瓣面容”（双颧绀红）。
2. 触　剑突下心尖搏动，心尖区舒张期震颤。
3. 叩　心腰消失，扩大，心界成“梨形”。
4. 听　S_1亢进，P_2亢进或分裂，开瓣音，心尖区舒张期中晚期隆隆样杂音，Graham-Stell杂音。

五、并发症

1. 心房颤动（常见）。
2. 急性肺水肿。
3. 右心衰竭（晚期）。
4. 栓塞。
5. 感染性心内膜炎（较少见）。
6. 肺部感染。

六、实验室和特殊检查

（一）心电图

1. 可有“二尖瓣型P波”，P波宽度＞0.12s，伴切迹，P_{V_1}，终末负性向量增大。
2. QRS波群示电轴右偏和右心室肥厚表现。

（二）X线检查

1. 左心房增大：后前位见左心缘变直，右心缘有双心房影，左前斜位可见左心房使左主支气管上抬，右前斜位可见增大的左房压迫食管下段后移。
2. 右心室增大。
3. 主动脉结缩小。

4. 肺动脉干扩张、肺淤血、间质性肺水肿(如 Kerley B 线)等。

(三)超声心动图

1. M 型示二尖瓣城墙样改变(EF 斜率降低,A 峰消失),后叶向前移动及瓣叶增厚。

2. 二维超声显示狭窄瓣膜的形态和活动度。

(四)心导管检查

测肺毛细血管压和左心室压以确定跨瓣压差和计算瓣口面积。

七、诊断和鉴别诊断

1. 心尖区有隆隆样舒张期杂音伴 X 线或心电图示左房增大,一般可诊断二尖瓣狭窄,超声心动图可确诊。

2. 心尖区有隆隆样舒张期杂音还可见于下列情况:

(1)经二尖瓣口的血流增加。

(2)Austin Flint 杂音。

(3)左房黏液瘤。

八、治疗

(一)内科治疗

1. 预防链球菌感染和风湿热复发　苄星青霉素 120 万 U im,4 周一次。

2. 避免剧烈体力活动,限制钠盐摄入,避免和控制诱发急性肺水肿的因素,可口服利尿剂,定期(6~12 个月)复查。

3. 并发症处理

(1)大咯血:坐位、镇静、静脉注射利尿剂。

(2)急性肺水肿:①硝酸酯类药物:减轻心脏前负荷;②静脉注射利尿剂:呋塞米;③洋地黄类药物:仅用于房颤合并快速心室率时。

(3)心房颤动:控制心律:洋地黄类药物、β 受体阻滞剂、维拉帕米、血流动力学不稳定时电复律。

(4)预防栓塞:口服华法林,监测 INR 在 2~3 之间。

(二)介入治疗

经皮球囊二尖瓣成形术(percutaneous balloon mitral valvuloplasty,PBMV)为缓解单纯二尖瓣狭窄的首选方法。术前可用经食管超声探查有无左心房血栓,对于有血栓或慢性心房颤动的患者应在术前充分用华法林抗凝。术后症状和血流动力学立即改善,严重并发症少见,主要应注意减少二尖瓣关闭不全、脑栓塞和心房穿孔所致的心脏压塞,手术死亡率小于0.5%。其近期与远期(5 年)效果与外科闭式分离术相似,基本可取代后者。

(三)手术治疗

1. 二尖瓣闭式分离术　适应证和效果与 PBMV 相似,经开胸手术,目前临床少用。

2. 二尖瓣直视分离术　适于瓣叶严重钙化,病变累及腱索和乳头肌、左心房有血栓的二尖瓣狭窄的患者。

3. 二尖瓣置换术

(1)严重瓣叶和瓣下结构钙化、畸形,不宜做分离术者。

(2)二尖瓣狭窄合并明显二尖瓣关闭不全者。

二尖瓣狭窄典型病例一

患者王××，女，69 岁，于 2011 年 9 月 21 日入院。

主诉：反复气促 17 余年，再发 5 天。

现病史：患者于 17 余年前无明显诱因出现气促，以劳力时明显，休息后可缓解，无胸痛、胸闷，无头晕、头痛，无恶心、呕吐，曾在外院治疗，给予强心、利尿处理后好转出院。此后患者间断服用药物治疗(具体不详)，气促仍时有发作，多于感冒受凉后加重。5 天前患者受凉后再次出现气促，以活动后明显，并有夜间阵发性呼吸困难，坐起后气促症状逐渐缓解，伴有咳嗽咳痰，呈白色黏性痰，较难咳出，感腹胀，食欲减退，恶心，无呕吐，无发热、畏寒，无咯粉红色泡沫痰，无双下肢水肿。

既往史：否认高血压、糖尿病等病史，否认药物、食物过敏史。

查体：BP 90/65mmHg，神清，双侧颈静脉充盈，桶状胸，双肺听诊呼吸音粗，双肺可闻及少许湿性啰音。心尖搏动点位于左锁骨中线与第 5 肋间外侧 1cm 处，心前区可触及震颤，心界向左扩大，心率 130 次/min，心律绝对不齐，第一心音强弱不等，心尖部可闻及 2/6 级收缩期吹风样杂音和舒张期隆隆样杂音，性质粗糙，不传导。腹平软，未触及包块，无压痛及反跳痛，双下肢轻度凹陷性水肿。

讨论

1. 结合病史、体征，提出可能诊断。

(1)主动脉关闭不全；(2)风湿性心脏病；(3)甲状腺功能亢进；(4)左房黏液瘤；(5)慢性肺源性心脏病。

2. 下一步应完善哪些检查？哪项检查对确诊有最重要的意义？

血常规、尿常规、大便常规、肝、肾功能、电解质、胸片、心脏彩超、腹部 B 超、心电图。心脏彩超对确诊有最重要的意义。

3. 患者胸片如图 2-5-1，从胸片中，可看到哪些异常改变？

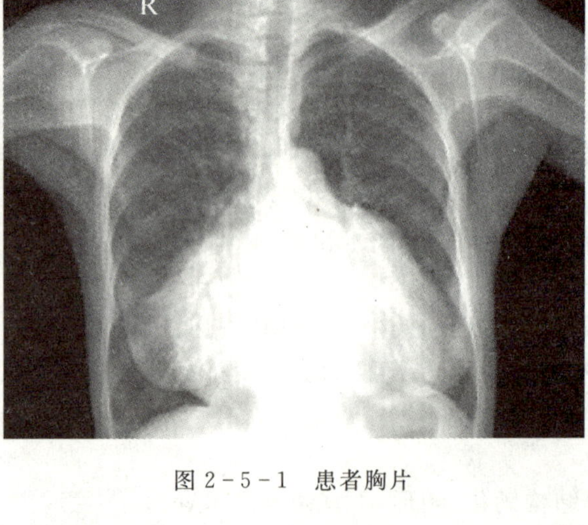

图 2-5-1　患者胸片

4. 心电图如图 2-5-2，请给出心电图诊断，此类心律失常时心脏听诊特点是什么？

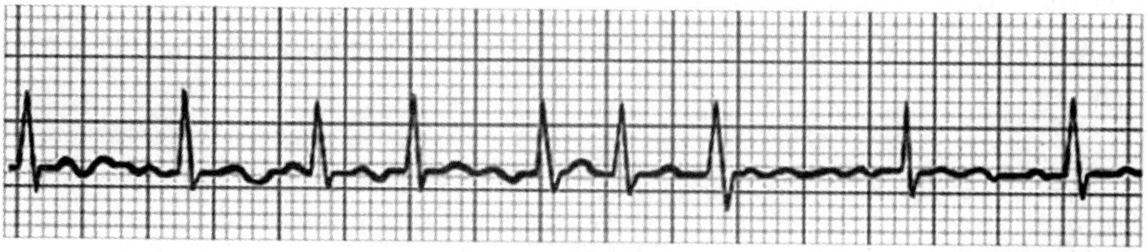

图 2-5-2 患者心电图

诊断：心房颤动。

听诊特点：心律绝对不齐、第一心音强弱不等、脉搏短绌。

5. 该患者心脏彩超如图 2-5-3、图 2-5-4 所示，有哪些典型改变？

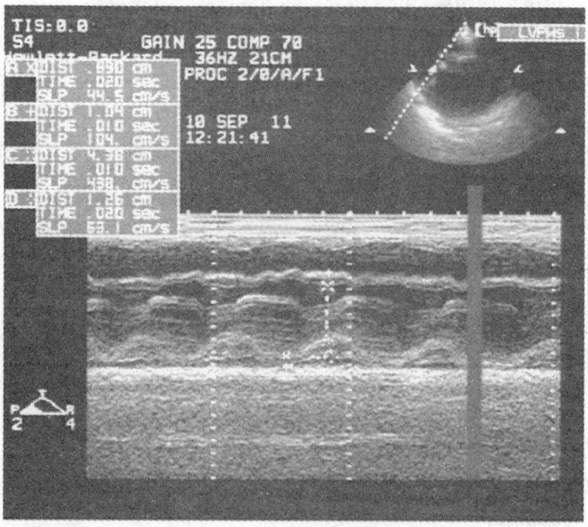

图 2-5-3 患者心脏彩超(一)

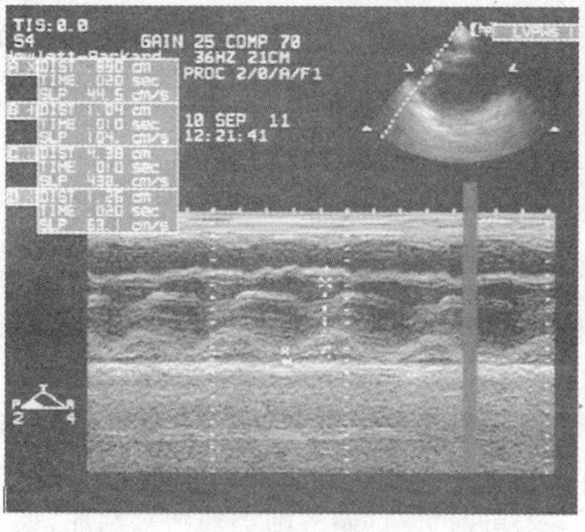

图 2-5-4 患者心脏彩超(二)

图 2－5－3 为 M 型超声提示：二尖瓣城墙样改变。

图 2－5－4 显示明显扩大的左心房。

6.该患者超声心动图报告如图 2－5－5 所示，结合患者上述检查，请给出完整诊断（病因、病理、功能诊断）。

超声所见：

超声测值（单位mm，括号内为成人正常参考值），
AO 21（25-35），PA 25（18-22），LA 73（20-35），左右径 108，RA 27（25-35），
LVD 61（35-50），S 44（20-35），RVD 21（15-25），
IVS 8（8-11），LVPW 9（9-12）。

瓣口峰速（M/S）：
MV E 2.51（0.6-1.1），TV E 0.83（0.5-0.8），
AV　1.94（0.8-1.4），PV　0.83（0.7-1.2）。

2D及M型特征：
左房明显增大，左室、右房增大，右室不大，室壁不厚，室间隔、房间隔连续性好，
左室前壁运动减弱，余室壁运动尚可，IVS与LVPW逆向运动。
二尖瓣明显增粗增厚，以瓣尖部明显，回声增强，腱索稍增粗，开放受限，
MVO 0.7-0.8scm，关闭尚可。M型二尖瓣双峰消失，呈城墙样，E-E间距不等，前后叶同向。
主动脉不宽，管壁光滑，搏幅减低。主动脉瓣稍增粗，开放、关闭尚可。
三尖瓣不厚，开放、关闭尚可。肺动脉稍增宽，肺动脉瓣开放、关闭尚可。

彩色及频谱多普勒特征：
二尖瓣口舒张期见喷射状高速红色彩流进入左室，频谱呈正向充填湍流信号，峰速2.8m/s，跨瓣压差 31mmHg。
二尖瓣口收缩期见少-中量蓝色彩流返回左房，频谱呈负向充填湍流信号，返流峰速5.0m/s。
三尖瓣口收缩期见少量蓝色彩流返回右房，频谱呈负向充填湍流信号，返流峰速3.7m/s。
肺动脉瓣口舒张期见中-大量红色彩流返回右室流出道，频谱呈正向充填湍流信号，返流峰速2.9m/s。

心功能测值：
泵功能：EDV 186（66-125）ml，ESV 87（30-40）ml，SV 99（50-80）ml，EF53（大于50）%。
LV收缩功能：△D%：28（大于25）%。
肺动脉压力估测：PASP64mmHg，PADP40mmHg。

超声提示：
二尖瓣重度狭窄并中度返流。
左房明显增大，左室、右房增大。左心耳显著扩张。
肺动脉增宽。中度肺动脉高压。

图 2－5－5　患者超声心动图

风湿性心脏瓣膜病，二尖瓣狭窄，左房、左室、右房增大，肺动脉高压，房颤，心功能Ⅳ级。

7.此次患者心功能不全的诱因是什么？该患者有哪些二尖瓣狭窄的并发症？

诱因：肺部感染。

并发症：心房颤动、右心衰竭。

8.哪些指标用来判断有无风湿活动？

超敏 C 反应蛋白、血沉。

9.患者入院查地高辛血清浓度 4ng/ml（正常值＜2ng/ml），提示什么？应该如何处理？

地高辛中毒。

停药；查电解质，若低钾则补钾；若出现频发室早，可用利多卡因。

10.针对该患者的治疗原则是什么？

去除诱因（抗感染）、减轻心脏前负荷（硝酸酯类药物）、利尿、控制心室率（洋地黄类、β受体阻滞剂）、维持电解质平衡、病因治疗。

11.患者好转出院时，请你给出健康指导。

二尖瓣狭窄典型病例二

患者蓝××，男，37 岁，于 2011 年 12 月 28 日入院。

主诉：活动后气促 3 年，右侧肢体活动障碍 2 月。

现病史：患者 3 年前出现活动后气促，剧烈运动时明显，伴有恶心，无呕吐，休息后气促可自行好转，无发热，无咳嗽、咯血，无胸痛、胸闷，无心悸，患者未予重视，未就医。症状反复，但无明显加重。2 个月前患者早上起来时突然出现右半身不能活动，右侧面部麻木，到×××医院住院治疗，治疗后患者四肢肌力恢复正常出院。出院后患者仍有活动后呼吸困难，无关节红肿疼痛，无咽痛、发热。

既往史：既往体健，否认"高血压病"、"甲亢"、"风湿性关节炎"及"糖尿病"病史；否认药物及食物过敏史。

入院查体：BP 138/70mmHg，神清，颈静脉无充盈，双肺呼吸音清，未闻及干湿性啰音。心界无扩大，心率 70 次/min，律齐，二尖瓣区可闻及舒张期隆隆样杂音。腹平软，双下肢无水肿。

讨论

1. 患者入院完善相关检查，三大常规、肝功能、肾功能、电解质检查未见异常，胸片(图 2-5-6)、心脏彩超(图 2-5-7、图 2-5-8)如下，结合病史及相关检查，请给出诊断。

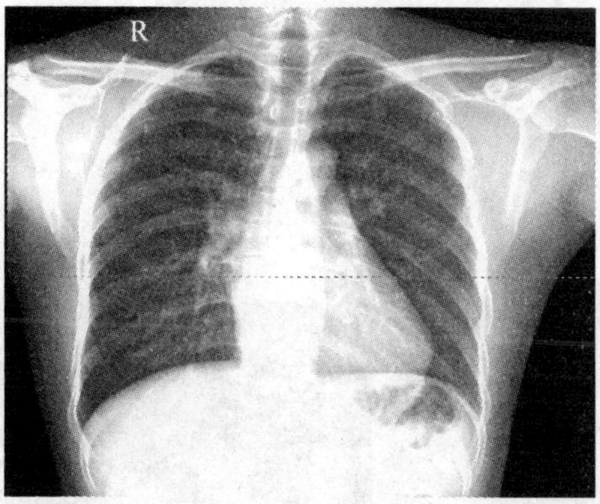

图 2-5-6　胸片

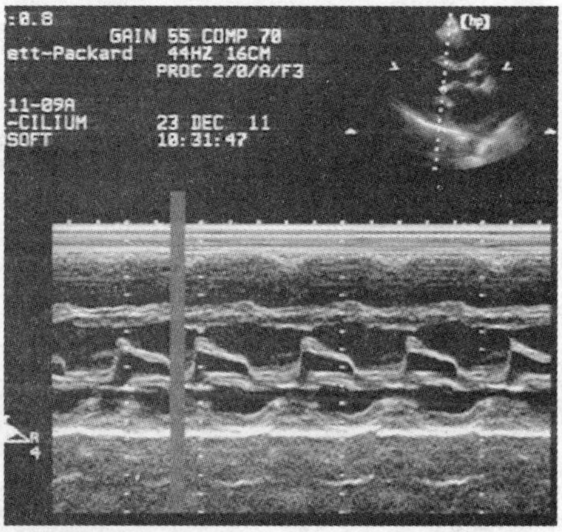

图 2-5-7　心脏彩超(一)

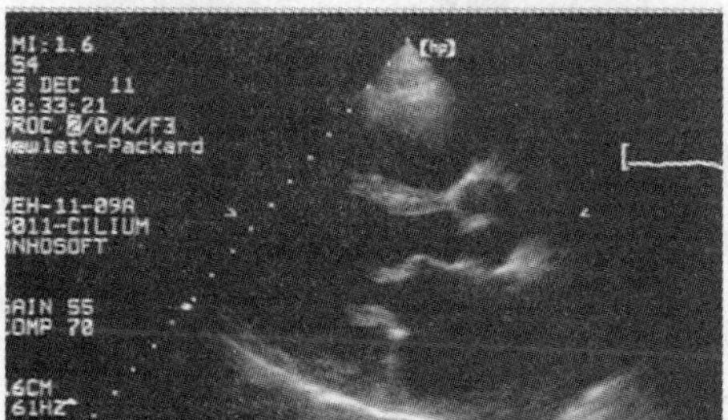

图 2-5-8　心脏彩超(二)

提示：胸片(图 2-5-6)示左心房增大；M 型超声(图 2-5-7)示：二尖瓣城墙样改变；超声(图 2-5-8)示二尖瓣瓣叶增厚。

2. 患者心电图(图 2-5-9)有哪些异常表现？

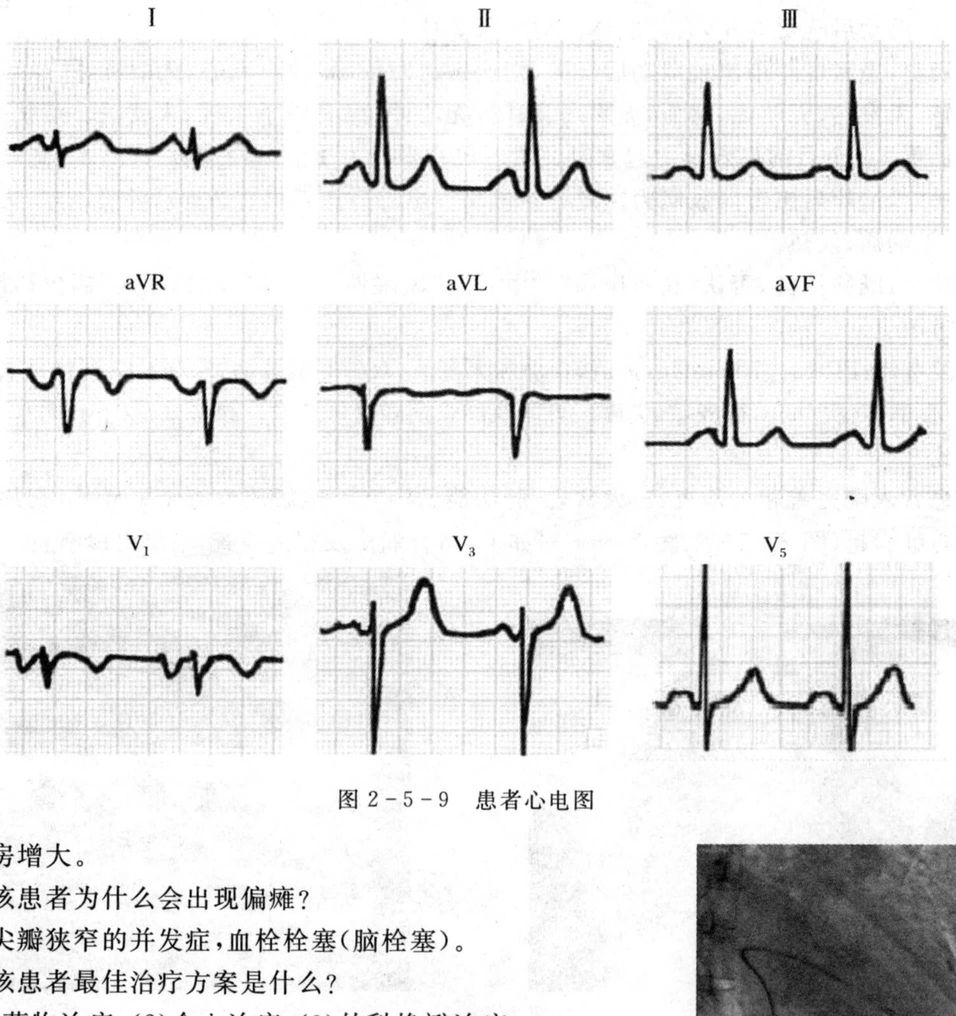

图 2-5-9　患者心电图

左房增大。

3. 该患者为什么会出现偏瘫？

二尖瓣狭窄的并发症，血栓栓塞(脑栓塞)。

4. 该患者最佳治疗方案是什么？

(1)药物治疗；(2)介入治疗；(3)外科换瓣治疗。

5. PMBV 治疗讲解：将球囊导管从股静脉经房间隔穿刺跨越二尖瓣(图 2-5-10)，用生理盐水和造影剂各半的混合液充盈球囊(图 2-5-11)，分离瓣膜交界处的粘连融合而扩大瓣口(图 2-5-12)。

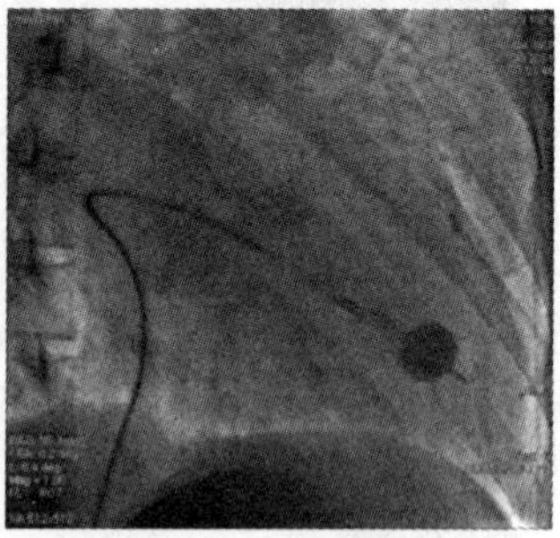

图 2-5-10　PMBV 治疗(一)

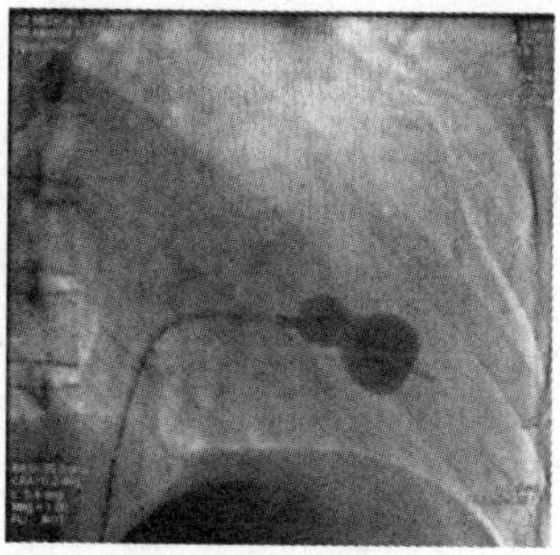

图 2-5-11　PMBV 治疗(二)

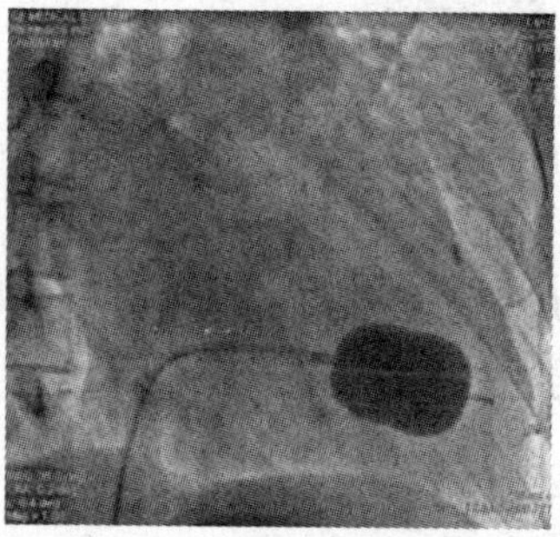

图 2-5-12　PMBV 治疗(三)

第二节　二尖瓣关闭不全

一、病因

1. 瓣叶异常　①风湿性心脏病;②二尖瓣脱垂。
2. 瓣环异常　①瓣环钙化;②左室重度扩张。
3. 腱索异常　感染性心内膜炎。
4. 乳头肌异常　乳头肌坏死。

二、病理生理

1. 急性二尖瓣关闭不全(acute mitral incompetence)

左房、左室容量负荷↑↑ ⎫ ⟶ ⎧ 每搏量↓
左室扩张代偿不足 ⎭ ⎩ 左房、左室压↑⟶肺淤血

2. 慢性二尖瓣关闭不全(chronic mitral incompetence)

左室舒张末期容积(left ventricular end diastolic volume,LVEDV)→左室扩大→左室舒张末压↑↑→左房扩大→心功能不全。

三、临床表现

(一)症状

1. 急性 MI

(1)轻度:可出现劳力性呼吸困难。

(2)重度:很快发生急性左心衰竭或肺水肿。

2. 慢性 MI

(1)轻度:可无明显症状或仅有轻度不适感。

(2)重度:首先表现为活动耐力显著下降,劳动性呼吸困难出现较晚,咯血和栓塞较少见。

(二)体征

1. 慢性 MI

(1)视:心尖搏动范围增大,心尖向左下移位。

(2)触:严重 MI 时心尖区收缩期震颤。

(3)叩:心腰消失,心界向左下扩大。

(4)听:S_1 减弱,P_2 亢进或分裂,严重反流时心尖区可闻及 S_3,心尖区全收缩期一贯性吹风样杂音,可向左腋下和左肩胛下区传导。

2.急性 MI

(1)心尖搏动呈高动力型。

(2)P_2 亢进或分裂,S_4 常见。

四、实验室检查

(一)X 线

左心房和左心室明显增大,严重时有肺淤血表现,肺间质水肿和 Kerley B 线。

(二)心电图检查

严重者可有左心室肥大和继发 ST-T 改变;肺动脉高压时可出现左、右心室肥大。

(三)超声心动图

检测和定量二尖瓣反流的最准确的无创性诊断方法,二维超声心动图上可见二尖瓣前后叶反射增强,变厚,瓣口在收缩期关闭对合不佳。多普勒超声显示左心房收缩期反流。

(四)右心导管

右心室、肺动脉及肺毛细血管压力增高,肺循环阻力增大,左心导管检查左心房压力增高,压力曲线 v 波显著,而心排血量减低。

五、并发症

心房颤动、感染性心内膜炎、心力衰竭。

六、治疗

(一)内科治疗

1.适当避免过度的体力劳动及剧烈运动,限制钠盐摄入,保护心功能。

2.对风心病积极预防链球菌感染与风湿活动以及预防感染性心内膜炎。

3.适当使用利尿剂。

4.血管扩张剂:慢性患者可用 ACEI。急性者可用硝普钠,或硝酸甘油静脉滴注。

5.洋地黄类药物宜用于出现心力衰竭的患者,对伴有心房颤动者更有效。

6.晚期的心力衰竭患者可用抗凝药物防止血栓栓塞。

(二)手术治疗——恢复瓣膜关闭完整的根本措施

1.手术指征

(1)急性二尖瓣关闭不全;

(2)重度 MI 伴心功能Ⅲ～Ⅳ级;

(3)无明显临床症状或心功能Ⅱ级或以下,心脏进行性增大,左心室射血分数下降、LVESVI>$30ml/m^2$。

2.手术方式

(1)瓣膜修复术:死亡率低,长期存活率较高,血栓栓塞发生率较小。

(2)人工瓣膜置换术。

二尖瓣关闭不全典型病例

患者林××，男，74岁，于2010年5月10日入院。

主诉：反复气促伴胸闷16年，加重1月余。

现病史：患者16年前无明显诱因反复出现活动后气促，休息后可缓解，伴胸闷、咳嗽、咳少量白黏痰，无胸痛、心悸，曾在海南某医院及我院住院就诊，诊断为"感染性心内膜炎、二尖瓣关闭不全"，予口服抗感染、抗心衰等治疗，长期规律服用"地高辛片"、"华法林片"等药物治疗，以后症状时有发作，逐渐加重，活动耐力下降。1月余前患者无明显诱因气促加重，自述仅行10米即感气促，伴夜间阵发性呼吸困难及全身乏力，尿量减少、腹胀，无胸闷、胸痛，无咳粉红泡沫痰。在我院门诊就诊予药物治疗(具体不详)，疗效不佳，门诊以"风湿性心脏病"收入我科。患者此次起病以来，无发热、咳嗽、咳痰等不适。

既往史：既往体健，否认"高血压"、"糖尿病"、"高脂血症"病史。

讨论

1. 患者可能会出现哪些阳性体征？为什么？

视：慢性病容，呼吸急促，心尖搏动范围增大，心尖向左下移位。

触：心尖区收缩期震颤。

叩：心腰消失，心界向左下扩大；腹部移动性浊音阳性。

听：双肺底可闻及少许湿啰音，心脏听诊 S_1 减弱，P_2 亢进或分裂，心尖区收缩期一贯性吹风样杂音，可向左腋下和左肩胛下区传导。

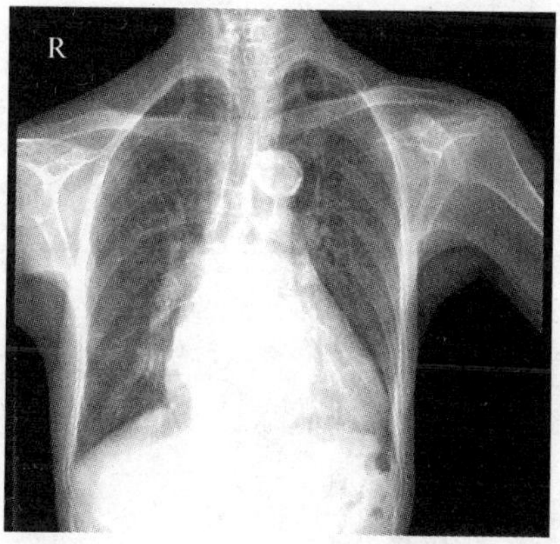

图 2-5-13　胸片

2. 你若是该患者的首诊医师，你认为该患者应该完善哪些检查？

血常规、尿常规、大便常规、肝、肾功能、电解质、胸片、心脏彩超、腹部B超、心电图。

3. 该患者胸片如图2-5-13所示，有哪些异常改变？

双肺肺纹理增粗紊乱、肺淤血；心影明显增大。

4. 患者心脏彩超结果如图2-5-14所示，分析彩超异常改变的原因。(提示：根据二尖瓣关闭不全的病理生理分析)

5. 写出该患者的诊断、依据和鉴别诊断。

诊断：二尖瓣关闭不全、全心扩大、房颤、心功能Ⅳ级。

依据：①心功能不全的临床表现：活动后气促，伴夜间阵发性呼吸困难，评估心功能Ⅳ级。②心功能不全的体征：双肺底可闻及少许湿啰音(肺循环淤血)。③原发心脏病体征：心尖向左下移位，心尖区收缩期震颤。心脏听诊 S_1 减弱，P_2 亢进，心尖区收缩期一贯性吹风样杂音，可向左腋下和左肩胛下区传导，提示二尖瓣关闭不全。④超声心动图明确二尖瓣关闭不全及全心扩大的病理改变。

鉴别诊断：应注意与扩张型心肌病引起的相对二尖瓣关闭不全相鉴别。

AO 31 (20-30), PA 27 (18-22), LA 51 (20-35) 左右径72, RA 44 (25-35),
LVD 69 (35-50), LVS 52 (20-35), RVD 25 (15-25) 左右径44,
IVST 9 (8-11), LVPWT5 (9-12)。

瓣口流速 (M/S):
MV E 1.41 (0.6-1.1), TV E 0.43 (0.5-0.8),
AV 1.31 (0.8-1.4), PV 0.71 (0.7-1.2)。

2D及M型特征:
全心增大、以左房、室增大明显。
左室后、下壁变薄,运动减弱,回声尚可,其余室壁不厚,运动增强。
主动脉不宽,管壁光滑,搏幅正常,主动脉瓣增粗增厚,开放、关闭尚可。
二尖瓣前、后叶回声增粗、增强,二尖瓣左房面附着二个毛絮状强回声团,大者约4mm×3mm,于收缩、舒张期上下摆动,往返于左室流入道及左房,二尖瓣开放尚可、关闭不拢。
M型呈双峰,EF斜率减慢,前后叶逆向,EE间距不等。肺动脉增宽,开放关闭尚可。

彩色及频谱多普勒特征:
三尖瓣口收缩期见少量蓝色彩流返回右房,频谱呈负向充填湍流信号,返流峰值流速3.1M/S。
二尖瓣口收缩期见大量蓝色彩流返回左房,频谱呈负向充填湍流信号,返流峰值流速5.3M/S。
肺动脉瓣口舒张期见少量红色彩流返回右室流出道,频谱呈正向充填湍流信号,峰速2.2M/S。
主动脉瓣口舒张期见少量红色彩流返回左室流出道,频谱呈正向充填湍流信号,峰速4.3M/S。

心功能测值:
泵功能:
EDV: 251 (66-125) ml; ESV: 129 (30-40) ml; SV: 122 (50-80) ml; EF: 48 (大于50) %。
LV收缩功能: △D%: 24 (大于25) %。
LV舒张功能: MV EF斜率: 65 (70-140) mm/s。
肺动脉压估测: PASP49mmHg, PADP30mmHg。

超声提示:
节段性室壁运动异常(左室后、下壁运动及收缩力减弱)。
左室收缩、舒张功能减低。左室射血功能受损。
二尖瓣上异常斑点样声像(赘生物?)。
全心增大、以左房、室增大明显。
肺动脉增宽、轻度肺动脉高压。
二尖瓣大量返流、三尖瓣、主动脉瓣及肺动脉瓣轻度返流。
心律失常。

图 2-5-14　心脏彩超报告

6. 给出该患者的医嘱,请给出后续的治疗方案。

给该患者的医嘱及后续治疗方案如表 2-5-1 所示。

表 2-5-1　医嘱及后续治疗方案

长期医嘱:	临时医嘱:
心内科疾病常规护理	血常规　st!
Ⅰ级护理	肾功能、电解质　st!
低盐饮食	凝血四项　st!
吸氧	肝功能、血脂、血糖
测血压、心率　Q8h	尿常规
华法林　2.5mg　Qd	大便常规
呋塞米片　20mg　Bid	胸片
螺内酯片　40mg　Tid	心脏彩超
氯化钾缓释片 1.0　Bid	肝、胆、脾、胰、肾 B超
贝那普利片　10mg　Qd	床边心电图
地高辛　0.125mg　Qd	InjNS　20ml　iv
InjNS　48ml　微量泵泵入	西地兰注射液　0.2mg　慢
硝酸甘油注射液 10mg　3ml/h　持续	呋塞米注射液　20mg　iv　st!

第三节　主动脉瓣狭窄

一、病因

1. 风湿性　无单纯风湿性主动脉瓣狭窄，多伴有主动脉瓣关闭不全和二尖瓣狭窄。
2. 先天性发育异常　以先天性二叶瓣畸形常见。
3. 退行性变　年龄＞65 岁老人单纯主动脉瓣狭窄的常见病因，常伴有二尖瓣环钙化。

二、病理生理

主动脉瓣狭窄(aortic stenosis)→左心室压力负荷↑→代偿性左心室向心性肥厚→左心室舒张期顺应性↓→左室舒张末期压力↑→左心房压↑→左房代偿肥厚→左心室舒张末容量↑。

三、病理

正常成人主动脉瓣口面积约 3.0～4.0cm²，当瓣口面积≤1.0cm² 时出现症状。

(一)根据瓣口面积分级

1. 轻度　瓣口面积＞1.0cm²。
2. 中度　瓣口面积 0.75～1.0cm²。
3. 重度　瓣口面积＜0.75cm²。

(二)根据瓣膜的跨瓣压差分级

1. 轻度　平均跨瓣压差＜30mmHg。
2. 中度　平均跨瓣压差 30～50mmHg。
3. 重度　平均跨瓣压差＞50mmHg。

四、临床表现

(一)症状

1. 呼吸困难　劳力性呼吸困难为晚期肺淤血引起的首发症状。
2. 心绞痛　冠脉灌注量↓＋心肌耗氧量↑⟹心绞痛发作。
3. 晕厥　常发生在运动中或运动后。

（以上三项为三联征）

(二)体征

1. 触诊　胸骨右缘第二肋间收缩期震颤。
2. 听诊　A_2 减弱，严重狭窄可出现 S_2 反常分裂，可出现 S_4；胸骨右缘第二肋间可听到粗糙、响亮的喷射性收缩期杂音，呈先递增后递减型，向颈动脉及锁骨下动脉传导。

五、实验室及其他检查

(一)心电图

左室肥大伴 ST-T 继发改变，可有心律失常。

(二)X线检查

可有左心室扩大,晚期可有肺淤血。

(三)超声心动图

二维超声探测瓣膜钙化、瓣叶轮廓、大小。

(四)左心导管

1.直接测定左心房、左心室和主动脉的压力。

2.在下列情况时考虑施行:年轻的先天性主动脉瓣狭窄患者,需了解左心室流出道梗阻程度;疑有左心室流出道梗阻而非瓣膜原因者;欲区别主动脉瓣狭窄是否合并存在冠状动脉病变者,应同时行冠脉造影;多瓣膜病变手术治疗前。

六、并发症

1.心律失常　房颤、房室传导阻滞、室性心律失常。

2.心脏性猝死。

3.心力衰竭。

4.体循环栓塞　少见。

5.胃肠道出血　胃肠道发育不良,老年人多见。

6.感染性心内膜炎　不常见。

七、治疗

(一)内科治疗

1.适当避免过度的体力劳动及剧烈运动。

2.预防感染性心内膜炎。

3.定期随访和复查超声心动图。

4.硝酸酯类药物可缓解心绞痛症状,积极处理心律失常。

5.洋地黄类药物可用于心力衰竭患者,使用利尿剂时应注意防止容量不足。

(二)手术治疗

——解除主动脉瓣狭窄,降低跨瓣压力阶差。

1.直视下主动脉瓣交界分离术　适用于儿童和青少年的非钙化先天性主动脉瓣严重狭窄患者。

2.人工瓣膜替换术　适用于重度主动脉瓣狭窄、钙化性主动脉瓣狭窄、主动脉瓣狭窄合并关闭不全。

(三)介入治疗

经皮穿刺主动脉瓣球囊成形术,临床应用局限。

主动脉瓣狭窄典型病例

陈××,男性,64岁。

主诉:活动后胸闷、气促半年。

现病史:患者半年前开始出现活动后胸闷伴气促,休息可缓解,无心悸、咳嗽、咳痰,无咳粉红色泡沫痰，曾在外院检查发现：心电图示广泛 ST-T 改变；肺功能正常，胸片心影稍大。心脏彩超提示主动脉瓣轻度狭窄，跨瓣压差 30mmHg，口服硝酸酯类药物无效，患者胸闷气促加重，以负重、爬坡后明显，但日常活动可，为进一步检查治疗来我院。

既往史：有高血压病史 13 年，血压最高达 180/100mmHg，未规律服药。

讨论

1. 该患者体查可发现的典型体征是什么？

体检发现心脏杂音，主动脉瓣听诊区闻及收缩期喷射样杂音。

2. 该患者心脏彩超提示：主动脉瓣钙化伴中度狭窄（图 2－5－15），瓣口面积 1.2cm^2，跨瓣压差 60mmHg，二、三尖瓣轻度关闭不全，肺动脉瓣轻度反流，左心室肥厚（图 2－5－16）。结合心脏彩超提出诊断？

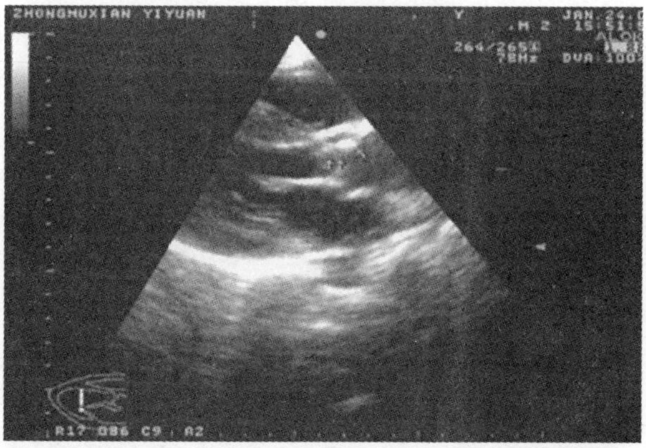

图 2－5－15 心脏彩超（一）

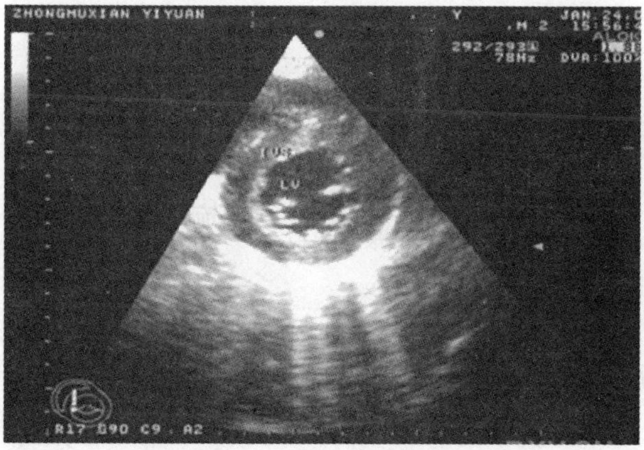

图 2－5－16 心脏彩超（二）

退行性心脏瓣膜病、主动脉瓣狭窄、左室肥厚、心功能Ⅱ级。

3. 该患者的治疗方案是什么？

外科换瓣治疗。依据：跨瓣压差 60mmHg，有心绞痛症状且用药缓解不明显。

第四节　主动脉瓣关闭不全

一、病因

(一)急性主动脉瓣关闭不全(acute aortic incompetence)

1.感染性心内膜炎致主动脉瓣瓣膜穿孔或瓣周脓肿。

2.创伤。

3.主动脉夹层 通常发生于马方综合征(Marfan 综合征)、特发性升主动脉扩张、高血压或妊娠。

4.人工瓣撕裂。

(二)慢性主动脉瓣关闭不全(chronic aortic incompetence)

1.主动脉瓣疾病　感染性心内膜炎、风心病、先天性畸形、主动脉瓣黏液样变性、强直性脊柱炎。

2.主动脉根部扩张　梅毒性主动脉炎、马方综合征、强制性脊柱炎、特发性升主动脉扩张、严重高血压和(或)动脉粥样硬化导致升主动脉瘤。

二、病理生理

(一)急性

急性主动脉瓣关闭不全→ { 左心室容量负荷↑↑；左心室急性代偿扩张不足 } →左心室舒张压↑↑→左心房压↑、肺淤血

(二)慢性

1.代偿期

慢性主动脉瓣关闭不全→ { 左心室舒张末容量↑；左心室代偿扩张 } →左心室舒张压增加不明显

{ 运动时外周阻力降低；心率增快→舒张期↓ } →反流量↓

→心排出量正常、肺静脉压无明显升高

2.失代偿期

{ 左心室舒张压逐渐↑；左心室收缩力↓ } →左心衰竭

三、临床表现

(一)症状

1.急性　轻者无症状,重者出现急性左心衰竭和低血压。

2.慢性　在通常情况下,无症状的代偿期可持续多年,最先主诉有心悸、心前区不适、头部强烈搏动感;晚期出现左心室衰竭。

(二)体征

1. 急性

(1)血管:脉压差正常或稍增大,无明显周围血管征。

(2)心脏:心动过速,S_1 减弱,S_3 常见,主动脉瓣第二听诊区可闻及舒张期叹气样杂音,心尖区可闻及 Austin-Flint 杂音。

2. 慢性

(1)周围血管征:点头征(De Musset 征)、水冲脉、股动脉枪击音(Traube 征)、毛细血管搏动征、听诊器轻压股动脉闻及双期杂音(Duroziez 征)。

(2)心脏:①触诊:心尖搏动向左下移位,呈抬举样搏动;②听诊:S_1 减弱、A_2 减弱、S_3 常见,主动脉瓣第二听诊区可闻及舒张期高调叹气样递减型杂音,坐位前倾和深呼气时易听到,重度反流者可闻及 Austin-Flint 杂音。

四、实验室检查

(一)X 线检查

1. 急性　常有肺淤血或肺水肿征。

2. 慢性　左心室明显增大,升主动脉和主动脉结扩张,呈"主动脉型心脏"。左心衰竭时有肺淤血征。

(二)心电图检查

1. 急性者常见窦性心动过速和非特异性 ST-T 改变。

2. 慢性者常有左心室肥厚劳损。

(三)超声心动图检查

1. M 型超声　舒张期二尖瓣前叶快速高频振动是主动脉瓣关闭不全的特征表现。

2. 二维超声心动图　显示瓣膜和主动脉根部形态改变,可见主动脉瓣增厚,舒张期关闭对合不佳。

3. 多普勒超声　显示主动脉瓣下方舒张期涡流,对检测主动脉瓣反流非常敏感,并可判定其严重程度。

(四)放射性核素检查

可测定左心室收缩、舒张末容量和静息、运动时的射血分数,判断左心室功能。

(五)磁共振显像

诊断主动脉疾病,如夹层。

(六)主动脉造影

无创技术不能确定反流程度,考虑外科手术治疗时,可行选择性主动脉逆转术、半定量反流程度。

五、诊断要点及鉴别诊断

1. 根据病史、主动脉瓣听诊区舒张期杂音和周围血管征等临床表现即可作出诊断。

2. 通过 X 线、心电图特别是超声心动图多能进一步明确诊断。

3. 鉴别诊断主要在于正确判断风湿性主动脉瓣病变究竟是狭窄为主还是以关闭不全为主;心前区的舒张期杂音应与肺动脉瓣关闭不全相鉴别。

六、并发症

感染性心内膜炎(常见)、室性心率失常、心力衰竭。

七、治疗

(一)急性

外科治疗(人工瓣膜置换术或主动脉瓣修复术)为根本措施。

(二)慢性

1. 内科治疗

(1)预防感染性心内膜炎，预防风湿活动(长效青霉素肌注)。

(2)梅毒性主动脉炎予一疗程青霉素治疗。

(3)舒张压＞90mmHg 者予降压药。

(4)无症状者限制重体力活动，密切随访；若为严重主动脉瓣关闭不全或左心室扩大者，使用 ACEI 类药物，如卡托普利 25mg Tid、贝那普利 10mg Qd、福辛普利 10mg Qd、培哚普利 4mg Qd。

(5)心绞痛可用硝酸酯类药物(硝酸甘油、单硝酸异山梨酯片)。

(6)积极纠正心律失常：快速房颤可选用洋地黄类药物及 β 受体阻滞剂。

2. 外科治疗　人工瓣膜置换术为严重主动脉关闭不全的主要治疗方法。

手术指征：①有症状和左心室功能不全者；②无症状伴左心室功能不全者；③有症状而左心室功能正常者，内科治疗无改善可考虑手术。

主动脉瓣关闭不全典型病例

患者，男性，65 岁，农民，因“畏寒、发热腹胀 12 天，胸闷、气急 4 天”入院。12 天前无明显诱因突发畏寒、寒战、高热，39℃，并感腹胀，持续性，无腹痛，有肛门排气、排便，无咳嗽、咯痰。无头痛、胸痛。当地抗生素治疗(头噻)3 天，体温有一过性下降，但腹胀无缓解，且进行性加重，于 4 天前开始出现胸闷，气急，夜间不能平卧，尿量减少，双下肢水肿，并出现持续发热，体温在 38℃左右。入院前一天出现少量黑便，仍有腹胀，无腹痛。

既往体健，发病前从事中等体力活动，无明显不适感。无烟酒嗜好。

查体：T 38.2℃，P 110 次/min，R 24 次/min，BP 100/40mmHg，神志清，呼吸促，口唇轻度发绀，颈静脉怒张，气管居中，右下肺叩浊，双下肺散在湿性啰音，未见哮鸣音，心界稍向左扩大，心率 110 次/min，律齐，心尖区可闻见舒张早期奔马律，心前区可闻及 3/6 级收缩期吹风样杂音，及舒张期轻度隆隆样杂音，主动脉瓣听诊区可闻及舒张期叹气样杂音，腹软，肝肋下 10cm，质软，触压痛明显。双下肢轻度可凹性水肿。

辅助检查：心脏彩超：左心室内径 47mm，左心房内径 32mm，EF 72%，主动脉瓣增厚增强，未见赘生物，瓣下大量反流，8.5ml，二、三尖瓣少量反流。血常规：WBC 7.6×10^9/L，N 80%，PLT 110×10^9/L，Hb 126g/L。心电图：窦性心动过速，左室高电压，左室劳损。

讨论

1. 结合患者查体及心脏超声结果，均提示主动脉瓣关闭不全，那么对于该患者主动脉瓣关闭不全是急性还是慢性病程？病因可能是什么？

患者心脏彩超示：左室并不大，EF 不低，不符合慢性（慢性左室应逐渐长大，因左室长大，EF 会降低）。彩超发现严重反流，但杂音仅为舒张早中期杂音更支持急性（急性由于短时间回心血量明显增加，左室内压增加迅速，杂音持续时间缩短）。另外，病人病情发生发展过程太快，也提示急性。

急性主动脉瓣关闭不全的原因，结合患者发热，首先应考虑到感染性细菌性心内膜炎。

2.需做何进一步检查？

血培养，食道超声（食道超声可提高赘生物检出率）。

3.目前的治疗是什么？下一步怎么办？

抗感染（在血培养未回报结果时先经验用药）、扩血管（注意血压）、利尿、强心，控制心衰后尽早手术。

（李天发　黄　珊　王　军）

第六章　心肌疾病

心肌疾病是指处理心脏瓣膜病、冠心病、高血压性心脏病、肺源性心脏病、先天性心血管病及甲状腺功能亢进性心脏病等以外的以心肌病变为主要表现的一组疾病。

一、目的与要求

1. 掌握扩张型心肌病的临床表现和诊断要点。
2. 掌握心肌病的治疗及预后。
3. 熟悉病毒性心肌炎的病因、病理、临床表现、诊断和治疗。

二、重点知识

1. 扩张型心肌病临床表现、心脏超声的特征改变。
2. 肥厚型心肌病杂音特点，药物对杂音的影响。

三、临床技能要点

1. 病史询问：起病的时间、缓急、诱因、主要症状及伴随症状。
2. 心脏心音、额外心音及杂音的听诊，心界的叩诊。

四、思考和讨论

1. 肥厚型梗阻性原发性心肌病的治疗首选药物是什么？应注意哪些副作用？
2. 肥厚型梗阻性心肌病患者含用硝酸甘油片后，心脏杂音有何变化？当给予洋地黄制剂治疗时，症状减轻抑或加重？为什么？

第一节　心肌病(原发性)

一、扩张型心肌病

扩张型心肌病(dilated cardiomyopathy，DCM)主要特征是一侧或双侧心腔扩大，心脏收缩期泵功能障碍，伴或不伴有充血性心力衰竭。

(一)病因

病因不明，包括①特发性；②家族性；③病毒感染。

(二)病理

1. 解剖改变　①心腔扩大，心肌变薄；②瘢痕组织形成；③常伴附壁血栓。

2. 组织学改变　①非特异性心肌细胞肥大、变性；②心肌不同程度纤维化（图 2－6－1）。

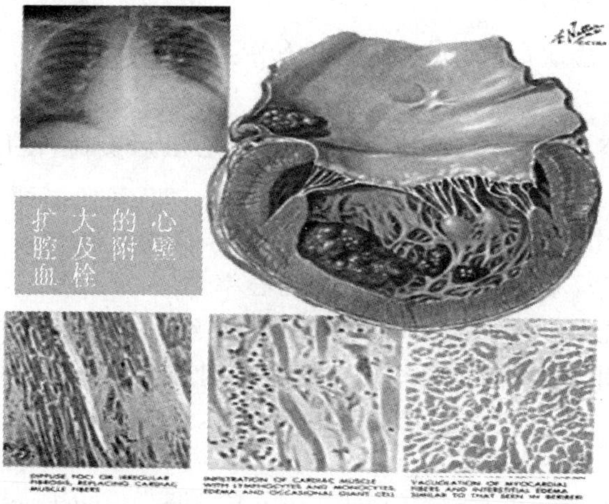

图 2－6－1　组织学改变

（三）临床表现

1. 症状

（1）左心功能不全表现：呼吸困难、咳嗽、咳痰、咯血、乏力、疲劳、头昏、心慌、少尿和肾功不全表现。

（2）右心功能不全表现：消化道症状、下肢浮肿。

2. 体征

（1）肺部：双肺底湿啰音，合并胸腔积液时有相应的体征。

（2）心脏：心界扩大，心音低钝，可闻及第三心音、第四心音及奔马律，常合并各型心律失常。

（3）其他：双下肢水肿、颈静脉怒张、肝脏肿大。

（四）实验室和其他检查

1. 胸片　心影增大，心胸比例＞50％，肺淤血。

2. 心电图　各类心律失常，如房颤、传导阻滞、ST-T 改变、低电压、R 波降低、病理性 Q 波等。

3. 超声心动图　主要确诊手段，特征性改变：心腔扩大、室壁变薄、左室运动弥漫性减弱（壁薄、腔大、运动弱）。

4. 心内膜活检　确诊但目前很少应用；心肌细胞肥大、变性、间质纤维化等。

5. 放射性核素　计算左室舒张末期和收缩末期容积、EF 等指标。

6. 心血管造影及心导管检查　心室造影可见心腔扩大，室壁运动减弱，EF 下降，冠脉造影多无异常。

（五）鉴别诊断

应与各种原因引起的心室扩大为表现的疾病相鉴别。

1. 冠心病、缺血性心肌病　多有反复心绞痛或心肌梗死病史，心脏彩超提示节段性室壁运动异常，冠脉造影提示冠脉严重的狭窄病变。

2. 风湿性瓣膜病　查体有特征性的心脏杂音，心脏彩超有助于明确瓣膜的病变。

3. 先天性心脏病　心脏超声、心血管造影及心导管检查有助于鉴别。

(六)治疗及预后

1. 限制体力活动，低盐饮食，预防呼吸道感染等。

2. 控制心力衰竭

(1)ACEI类药物：终身服用，改善心室重构，减轻心脏后负荷，使用时应注意监测血压、肾功能、电解质。

(2)利尿剂：间断服用。

(3)强心药物：地高辛，小剂量服用，注意监测心率。

(4)β受体阻滞剂：无急性左心衰或心功能恶化(Ⅳ级)时，可加用β受体阻滞剂，从小剂量开始，视症状、体征调整用量，逐渐加量至患者能耐受的最大剂量。

3. 积极抗凝

(1)阿司匹林：

① 适应证：对于有房颤或深静脉血栓形成等发生栓塞性疾病风险且没有禁忌证的患者。

② 用法：阿司匹林肠溶片 0.3 po Qd。

(2)华法林：

① 适应证：对于已有附壁血栓或已发生血栓栓塞的患者。

② 用法：华法林 2.5mg po Qd，注意监测 INR(2～3 之间)，调整华法林用量。

4. 其他治疗

(1)心脏再同步化治疗(cardiac resynchronization therapy，CRT)：对于左室射血分数下降，心功能Ⅲ～Ⅳ级，QRS波群时限>0.12ms，可考虑CRT。

(2)置入心脏电复律除颤器(implantable cardioverter and defibrillator，ICD)：对于有严重心律失常(室性心律失常)，药物不能控制者，可考虑置入ICD，预防猝死发生。

(3)心脏移植。

5. 预后　病程长短不一，充血性心力衰竭发生率高，预后不良。死因多为心力衰竭和严重心律失常。

二、肥厚型心肌病

肥厚型心肌病(hypertrophic cardiomyopathy，HCM)是以左心室(或右心室)肥厚为特征，常为不对称肥厚并累及室间隔，左心室血液充盈受阻、舒张期顺应性下降为基本病态的心肌病。

分型：梗阻性肥厚型心肌病、非梗阻性肥厚型心肌病。

(一)病因

常染色体显性遗传疾病、肌节收缩蛋白基因突变是主要的致病因素。

(二)病理

1. 解剖特征

(1)不均等的心室间隔增厚(非对称性心室间隔肥厚，asymmetric septal hypertrophy，ASH)。

(2)心肌均匀肥厚(或心尖部肥厚，apical hypertrophy，APH)。

2. 组织学改变　心肌细胞肥大，形态特异，排列紊乱。

(三)临床表现

1.症状

(1)胸痛,心悸,劳力性呼吸困难。

(2)流出道梗阻→左室舒张期充盈不足→心排量降低→ 眩晕,黑矇,晕厥(多在起立或运动时出现)。

2.体征

(1)叩:心脏轻度扩大。

(2)听:可听到 S_4;流出道梗阻者在胸骨左缘第 3～4 肋间闻及粗糙的喷射性收缩期杂音,心尖区可闻及收缩期杂音。

(3)杂音产生机制:

①室间隔不对称→左室流出道狭窄
漏斗效应→二尖瓣吸引至室间隔→左室流出道狭窄加重 } → 胸骨左缘第 3～4 肋间收缩期杂音

②漏斗效应→二尖瓣吸引至室间隔→二尖瓣关闭不全→心尖区收缩期杂音

(4)影响杂音的因素:① 心肌收缩力;②左心室容量;③射血速度。

β受体阻滞剂→心肌收缩力↓→杂音↓　取下蹲位→左室容量↓→杂音↓

强心药→心肌收缩力↑→杂音↑　硝酸甘油、站立位→左室容量↓→杂音↑

(四)实验室和其他检查

1.心电图　左室肥厚,ST-T 改变,常以 V_3、V_4 为中心的巨大倒置 T 波。在Ⅱ、Ⅲ、aVF 或 V_4、V_5 导联上出现病理性 Q 波(类似冠心病改变)。

2.超声心动图　①室间隔增厚舒张期,室间隔厚度/左室后壁厚度≥1.3;②二尖瓣前叶收缩期出现向前运动(systolic anterior motion,SAM);③左室流出道狭窄;④ EF 斜率明显减低(肥厚型非梗阻性心肌病无 SAM 现象)。

3.心导管和心血管造影　左心室舒张末压上升。有梗阻者在左心室腔与流出道间有收缩期压差,心室造影显示左心室腔变形,呈香蕉状、纺锤状。

4.心内膜活检　心肌细胞畸形肥大,排列紊乱。

(五)治疗

治疗原则为延缓肥厚的心肌,防止心动过速,维持窦性心律,减轻左室流出道狭窄和抗心律失常。

1.常用药物　β受体阻滞剂和钙离子拮抗剂。

2.介入治疗　化学消融肥厚的室间隔、植入双腔 DDD 型起搏器。

3.手术治疗　切除肥厚的室间隔。

(六)预后

预后因人而异,可从无症状到心衰,猝死。成人死亡多为猝死,儿童多为心衰,其次为猝死。猝死原因不清,可能与恶性心律失常有关。

心肌病典型病例

患者韩××,56 岁,女性。

主诉:反复心悸、气促 6 年,再发伴腹胀 3 天。

现病史：患者于 6 年前无明显诱因下出现心悸、气促反复发作，劳累后明显，但患者一直未正规诊治。1 月前患者心悸、气促再发，并有夜间阵发性呼吸困难，当时在××省人民医院治疗，行 BNP 示 7089ng/ml，给予利尿及扩血管处理后好转出院，出院后自行服用呋塞米及螺内酯片治疗。3 天前，患者气促再发，活动后明显，并有夜间不能平卧，偶有咳嗽，无咯血，无发热、腹胀，进食后加重，易出汗，无易饥多汗，无纳食亢进，无消瘦及大便稀烂。

既往史：有"室早病史"多年。否认有食物、药物过敏史，否认高血压及糖尿病病史。

查体：BP 138/90mmHg，神清，颈静脉怒张，双肺听诊呼吸音粗，下肺可闻及细湿啰音。心界向左下扩大，心率 92 次/min，律不齐，可闻及早搏，每分钟 20～24 次，心尖部可闻及 3/6 级收缩期吹风样杂音。腹平软，剑突下无压痛，未触及包块，双下肢无水肿。

辅查：心电图：窦性心律，完全性左束支阻滞，频发室早，ST-T 改变。

讨论

1. 结合病史及体查，目前初步诊断考虑什么？

心功能不全。查因：缺血性心肌病？扩张型心肌病？瓣膜性心脏病？

2. 下一步应完善哪些检查以明确诊断？

心脏超声、胸片、动态心电图、冠脉造影等。

3. 患者入院经过抗心衰治疗，心功能稳定后行冠脉造影提示：前降支中远端 30％局限性狭窄，左主干、回旋支及右冠状动脉未见异常改变。心脏彩超提示：全心扩大，以左心扩大为主，室壁运动弥漫性减弱，射血分数下降，EF 32％，二、三尖瓣中度反流，结合冠脉造影及心脏超声，诊断考虑什么？

扩张型心肌病。

4. 患者动态心电图：窦性心律，偶发单发房早、短阵房速，频发多源室早，成对室早，室早总数 28179 个，部分呈二联律、三联律，短阵室速，完全性左束支传导阻滞。结合患者动态心电图，应和患者及家属做怎样的病情交代？

提示：大心脏、低射血分数、频发多源室早、短阵室速是猝死的高危人群。

5. 该患者除了药物治疗（ACEI、β 受体阻滞剂、胺碘酮、利尿剂等）外，还可考虑哪些治疗？

心室再同步化治疗（CRT）或心脏再同步治疗除颤器（CRT-D）。

第二节　心肌炎

心肌炎（myocarditis）指心肌本身局限性或弥漫性的急性、亚急性或慢性的炎性病变。

一、病因

（一）感染性

1. 病毒性心肌炎　柯萨奇 A、B 组病毒、孤儿（ECHO）病毒、脊髓灰质炎病毒、流感和疱疹病毒等等，为最常见的病因，尤其以柯萨奇 B 组病毒感染最多见。

2. 细菌性心肌炎　白喉杆菌、溶血性链球菌、肺炎双球菌。

3. 原虫性心肌炎　主要见于南美洲锥虫病与弓青工体病。

4. 立克次体感染　如斑疹伤寒。

5. 螺旋体感染　钩端螺旋体病的心肌炎不少见，梅毒时心肌中可发生树胶样肿。

(二)非感染性

1. 变态反应　风湿热。

2. 化学品或药物　吐根素、三价锑、阿霉素。

3. 物理因素　心脏区过度放射。

二、病理

病毒性心肌炎的典型改变：心肌细胞间质增生、水肿及充血，炎症细胞浸润。病变可局限于心肌，亦可侵及心包膜而呈炎症渗出及粘连，或波及心内膜而呈全心肌炎。侵及窦房结、房室结等传导系统可致各种心律失常。

三、临床表现

(一)症状

根据病变程度的不同，临床轻重表现变异很大，可以无症状，也可以猝死。

1. 病毒感染的前驱症状　约半数在发病前1～3周有如发热、全身乏力等"感冒"样症状或恶心、呕吐等消化道症状。

2. 典型症状　胸闷、心悸、呼吸困难，严重者可出现心功能不全或心源性休克。

(二)体征

心率增快，与体温升高不成比例，心界扩大，闻及 S_3 或杂音，心律失常。

心衰时可出现颈静脉怒张、肺部啰音、肝肿大等体征。

(三)实验室改变

1. X 线　心脏扩大或正常，心功能不全时有肺淤血征。

2. 超声心动图　可正常，或出现左室舒张功能不全、节段或弥漫性室壁运动减弱，左室增大或附壁血栓。

3. 心电图改变

(1)ST-T 改变：ST 段压低、T 波倒置；合并心包炎时 ST 段有弓背向下抬高表现。

(2)心肌严重损害时，可见病理性 Q 波。

(3)心律失常：特别是室性心律失常和房室传导阻滞最常见。

4. CK-MB 升高，心肌肌钙蛋白（cTnI 或 cTnT）阳性。

四、诊断标准

(一)病史与体征

1. 上呼吸道感染、腹泻等病毒感染的前驱症状。

2. 心脏表现　不能用一般原因解释的感染后重度乏力、胸闷、头晕(心排血量降低所致)、心尖第一心音明显减弱、舒张期奔马律、心包摩擦音、心脏扩大、充血性心力衰竭或阿斯综合征。

(二)上述感染后3周内新出现下列心律失常或心电图改变

1. 窦性心动过速、房室传导阻滞、窦房阻滞或束支阻滞。

2. 多源、成对室性早搏，自主性房性或交界性心动过速，阵发或非阵发性室性心动过速，心房、心室扑动或颤动。

3.二个以上导联 ST 段呈水平型或下斜型下移≥ 0.05mV 或 ST 段异常抬高或出现异常 Q 波。

(三)心肌损伤的参考指标

1.cTnI、CK-MB↑↑。

2.超声心动图示心腔扩大或室壁活动异常和(或)放射性核素心功能检查证实左室收缩或舒张功能减弱。

(四)病原学依据

1.在急性期从心内膜、心肌、心包或心包穿刺液中检测出病毒、病毒基因片段或病毒蛋白抗原。

2.病毒抗体　第二份血清中同型病毒抗体滴度较第一份血清升高 4 倍(2 份血清应相隔 2 周以上)或一次抗体效价≥ 640 者为阳性,320 者为可疑阳性(如以 1∶32 为基础者则宜以≥ 256为阳性,128 为可疑阳性,根据不同实验室标准决定)。

3.病毒特异性 IgM　以≥ 1∶320 者为阳性(按各实验室诊断标准,需在严格质控条件下)。如同时有血中肠道病毒核酸阳性者更支持有近期病毒感染。

对同时具有上述(一)、(二)(1、2、3 中任何一项)、(三)中任何二项,在排除其他原因心肌疾病后,临床上可诊断急性病毒性心肌炎。

如同时具有(四)中 1 项者,可从病原学上确诊急性病毒性心肌炎。

如仅具有(四)中 2、3 项者,在病原学上只能拟诊为急性病毒性心肌炎。

二、治疗

(一)一般治疗

1.卧床休息。

2.加强营养　进食富含维生素及蛋白质的食物。

(二)促进心肌代谢

维生素 C:150～200mg/(kg·d),可加 10%GS 50～100ml 快静点或直接静脉推注,每日 1 次,四周为 1 疗程。

(三)对症治疗

1.心衰治疗　利尿、血管扩张剂、ACEI 类药物。

2.抗心律失常治疗

(1)对于有症状的心动过缓或高度 AVB 可植入临时或永久起搏器。

(2)对于频发期前收缩或快速心律失常,可采用药物治疗。对于持续有症状的室性心律失常可用胺碘酮,必要时可考虑植入 ICD。

(四)抗病毒、免疫调节治疗

(五)激素治疗

只用于重症心肌炎早期。

(李天发　黄　珊　王　军)

第三篇　消化系统疾病

第一章　胃　　炎

胃炎(gastritis)是指任何原因引起的胃黏膜炎症，常伴有上皮损伤和细胞再生。

一、目的与要求

1. 掌握胃炎的临床表现、诊断要点、慢性胃炎的治疗原则；
2. 熟悉胃炎的病因和发病机制；
3. 了解胃炎的病理改变、Hp 根除治疗的常见方案。

二、重要知识点

急性胃黏膜病变、慢性胃炎的临床表现及内镜下表现。

三、临床技能要点

胃炎腹部检查的体征。

四、思考和讨论

急性胃黏膜病变和胃溃疡致上消化道出血在临床表现、胃镜表现、诊断及治疗上的异同点。

第一节　急性胃炎

急性胃炎(acute gastritis)是各种病因引起的急性胃黏膜炎症。按胃黏膜病理改变程度分为：急性单纯性胃炎和急性糜烂出血性胃炎；按发病部位分为：胃窦炎、胃体炎及全胃炎。

一、病因、发病机制及病理

病因：①急性应激；②化学性损伤(药物、酒精、胆汁、胰液)；③急性感染(细菌、病毒或某些病菌毒素)。

发病机制：药物(非甾体抗炎药)抑制环氧化合酶活性，乙醇、急性应激削弱胃黏膜屏障。

病理：急性单纯性胃炎、急性糜烂出血性胃炎。

二、临床表现

1. 症状　上腹饱满、隐痛、食欲减退、嗳气、恶心和呕吐。有出血者可有呕血和黑粪。
2. 体征　上腹部压痛。

三、实验室和特殊检查

胃镜可见以弥漫分布的多发性糜烂、出血灶和浅表溃疡为特征的急性胃黏膜病损。胃镜是确诊的主要依据，胃镜检查宜在出血发生后 24～48h 内进行。

四、并发症

上消化道出血。

五、治疗

1. 去除病因，积极治疗原发病，可短期内禁食或进流食。
2. 对症治疗，呕吐、腹泻严重者注意水、电解质、酸碱平衡紊乱的纠正。
3. 病情较重者可用抑制胃酸分泌的药物和黏膜保护剂。
4. 并发上消化道大出血者，应采取综合措施。

第二节　慢性胃炎

慢性胃炎(chronic gastritis)是指各种病因引起的胃黏膜慢性炎症。分类：(1)慢性非萎缩性胃炎；(2)慢性萎缩性胃炎；(3)特殊类型胃炎。

一、病因、发病机制

1. 幽门螺杆菌(H. pylori)感染。
2. 饮食和环境因素。
3. 自身免疫。
4. 其他因素。

二、病理

主要组织病理学特征：炎症、萎缩、肠化生和异型增生。

三、临床表现

1. 症状　上腹不适、疼痛，以进餐后为甚，可伴有反酸、嗳气、厌食、恶心、呕吐等症状。少数可有消化道出血，一般量较少，仅表现为黑粪。自身免疫性胃炎病人可伴有贫血，多为缺铁性贫血，也可有恶性贫血。
2. 体征　主要表现为上腹轻度压痛。

四、实验室和特殊检查

1. 胃镜及组织病理学检查是诊断本病的最可靠方法。
2. Hp 检测。
3. 自身免疫性胃炎的相关检查。
4. 血清胃泌素 G17、胃蛋白酶原Ⅰ和Ⅱ测定。

五、治疗

1. 根除幽门螺杆菌治疗。
2. 消化不良症状的治疗。
3. 自身免疫性胃炎的治疗。
4. 不同程度异型增生的治疗。

急性胃炎典型病例

患者男性,45 岁。

主诉:呕血 2h。

现病史:患者于 2h 前无明显诱因突然出现呕血,为暗红色血液,共呕吐 1 次,量约 100ml,伴头晕、乏力,无胸闷、心悸,无腹痛、腹胀,无发热,无晕厥,无解黑便。

既往史:患者因关节炎服用 NSAID 类药物 2 月余，否认肝炎、高血压、糖尿病、冠心病病史。

查体:BP 90/60mmHg,HR 100 次/min，神志清,轻度贫血貌,巩膜无黄染,皮肤无出血点及皮疹,浅表淋巴结无肿大,心肺无异常,腹平软,无压痛、反跳痛,肝脾肋下未触及,肠鸣音正常。

讨论

1. 结合病史、体征,提出可能诊断。

急性糜烂出血性胃炎,消化性溃疡并出血。

2. 首选哪项检查对确诊有最重要的意义?

胃镜。

3. 患者胃镜图片如图 3-1-1 所示,请描述胃镜表现。

胃黏膜可见弥漫分布的多发性糜烂、出血灶。

4. 本病例的治疗原则是什么?

积极补充血容量,抑制胃酸分泌,保护胃黏膜。

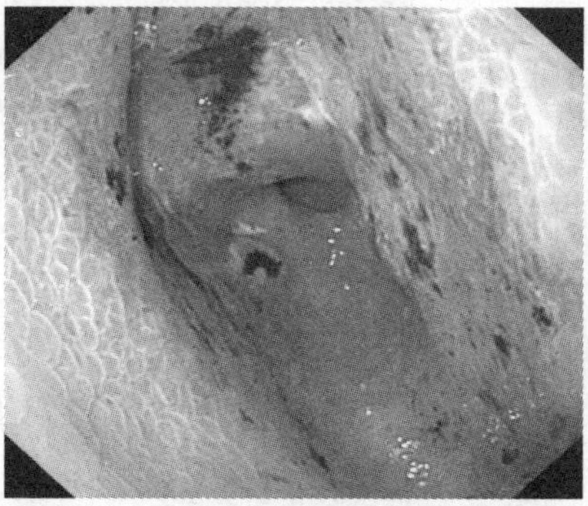

图 3-1-1　胃镜图片

（蔡笃雄　曾仕平）

第二章　消化性溃疡

消化性溃疡(peptic ulcer,PU)主要指发生在胃和十二指肠的慢性溃疡,即胃溃疡(gastric ulcer,GU)和十二指肠溃疡(doudenal ulcer,DU),溃疡的黏膜缺损超过黏膜肌层,不同于糜烂。

一、目的与要求

1. 了解本病的病因、发病机制及病理。
2. 重点掌握本病的临床表现、诊断和鉴别诊断以及并发症。
3. 熟悉本病的治疗原则。

二、重要知识点

消化性溃疡的临床表现及诊断依据,相关胃镜表现,并发症和治疗原则。

三、临床技能要点

消化性溃疡的临床特点及胃镜表现。

四、思考和讨论

1. PU 的主要诊断方法,首选的诊断方法。
2. PU 的并发症有哪些? 最常见的并发症是什么?
3. 良性溃疡与恶性溃疡的鉴别。

消化性溃疡

一、病因和发病机制

基本的发病机制:胃、十二指肠黏膜的防御因素和损害因素之间的平衡受到破坏而使黏膜受到损害。

(一)幽门螺杆菌

确认幽门螺杆菌为消化性溃疡的重要病因的证据;幽门螺杆菌感染导致消化性溃疡的机制。

(二)非甾体抗炎药

非甾体抗炎药导致消化性溃疡的机制。

(三)胃酸和胃蛋白酶

胃酸和胃蛋白酶致病机制,及其在胃溃疡和十二指肠溃疡中的差异。

(四)遗传因素

(五)其他因素

吸烟、急性应激、胃十二指肠运动异常、饮食、病毒感染、其他相关疾病。

二、临床表现

临床特点:慢性过程、周期性发作、节律性疼痛。

(一)症状

1. 上腹痛　疼痛的部位、性质、规律、影响因素;

2. 其他症状　上腹部饱胀、嗳气、反酸等。

(二)体征

溃疡活动时上腹部可有局限性轻压痛,在缓解期压痛不明显。

了解特殊类型溃疡临床表现(结合胃镜图片分析)。

三、并发症

出血、穿孔、幽门梗阻、癌变。

四、实验室和特殊检查

(一)胃镜检查和胃黏膜组织病理学检查

胃角溃疡如图 3-2-1 所示,十二指肠球部溃疡如图 3-2-2 所示。

内镜表现:溃疡呈圆型、椭圆型、线型。底部有白苔,周围黏膜充血、水肿,可见皱襞向溃疡集中。

分期:内镜下分为活动期(A)、愈合期(H)、瘢痕期(S)。

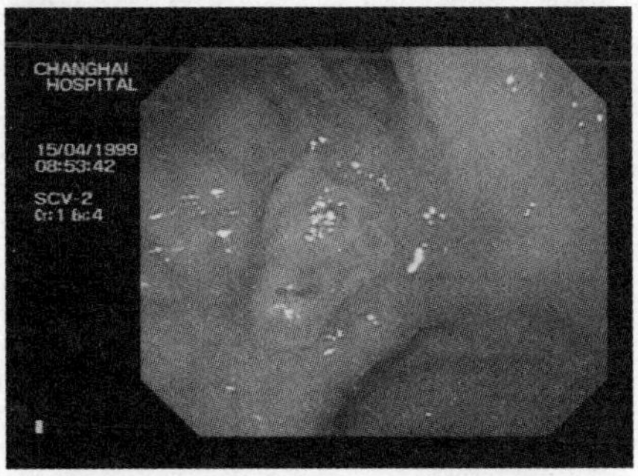

图 3-2-1　胃角溃疡

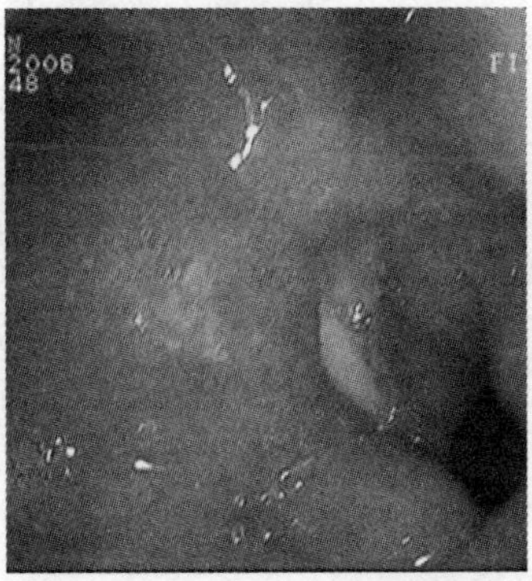

图 3-2-2　十二指肠球部溃疡

(二)幽门螺杆菌检查

检测方法:侵入性　1. 快速尿素酶试验,首选方法。

2. 组织学检查。

3. 幽门螺杆菌培养。

非侵入性　1. ^{13}C 或 ^{14}C 尿素呼气试验。

2. 粪便幽门螺杆菌抗原检测。

3. 血清学检查(抗幽门螺杆菌 IgG 抗体)。

(三)X 线钡餐检查

1. 直接征象　龛影,可确诊溃疡。

2. 间接征象　局部压痛、十二指肠球部激惹和球部畸形、胃大弯侧痉挛切迹,提示溃疡可能。

五、诊断

病史是诊断消化性溃疡的重要临床线索,根据慢性病程、周期性发作和节律性中上腹疼痛等特点,可提示本病,但确诊需要依靠胃镜,X 线钡餐检查发现龛影亦可确诊本病。

六、鉴别诊断

与胃癌鉴别诊断:组织病理学检查确诊。

恶性溃疡的内镜特点:

1. 溃疡形状不规则,一般较大;

2. 底凹凸不平,苔污秽;

3. 边缘呈结节状隆起;

4. 周围皱襞中断;

5. 胃壁僵硬、蠕动减弱。

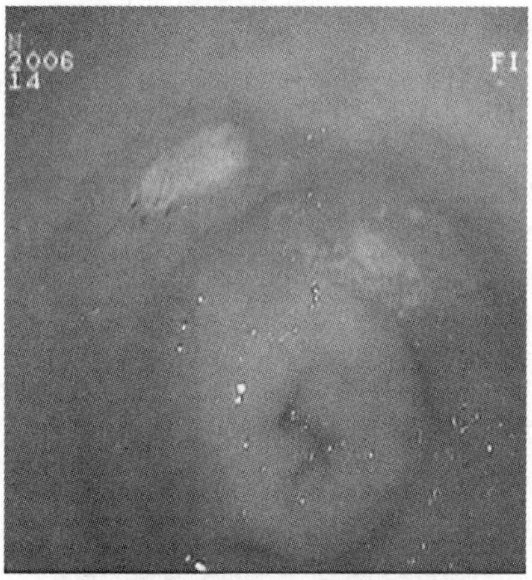

图 3-2-3　胃溃疡

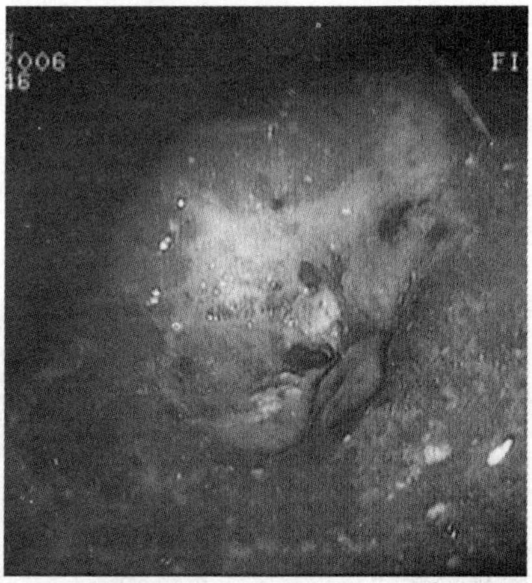

图 3-2-4　胃癌

七、治疗原则

(一)治疗原则

消除病因、缓解症状、愈合溃疡、防止复发、防治并发症。

(二)治疗策略

首先要区分 Hp 阳性还是阴性。如果阳性,则首先抗 Hp 治疗,于抗 Hp 治疗结束后继续给予 2～4 周抑制胃酸分泌治疗。对 Hp 阴性的溃疡可按常规给予抑酸治疗。

(三)外科治疗指征

1. 大量出血经内科治疗无效。

2. 急性穿孔。

3. 疤痕性幽门梗阻。

4. 胃溃疡癌变。

5. 内科治疗无效的顽固性溃疡。

消化性溃疡典型病例一

患者男性，28 岁。

主诉：反复上腹痛 1 年，再发 1 周。

现病史：患者于 1 年前开始无明显诱因出现上腹部疼痛，呈阵发性疼痛，与进食无明显关系，无放射痛，时有嗳气、反酸，多次在当地医院门诊就诊，经治疗症状可好转，但反复发作。1 周前无明显诱因症状再发，无腹胀、腹泻，无恶心、呕吐，无发热，无黄疸。

既往史：否认高血压、肝炎、糖尿病等病史，否认药物、食物过敏史。

体检：神志清，对答切题，巩膜无黄染，皮肤无出血点及皮疹，浅表淋巴结无肿大，心肺无异常，腹平软，无压痛及反跳痛，未及包块，肝脾肋下未触及，肝肾无叩痛，移动性浊音阴性，双下肢无浮肿。

讨论

1. 结合病史、体征，提出初步诊断。

初步诊断：消化性溃疡。

2. 患者曾在外院行 X 线钡餐检查(图 3－2－5)，请分析外院 X 线钡餐图片。

胃小弯可见一龛影。

3. 入院后患者胃镜检查如图 3－2－6 所示，请分析胃镜图片。

胃角可见一溃疡，圆型，被覆白苔，黏膜充血水肿。

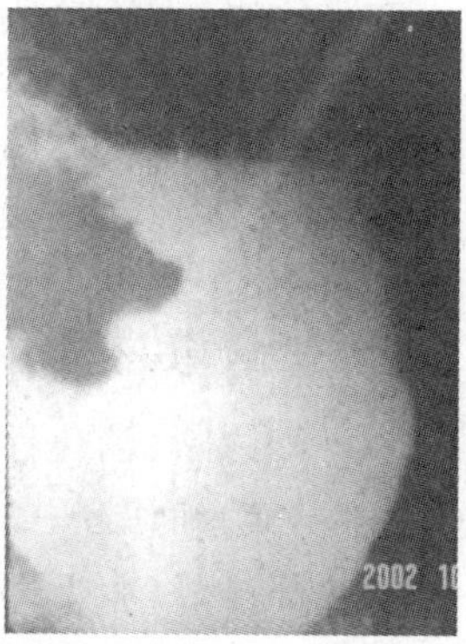

图 3－2－5　X 线钡餐检查

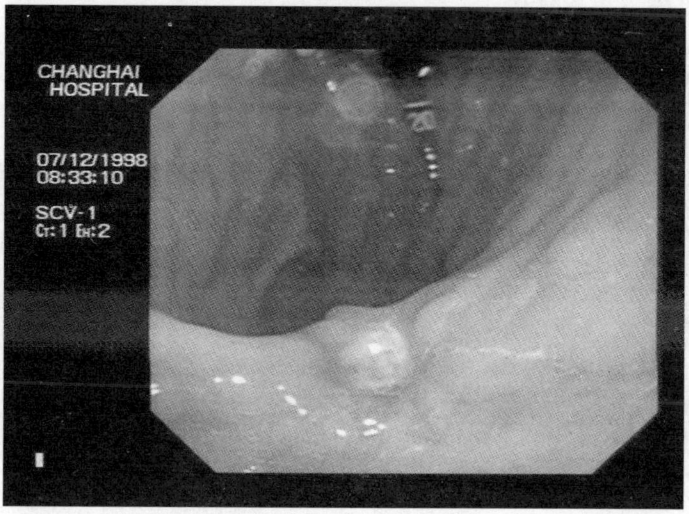

图 3－2－6　胃镜检查

4. 根据上述检查结果，提出本病的初步诊断，为进一步明确诊断，还需做哪项检查？

初步诊断：胃角溃疡，需病理组织活检进一步明确诊断。

5. 患者 Hp 检测阳性，请简述患者的治疗原则。

首先根除 Hp 治疗，于根除 Hp 治疗结束后继续给予 2～4 周抑制胃酸分泌治疗。

消化性溃疡典型病例二

患者男性，35 岁。

主诉：反复上腹部疼痛 5 年，加重 10h。

现病史：患者于 5 年前开始无明显诱因出现上腹部疼痛，呈阵发性疼痛，饥饿时明显，有夜间痛，无放射痛，无嗳气、反酸，无腹胀。患者自服"胃药"治疗，症状可好转，但反复发作，患者于 10h 前无明显诱因突感上腹部剧烈疼痛，疼痛持续并蔓延至全腹，患者需卷膝侧卧位以减轻疼痛，伴恶心、呕吐，呕吐为少量胃内容物，无畏寒、发热，无腹泻，无胸闷、气促，无黄疸。

既往史：否认高血压、肝炎、糖尿病等病史，否认药物、食物过敏史。

查体：BP 100/60mmHg，神志清，对答切题，急性病容，面色苍白，皮肤无出血点及皮疹，浅表淋巴结无肿大，心肺无异常，全腹肌紧张呈板状，全腹有压痛及反跳痛，肝脾肋下未触及，肝浊音界缩小，移动性浊音阴性，肠鸣音消失。

讨论

1. 结合病史、体征，提出可能诊断及鉴别诊断。

可能诊断：消化性溃疡；鉴别诊断：急性腹膜炎、急性胰腺炎。

2. 为明确诊断，需完善哪些检查？

腹部平片、腹部 B 超、血淀粉酶、胃镜。

3. 患者胃镜及腹部平片如图 3-2-7、图 3-2-8 所示，请分析结果。

胃镜：十二指肠球部前壁可见一溃疡，底深，被覆白苔，周围黏膜充血水肿。

腹部平片：可见隔下游离气体。

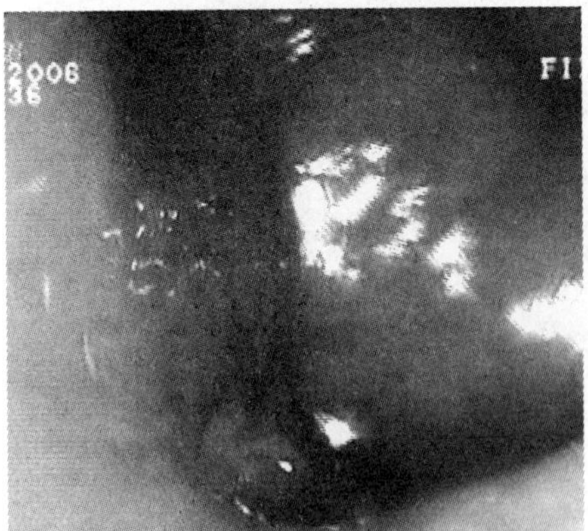

图 3-2-7　胃镜检查

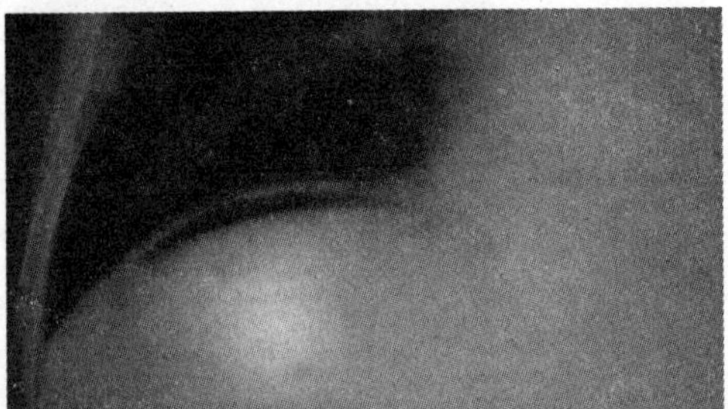

图 3-2-8　腹部平片

4.综合上述资料，请给出本病例的诊断及诊断依据。

诊断：十二指肠球部溃疡并急性穿孔。

诊断依据：

(1)症状：有慢性腹痛病史，突起上腹部剧烈疼痛，并蔓延至全腹。

(2)腹膜炎体征：全腹肌紧张呈板状，全腹有压痛及反跳痛，肝浊音界缩小，肠鸣音减弱。

(3)胃镜及腹部平片结果支持诊断。

（蔡笃雄　曾仕平）

第三章 消化道出血

消化道以屈氏韧带为界,其上的消化道出血称为上消化道出血(upper gastrointestinal hemorrhage),其下的消化道出血称为下消化道出血(lower gastrointestinal hemorrhage)。消化道急性大出血是指在数小时内失血量超过 1000ml 或循环血量的 20%以上,常伴有急性周围循环衰竭。

一、目的与要求

1. 掌握上、下消化道出血的定位、病因诊断、临床表现、出血是否停止的判断以及急性消化道出血的治疗;

2. 熟悉消化道出血严重程度的估计、周围循环状态的判断;

3. 了解消化道出血的鉴别诊断。

二、重要知识点

消化道出血的病因诊断、临床表现以及急性消化道出血的治疗。

三、临床技能要点

消化道出血严重程度的估计、周围循环状态的判断、出血是否停止的判断。

四、思考和讨论

1. 上消化道出血的常见病因有哪些? 如何根据临床表现初步判断出血的病因? 如何进一步明确诊断?

2. 处理消化道出血的首要措施是什么? 止血措施有哪些?

第一节 上消化道出血

一、病因

临床上最常见病因:消化性溃疡、食管胃底静脉曲张破裂、急性糜烂出血性胃炎、胃癌。

(一)上消化道疾病

1. 食管疾病 食管炎、食管贲门黏膜撕裂综合征。

2. 胃十二指肠疾病 消化性溃疡、胃癌、急性糜烂出血性胃炎。

(二)门静脉高压引起的食管胃底静脉曲张破裂或门脉高压性胃病

(三)上消化道邻近器官和组织的疾病

1.胆道出血　胆管癌。

2.胰腺疾病累及十二指肠　胰腺癌。

3.主动脉瘤破入食管、胃或十二指肠。

4.纵隔肿瘤或脓肿破入食管。

(四)全身性疾病

1.血管性疾病　过敏性紫癜。

2.血液病　血友病、白血病、弥散性血管内凝血。

3.尿毒症。

4.结缔组织病　系统性红斑狼疮。

5.急性感染　流行性出血热。

6.应激相关胃黏膜损伤。

二、临床表现

临床表现取决于出血量和出血速度。

1.呕血与黑粪　上消化道出血的特征性表现。

2.失血性周围循环衰竭　头晕、乏力、心悸、晕厥等。

3.贫血和血象变化　急性出血为正细胞正色素性贫血，慢性出血为小细胞低色素性贫血，白细胞计数轻至中度升高。

4.发热　出血后出现低热。

5.氮质血症　肠源性氮质血症。

三、诊断

(一)上消化道出血诊断的确立

1.上消化道出血的早期识别。

2.排除消化道以外的出血因素。

3.判断上消化道还是下消化道出血。

(二)出血严重程度的估计和周围循环状态的判断

1.危险性预测。

2.出血量估计。

(三)出血是否停止的判断

(四)出血的病因诊断

1.临床表现和实验室检查提供线索。

2.胃镜检查　病因诊断的首选方法。

3.X线钡餐检查　适用于有胃镜检查禁忌证或不愿进行胃镜检查者。

4.其他检查　选择性腹部动脉造影，放射性核素^{99m}锝标记红细胞扫描、胶囊内镜及小肠镜检查。

四、治疗

上消化道大量出血病情急、变化快，严重者可危及生命，应采取积极措施进行抢救。抗休克，迅速补充血容量应放在一切医疗措施首位。

（一）一般急救措施

卧位休息、保持呼吸道通畅、严格监测生命体征。

（二）积极补充血容量

建立静脉输液通道，尽快补充血容量，紧急输血指征。

（三）止血措施

1. 食管胃底静脉曲张破裂大出血

（1）药物止血：血管加压素同时加用硝酸甘油、三甘氨酰赖氨酸加压素、生长抑素及其拟似物。

（2）气囊压迫止血：三腔二囊管。

（3）内镜治疗：内镜直视下注射硬化剂，套扎治疗。

（4）外科手术或经颈静脉肝内门体分流术。

2. 非曲张静脉破裂大出血止血措施

（1）抑制胃酸分泌的药物：质子泵抑制剂。

（2）内镜治疗：注射治疗、激光治疗、微波治疗、上止血夹等。

（3）手术治疗。

（4）介入治疗：血管栓塞治疗。

第二节　下消化道出血

一、病因

（一）肠道原发疾病

肿瘤和息肉、炎症性病变、血管病变、肠壁结构性病变、肛门病变。

（二）全身性疾病累及肠道

白血病和出血性疾病；风湿性疾病如系统性红斑狼疮、结节性多动脉炎、Behcet 病、淋巴瘤；尿毒症性肠炎。

（三）腹腔邻近脏器恶性肿瘤浸润或脓肿破溃入肠腔引起

最常见的原因是大肠癌和大肠息肉，肠道炎症次之。不明原因出血少见，但诊断困难。

二、临床表现

1. 症状　一般为血便或暗红色大便，不伴呕血。鲜红血便附于粪便表面多为肛门、直肠、乙状结肠病变，黏液脓血便多见于菌痢、溃疡性结肠炎。

2. 体格检查　皮肤黏膜有无皮疹，淋巴结有无肿大，腹部检查（注意腹部压痛及包块），肛门直肠检查（有无肿块）。

三、实验室检查、内镜及影像学检查、手术探查

结肠镜、X线钡剂造影、放射性核素扫描、胶囊内镜、双气囊小肠镜、手术探查。

四、下消化道出血的诊断步骤

1. 临床表现和实验室检查提供线索。
2. 内镜检查　结肠镜检查是诊断大肠及回肠末端病变的首选检查方法。
3. X线钡剂造影检查(出血停止)。
4. 选择性动脉造影,放射性核素^{99m}锝标记红细胞扫描(出血活动期)。
5. 上述结果阴性选择胶囊内镜或(及)双气囊小肠镜,用于小肠病变的诊断。
6. 出血不止危及生命行手术探查,术中内镜检查。

五、治疗

主要是病因治疗,大出血积极抢救。

1. 一般急救补充血容量,方法同上消化道出血。
2. 止血治疗　内镜下止血、凝血酶保留灌肠、血管活性药物应用、动脉栓塞治疗、紧急手术治疗。
3. 病因治疗。

消化道出血典型病例

患者男性,45岁。

主诉:呕血5h。

现病史:患者于5h前无明显诱因突然出现呕血,为鲜红色血液,共呕吐3次,总量约1000ml,伴头晕、乏力、胸闷、心悸,时有烦躁不安,无晕厥,无腹痛、腹胀,无发热,无解黑便。

既往史:既往无肝炎病史,否认高血压、糖尿病、冠心病病史。

查体:BP 75/45mmHg,神志清楚,重度贫血貌,面色苍白,四肢厥冷,皮肤无出血点及皮疹,浅表淋巴结无肿大,双肺无异常,心率120次/min,律齐,无杂音。腹平软,无压痛、反跳痛,肝脾肋下未触及,肠鸣音活跃。

讨论

1. 根据患者的临床表现,你考虑患者的出血部位为上消化道还是下消化道?

上消化道出血。

2. 患者出血的病因你考虑有哪些?应完善哪些检查以明确病因诊断?

消化性溃疡并出血,食管胃底静脉曲张破裂,急性糜烂出血性胃炎,胃癌。应做胃镜检查以明确病因。

3. 患者入院后急诊胃镜检查结果如图3-3-1,请分析胃镜图片。

图中胃镜可见十二指肠球部前壁溃疡及活动性出血。

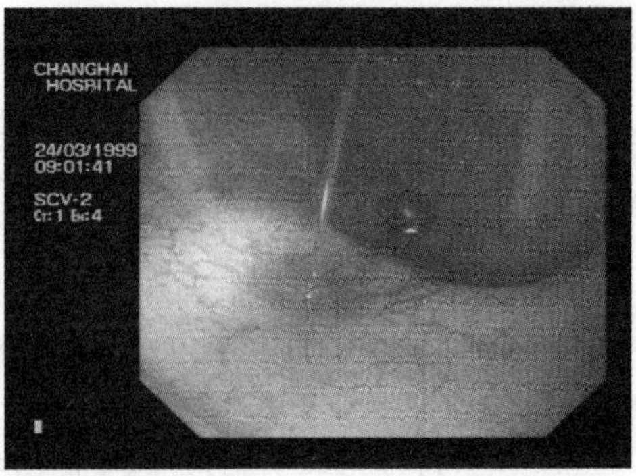

图 3-3-1　胃镜检查(十二指肠)

4.本病例首要的治疗措施是什么?

抗休克治疗,迅速补充血容量。

5.本病例的止血措施有哪些?

(1)抑制胃酸分泌的药物:质子泵抑制剂。

(2)内镜治疗:注射治疗、激光治疗、微波治疗、上止血夹等。

(3)手术治疗。

(4)介入治疗:血管栓塞治疗。

(蔡笃雄　曾仕平)

第四章　炎症性肠病

炎症性肠病(inflammatory bowel disease,IBD)是指一种病因尚未明确的慢性非特异性肠道炎症性疾病,包括溃疡性结肠炎(ulcerative colitis,UC)和克罗恩病(Crohn's disease, CD)

一、目的与要求

1. 掌握炎症性肠病(溃疡性结肠炎和克罗恩病)的临床表现、诊断及鉴别诊断、并发症;
2. 熟悉炎症性肠病的病理特征、治疗原则、主要药物治疗的机制;
3. 了解炎症性肠病的病因、发病机制、流行病学特点及治疗进展。

二、重要知识点

炎症性肠病(溃疡性结肠炎和克罗恩病)的临床表现、内镜表现、诊断及鉴别诊断、并发症。

三、临床技能要点

溃疡性结肠炎和克罗恩病的临床表现特点。

四、思考和讨论

1. 如何鉴别溃疡性结肠炎与克罗恩病?
2. 溃疡性结肠炎与克罗恩病的并发症有何不同? 为什么?

第一节　溃疡性结肠炎

一、病理

病变部位、范围、病理特点(病变主要累及直肠、乙状结肠,较重者可累及降结肠或全结肠,为连续性、非节段分布,病变一般局限于黏膜与黏膜下层)。

二、临床表现

(一)症状

1. 消化系统表现

(1)腹泻和黏液脓血便:本病活动期的重要表现。

(2)腹痛:多为左下腹或下腹的阵痛。

(3)其他症状:腹胀、食欲不振、恶心、呕吐等。

2. 全身表现　发热、消瘦、贫血、低蛋白血症等表现。

3.肠外表现　外周关节炎、结节性红斑、巩膜外层炎、口腔复发性溃疡等。

(二)体征

左下腹压痛,如有腹肌紧张、反跳痛、肠鸣音减弱应注意中毒性巨结肠、肠穿孔等并发症。

(三)临床分型

1.临床类型　初发型、慢性复发型、慢性持续型、急性暴发型。

2.严重程度　轻度、中度、重度。

3.病变范围　直肠炎、直肠乙状结肠炎、左半结肠炎、广泛性或全结肠炎。

4.病情分期　活动期、缓解期。

三、实验室和其他检查

(一)血液检查

血红蛋白下降,血沉加快和C-反应蛋白升高。

(二)粪便检查

常规致病菌培养,找溶组织阿米巴滋养体及包囊,找血吸虫。

(三)自身抗体检测

抗中性粒细胞胞浆抗体、抗酿酒酵母抗体。

(四)结肠镜检查

结肠镜检查是诊断和鉴别诊断的最重要手段之一。本病病变呈连续性、弥漫性分布,从肛端开始逆行向上扩展。内镜所见改变:①黏膜血管纹理模糊、紊乱、充血、水肿、易脆、出血及脓性分泌物附着,亦常见黏膜粗糙,呈细颗粒状;②病变明显处可见弥漫性多发糜烂或溃疡;③慢性病变者可见结肠袋囊变浅、变钝或消失,假息肉及桥形黏膜等。

(五)X线钡剂灌肠检查

所见X线特征有:①黏膜粗乱或颗粒样改变;②多发性浅表溃疡;③肠管缩短、结肠袋消失、肠腔狭窄、铅管状肠壁等。

四、并发症

中毒性巨结肠,直肠结肠癌变,肠出血,肠穿孔。

五、治疗

治疗目的是控制急性发作,维持缓解,减少复发,防治并发症。

(一)一般治疗

1.强调休息、饮食及营养;

2.对腹痛、腹泻的对症治疗;

3.抗生素治疗。

(二)药物治疗

1.水杨酸制剂　柳氮磺胺吡啶(SASP)和5-氨基水杨酸(5-ASA)。

2.糖皮质激素　氢化可的松、甲基泼尼松龙、泼尼松龙。

3.免疫抑制剂　环孢素A、硫唑嘌呤。

(三)手术治疗

1. 紧急手术指征。

2. 择期手术指征。

溃疡性结肠炎典型病例

患者男性,17 岁。

主诉:间断性腹痛、便血半年,加重 20 天。

现病史:患者半年前无明显诱因出现腹部隐痛,大便带少量鲜血,每日 1～2 次,近 3 月来腹痛加重,以左下腹为主,呈阵发性绞痛,便血量较前增多,鲜血混于便中。近 20 天出现发热,体温 37.5～39.0℃。外院给予地塞米松、输血、止血、补液等治疗不见好转,大便 7～8 次/日,为暗红色血便,量较多,无里急后重。

既往史:无菌痢病史及结核病史。

查体:T 36.5℃,发育正常,营养差,消瘦,贫血貌,皮肤无出血点及皮疹,浅表淋巴结无肿大,眼睑苍白,心肺无异常,腹平坦,未见肠型,腹软,脐周及左下腹压痛,无反跳痛,肝脾肋下未及,四肢无水肿。

讨论

1. 结合病史、体征,提出可能诊断。

溃疡性结肠炎,克罗恩病,肠结核。

2. 下一步应完善哪些检查?哪项检查对确诊有意义?

粪便检查、血沉、血常规、肠镜。肠镜检查对确诊有意义,

3. 从患者肠镜图 3-4-1 中可看到哪些异常改变?

乙状结肠黏膜血管纹理模糊、紊乱、充血、水肿、出血,病变明显处可见弥漫性多发糜烂灶。

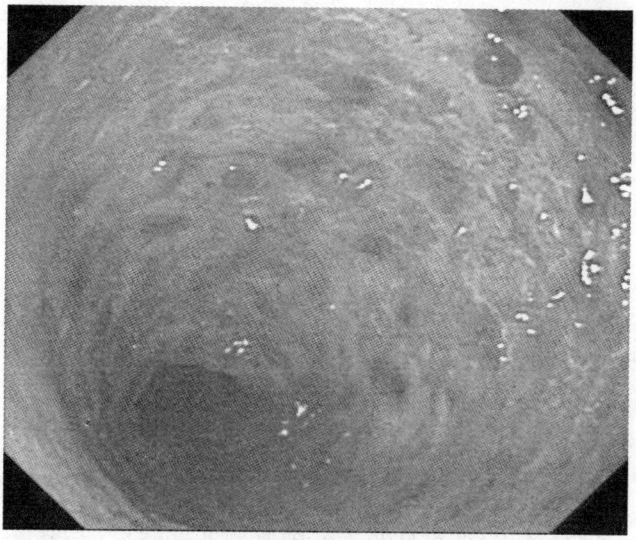

图 3-4-1　肠镜显示乙状结肠

4. 结合患者上述检查,请给出完整诊断。

溃疡性结肠炎,初发型,重度,直肠乙状结肠炎,活动期。

第二节　克罗恩病

一、病理

多累及末端回肠和右半结肠,以回盲部最为常见,病理特点为不连续的全壁性肠炎、裂隙

状溃疡、黏膜下层显著增厚、淋巴细胞聚集和结节样肉芽肿（即非干酪坏死性肉芽肿）形成。

二、临床表现

（一）消化系统表现

1. 腹痛　最常见症状，多位于右下腹或脐周，间歇性发作。

2. 腹泻　粪便多呈糊状，一般无脓血或黏液。

3. 腹部包块　以右下腹与脐周为多见，由于肠粘连、肠壁增厚、肠系膜淋巴结肿大、内瘘或局部脓肿形成所致。

4. 瘘管形成　是克罗恩病的临床特征之一，分内瘘和外瘘。

5. 肛门周围病变　瘘管、脓肿形成及肛裂等病变。

（二）全身表现

1. 发热　间歇性低热或中度热常见，少数呈驰张热伴毒血症。

2. 营养障碍　主要表现为消瘦、贫血、低蛋白血症、维生素缺乏、缺钙致骨质疏松等。

（三）肠外表现

外周关节炎、结节性红斑、巩膜外层炎、口腔复发性溃疡等。

（四）临床分型

1. 临床类型　狭窄型、穿透型、非狭窄非穿透型（炎症型）。

2. 病变部位　小肠型、回肠型、回结肠型。

3. 严重程度　轻度、中度、重度。

三、并发症

肠梗阻，腹腔内脓肿，急性穿孔或大量便血，癌变。

四、实验室和其他检查

（一）实验室检查

贫血，血沉加快，C-反应蛋白升高。

（二）影像学检查

胃肠 X 线钡餐和钡剂灌肠检查，可见节段性肠壁受累，常以回肠末端为主。病变黏膜紊乱、变粗、变平、痉挛性狭窄。随着病变进展，可见裂隙状溃疡、瘘管形成和卵石症。后期肠腔节段性狭窄，重者纤细如线，称为线样征，钡影显示出跳跃征象。CT 可见肠襻增厚、盆腔或腹腔脓肿。

（三）结肠镜检查

病变呈节段性分布，病变肠段之间黏膜正常；见纵行或匐行性溃疡；因肠黏膜下层高度充血水肿而使黏膜隆起，呈鹅卵石样外观；多发炎性息肉；肠腔狭窄。

（四）组织病理学检查

活检为非干酪坏死性肉芽肿。隐窝结构正常，杯状细胞不减少。

五、治疗

治疗目的：控制急性发作，维持缓解，减少复发，防治并发症。

(一)一般治疗

应给予高热量、高蛋白质、低脂少渣食物,补充多种维生素及微量元素。

(二)药物治疗

1. 氨基水杨酸制剂　柳氮磺胺吡啶(SASP)和5-氨基水杨酸(5-ASA)。

2. 糖皮质激素　是目前控制病情活动最有效药物,适用于活动期,一般推荐泼尼松30～60mg/日,待病情缓解后递减药量,维持半年左右。病情严重者可用氢化可的松或甲基泼尼松龙直接静脉给药。病变局限在左半结肠者可用糖皮质激素保留灌肠。

3. 免疫抑制剂　硫唑嘌呤。

4. 抗菌药物　合并感染如肛周病变和瘘管形成,可用甲硝唑或环丙沙星等抗菌药物治疗。

5. 生物制剂　促炎细胞因子拮抗剂TNF-α单克隆抗体(英夫利昔)。

(三)手术治疗

适应证为完全性肠梗阻、瘘管与腹腔脓肿形成、急性穿孔和不能控制的大量出血及疑有癌变者。

克罗恩病典型病例

患者女性,28岁。

主诉:腹痛、发热、腹泻半月余。

现病史:患者于半个月前无明显诱因出现下腹阵发性隐痛并解糊状脓血便,每日4～12次,每次量较少,伴里急后重、低热,无恶心、呕吐,在外院治疗近半月(具体不详),症状无明显改善。

既往史:否认痢疾、肝炎病史,无结核病史。

查体:T 37.5℃,神志清,发育滞后,营养差,消瘦,贫血貌,皮肤无出血点及皮疹,浅表淋巴结无肿大,心肺无异常,腹平坦,未见肠型,腹软,无明显压痛,无反跳痛,肝脾肋下未及,四肢无水肿,肛门处可见肛周瘘管形成(图3-4-2)。

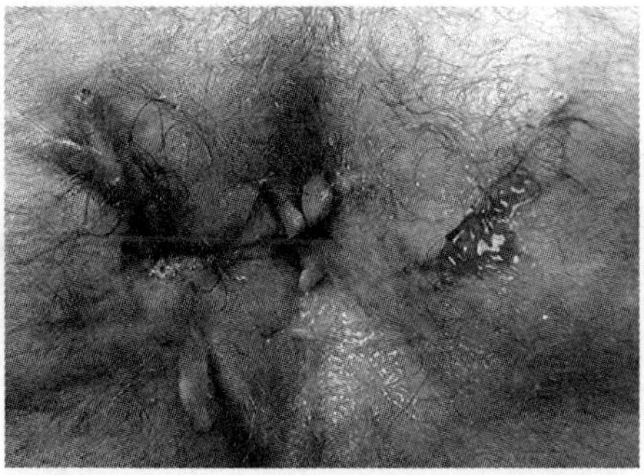

图3-4-2　克罗恩病患者可见肛周瘘管形成,同时可见疤痕形成和变形

讨论

1. 分析本病例特点,提出初步诊断。

克罗恩病。

2. 哪项检查对本病例确诊有最重要的意义?

肠镜及组织病理学检查。

3. 从患者肠镜(图3-4-3、图3-4-4),可看到哪些异常改变?

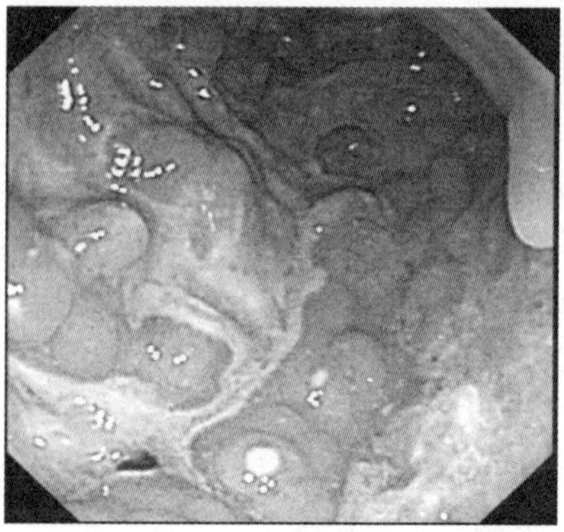

图 3-4-3　肠镜(一)

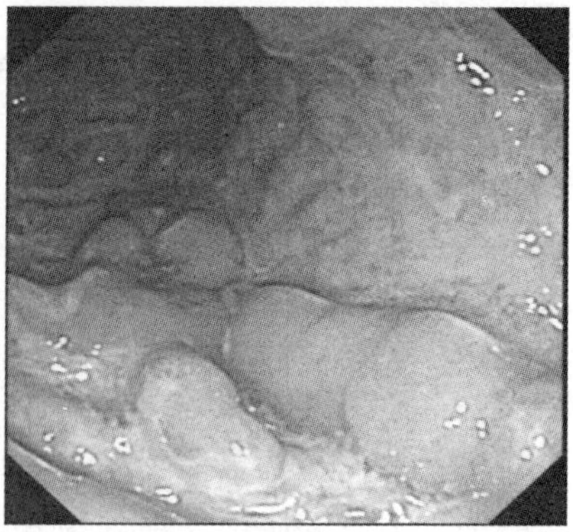

图 3-4-4　肠镜(二)

结肠可见纵行或匍行性溃疡；因肠黏膜下层高度充血水肿而使黏膜隆起，呈鹅卵石样外观；多发炎性息肉。

病理活检结果如图 3-4-5 所示。

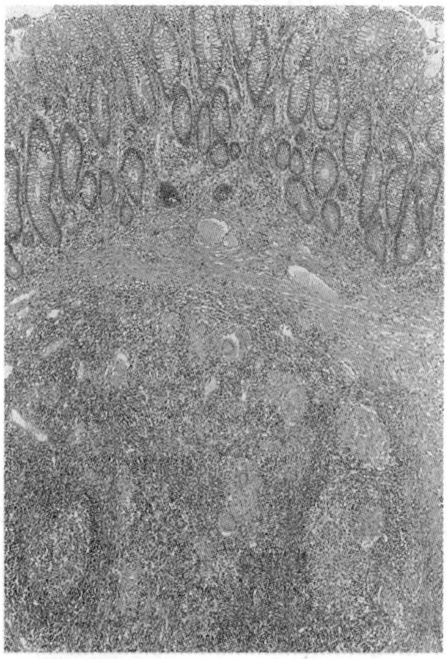

图 3-4-5　克罗恩病结肠炎的显微镜下观，显示黏膜下为数个成熟的非干酪样肉芽肿和有生发中心的淋巴样聚集体

4. 结合患者上述检查，请给出明确诊断。

克罗恩病。

5. 简述本病例的治疗原则。

控制急性发作，维持缓解，减少复发，防治并发症。

（蔡笃雄　曾仕平）

第五章 肝性脑病

肝性脑病(heptic encephalopathy,HE)是由于严重肝病引起的,以代谢紊乱为基础、中枢神经系统功能失调的综合征,其主要临床表现是意识障碍、行为失常和昏迷。

一、目的与要求

1. 掌握肝性脑病的临床表现、诊断要点。
2. 熟悉肝性脑病的治疗、预后。
3. 了解肝性脑病的诱因、发病机制(主要是氨中毒学说)及鉴别诊断。

二、重要知识点

肝性脑病的临床表现、实验室检查及治疗原则。

三、临床技能要点

肝性脑病的神经体征。

四、思考和讨论

1. 肝性脑病的临床表现有哪些,如何分期?
2. 肝性脑病的主要发病机制是什么?
3. 肝性脑病的诊断要点有哪些?
4. 肝性脑病的治疗原则有哪些?

肝性脑痛

一、病因和发病机制

(一)病因

1. 主要病因 肝硬化、急性或暴发性肝功能衰竭、原发性肝癌等。

2. 常见诱因 上消化道出血、大量排钾利尿、感染、大量放腹水、高蛋白饮食、安眠镇静药、麻醉药、便秘、尿毒症和外科手术等。

(二)发病机制

1. 神经毒素(氨中毒学说) 氨的形成和代谢、血氨增高原因、影响氨中毒因素、血氨对中枢神经系统的毒性作用。

2. 神经递质的变化 GABA/BZ 神经递质、假性神经递质、色氨酸。

二、临床表现

按意识障碍程度、神经系统表现和脑电图改变可分为四期。

(一)一期(前驱期)

1. 症状　焦虑、欣快激动、淡漠、睡眠颠倒、健忘等轻度精神异常。

2. 体征　可有扑翼样震颤。

(二)二期(昏迷前期)

1. 症状　嗜睡、行为异常、言语不清、书写障碍及定向力障碍。

2. 体征　腱反射亢进、肌张力增高、踝阵挛、病理征阳性,有扑翼样震颤。

(三)三期(昏睡期)

1. 症状　昏睡,可唤醒。

2. 体征　扑翼样震颤、腱反射亢进、肌张力增高、椎体束征阳性。

(四)四期(昏迷期)

1. 症状　昏迷,不能唤醒。

2. 体征　浅昏迷:腱反射、肌张力亢进;深昏迷:各种反射消失、肌张力降低。

三、实验室及其他检查

(一)血氨

慢性肝性脑病患者多有血氨升高,急性肝性脑病患者血氨可以正常。

(二)脑电图

节律变慢,δ 波或三相波。

(三)诱发电位

(四)心理智能测试

(五)影像学检查

急性肝性脑病患者 CT 或 MRI 检查可发现脑水肿,慢性肝性脑病患者可发现脑萎缩。

四、诊断和鉴别诊断

(一)诊断要点

1. 严重肝病(肝硬化、重症肝炎、暴发性肝功能衰竭、原发性肝癌、严重胆道感染及妊娠期脂肪肝)或(和)广泛门体侧支循环;

2. 精神错乱、昏睡或昏迷;

3. 肝性脑病的诱因;

4. 明显肝功能损害或血氨增高。

扑击样震颤和典型的脑电图改变有重要参考价值。

(二)鉴别诊断

1. 精神病　以精神症状为主的病例,应注意与精神病鉴别。

2. 其他原因所致的昏迷　如中枢神经系统感染、脑血管意外、尿毒症、糖尿病昏迷、低血糖及镇静安眠药过量和脑肿瘤等。

五、治疗

(一)及早识别及消除诱因

1. 慎用镇静药及损伤肝功能的药物。
2. 纠正电解质及酸碱平衡紊乱。
3. 止血及清除肠道积血。
4. 预防及控制感染。
5. 其他。

(二)减少肠内氮源性毒物的生成和吸收

1. 限制蛋白质饮食。
2. 清洁肠道。
3. 乳果糖或乳梨醇。
4. 口服抗生素。

(三)促进体内氨的代谢

1. L-鸟氨酸-L-门冬氨酸。
2. 鸟氨酸-α-酮戊二酸。
3. 其他:谷氨酸钠或钾、精氨酸等。

(四)调节神经递质

1. GABA/BZ 复合受体拮抗剂。
2. 减少或拮抗假性神经递质。

(五)人工肝

(六)肝移植

(七)重症监护

1. 纠正水、电解质和酸碱平衡失调。
2. 保护脑细胞功能。
3. 保持呼吸道通畅。
4. 防治脑水肿。
5. 防治出血与休克。

肝性脑病典型病例

患者男性,46 岁。

主诉:意识障碍 5h。

现病史:患者于 5h 前无明显诱因出现意识障碍,初为意识模糊,时有烦躁不安,后呈昏迷状态,无恶心、呕吐,无扑翼样震颤,无头痛,无抽搐,无口吐白沫,无大小便失禁。家人急送我院急诊科就诊,予补液支持等治疗,症状无改善,遂拟“肝性脑病”收住我科。患者自发病以来,精神差,未进食,未解大小便,近期体重无明显变化。

既往史:有慢性乙型肝炎病史 20 余年,未系统诊治,未监测肝功能。今年 3 月份在本院住院确诊为原发性肝癌,并行介入治疗。否认高血压、冠心病、糖尿病等病史,无输血史。否认有食物及药物过敏史。

查体：BP 100/65mmHg，发育正常，营养中等，神志不清，呈浅昏迷状态，查体不合作。全身皮肤、黏膜重度黄染，四肢静脉针穿刺处可见多个瘀斑，可见肝掌，未见蜘蛛痣，浅表淋巴结无肿大。心肺未见异常。腹部膨隆，无腹壁静脉曲张，腹肌软，全腹无压痛及反跳痛，未触及包块。肝肋下 5cm 触及，质硬，未触及结节，脾肋下未触及，移动性浊音阳性，肠鸣音减弱，1次/min，双下肢重度凹陷性水肿。四肢肌张力增高，腱反射亢进，病理反射未引出。

讨论

1. 结合病史、体征，提出可能诊断。

原发性肝癌合并肝性脑病。

2. 为明确诊断，需完善哪些检查？

肝功能，血氨，脑电图，头颅 CT 或 MRI。

3. 患者入院后急查血生化：K 5.7mmol/L，Na 130mmol/L，Glu 2.48mmol/L，BUN 24.94mmol/L，Cr 397.6μmol/L，ALT 153U/L，AST 372U/L，ALB 23g/L，TBIL 554.94mmol/L，DBIL 358.92mmol/L，血氨 110μmol/L（正常值 11～32μmol/L），凝血四项：PT 22s。根据上述结果，请指出本病例最可能的诊断及诊断依据。

最可能的诊断：肝性脑病。

依据：肝癌病史，意识障碍（昏迷），明显肝功能损害及血氨增高。

4. 根据患者的上诉资料，请判断患者的预后。

根据 Child-Pugh 分级为 C 级，预后差。

5. 请简述本病例的治疗原则。

（1）及早识别及消除诱因（最重要的治疗）；

（2）减少肠内氮源性毒物的生成和吸收；

（3）促进体内氨的代谢；

（4）调节神经递质；

（5）人工肝；

（6）肝移植；

（7）重症监护。

（蔡笃雄　曾仕平）

第六章 肝硬化

肝硬化(hepatic cirrhosis)是一种常见的由不同原因引起的,以肝脏弥漫性纤维化、假小叶和再生结节形成为特征的慢性、进行性肝病;多系统受累,以肝功能损害和门脉高压为主要表现;晚期常出现消化道出血、肝性脑病、继发感染等严重并发症。

一、目的与要求

1. 掌握本病的病因、临床表现、并发症、诊断和治疗原则。
2. 熟悉本病的辅助检查、鉴别诊断。
3. 了解本病的发病机制、病理及预后。

二、重要知识点

肝硬化的病因、临床表现、并发症、诊断和治疗原则。相关生化检查、胃镜、影像表现,假小叶病理图片。

三、临床技能要点

慢性肝病体征、腹水体征、肝脾触诊。

四、思考和讨论

1. 引起肝硬化的常见病因有哪些?
2. 肝硬化的诊断依据有哪些?
3. 肝硬化的常见并发症有哪些?
4. 肝硬化的治疗原则是什么?

肝硬化

一、病因

病毒性肝炎、酒精中毒、非酒精性脂肪性肝炎、胆汁淤积、循环障碍、工业毒物、药物、营养障碍、代谢障碍(血色病、肝豆状核变性)、自身免疫性肝炎、血吸虫病等。

二、病理生理

各种原因→肝细胞弥漫变性坏死,肝小叶纤维支架塌陷纤维组织增生、肝细胞结节状再生→损伤与修复反复交替→肝小叶结构改建、肝血液循环途径改建,肝变形、变硬→门静脉高压症、肝功能不全。

三、病理

小结节性肝硬化:直径多在 3～5mm,不超过 1cm,最常见。
大结节性肝硬化:直径 10～30mm,最大达 50mm。
大小结节混合性肝硬化:大小结节混合。

四、临床表现

临床上分为肝功能代偿期和失代偿期。
失代偿期临床表现:

(一)症状

1.全身症状　营养差、消瘦乏力、皮肤干枯、可有不规则低热等。
2.消化系统症状　厌食、上腹部饱胀不适、恶心、纳差、腹胀、腹痛、腹泻、黄疸等。
3.出血倾向和贫血　鼻出血、牙龈出血、皮肤紫癜、女性月经过多、消化道出血。
4.内分泌紊乱　男性患者常有性欲减退、睾丸萎缩、毛发脱落及乳房发育等,女性有月经失调、闭经、不孕等,糖尿病、低血糖。
5.门脉高压症表现
(1)脾肿大:脾功能亢进。
(2)侧支循环建立和开放:食管胃底静脉曲张;腹壁静脉曲张;痔静脉扩张。
(3)腹腔积液。

(二)体征

视:肝病面容,毛细血管扩张,肝掌(图 3－6－1),蜘蛛痣(图 3－6－2),男性乳房发育,黄疸,腹壁静脉曲张(图 3－6－3)。
听:无特殊。
触:肝脏早期肿大,后期缩小,脾肿大。
叩:移动性浊音阳性。

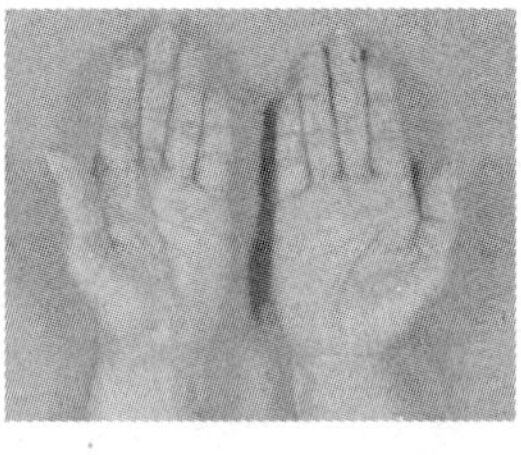
图 3－6－1　肝掌

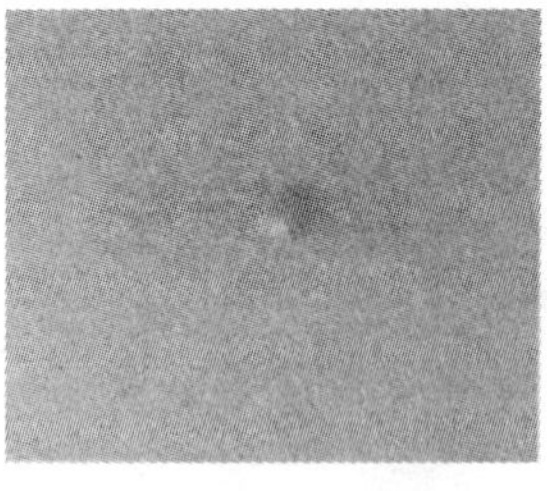
图 3－6－2　蜘蛛痣

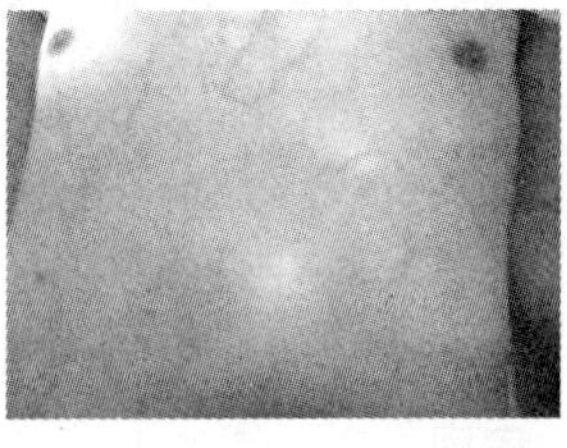
图 3－6－3　腹壁静脉曲张

五、实验室和特殊检查

血、尿、粪常规,肝功能,免疫学检查,影像学检查,内镜检查,肝穿刺活检,腹水检查,腹腔镜检查,门脉压力测定。

六、并发症

上消化道出血、肝性脑病、感染、肝肾综合征(hepatorenal syndrome,HRS)、电解质和酸碱平衡紊乱、肝肺综合征、原发性肝癌、门静脉血栓形成。

七、治疗

1. 一般治疗　保证休息，高热量、高蛋白饮食，支持疗法。
2. 抗纤维化治疗

药物：①核苷酸类药物：拉米呋定、阿德福韦脂、替比呋定、恩替卡韦。
②干扰素：PEG-INGa、普通干扰素。

3. 腹水治疗　限制钠水摄入、利尿剂、输白蛋白等。
4. 并发症的治疗　食管胃底静脉曲张破裂出血、肝性脑病等。
5. 手术治疗。
6. 肝移植。

八、预后

Child-Pugh 分级。

肝硬化典型病例

患者男性，55 岁。

主诉：反复腹胀 1 月，加重伴双下肢水肿 4 天。

现病史：患者于 1 月前无明显诱因出现腹胀，伴乏力、尿黄，时有解黑便，患者曾在外院治疗，具体诊治不详，经治疗，症状好转，但反复发作。4 天前无明显诱因再次出现上述症状，腹胀较前加重，伴双下肢水肿，无畏寒、发热，无腹痛、腹泻，无咳嗽、咳痰，患者发病以来，精神、食欲、睡眠欠佳，尿量少，近期体重下降(具体不详)。

既往史：既往有慢性乙肝病毒携带病史 20 余年，否认高血压、糖尿病、冠心病病史，无食物及药物过敏史。

查体：T 37℃，BP 70/45mmHg，R 30 次/min，神志清，对答切题，皮肤、巩膜轻度黄染，可见肝掌，胸前可见散在蜘蛛痣，皮肤无出血点及皮疹，浅表淋巴结无肿大，双肺无异常，心率 90 次/min，律齐，无杂音。腹部膨隆，腹肌软，全腹无压痛及反跳痛，肝脏肋下未及，脾脏肋下 3cm，移动性浊音阳性，肠鸣音存在，双下肢凹陷性水肿。

讨论

1. 结合病史、体征，提出可能诊断。

乙型病毒性肝炎后肝硬化失代偿期。

2. 本病例应完善哪些检查以进一步支持诊断？

肝炎病毒标志物，肝功能，肝脏 B 超或 CT，胃镜，肝活检。

3. 患者入院查血常规示：WBC $3.1\times10^{9}/L$，RBC $2.51\times10^{12}/L$，PLT $61\times10^{9}/L$，胃镜检查如图 3-6-4 所示，请分析患者的检查结果。

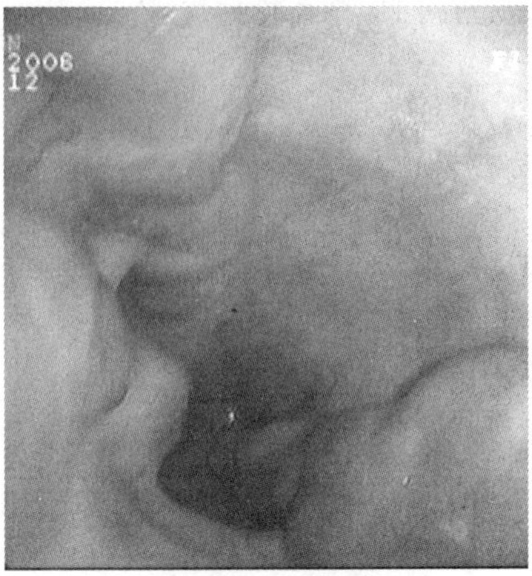

图 3-6-4 胃镜检查

血常规提示三系血细胞降低，考虑脾功能亢进所致。

胃镜显示食管可见三条曲张迂曲的蓝色静脉。

4. 患者查 AFP：860ng/ml，需考虑与哪种疾病鉴别，如何鉴别？

需与原发性肝癌鉴别，监测 AFP，完善肝脏 B 超、CT 或 MRI 检查，抽腹水找癌细胞，必要时肝活检。

5. 患者病程中有解黑便，住院后突然出现呕血，你考虑病因是什么？

食管静脉曲张破裂出血。

6. 本病的治疗原则是什么？

针对病因治疗（抗病毒治疗），阻止肝硬化进一步发展，积极防治并发症（食管胃底静脉曲张破裂出血、自发性腹膜炎、肝性脑病的治疗），肝移植。

（蔡笃雄　曾仕平）

第七章　急性胰腺炎

急性胰腺炎(acute pancreatitis)是由于多种病因导致胰酶在胰腺内被激活后引起胰腺及胰周围组织自我消化、水肿、出血甚至坏死的炎症反应。临床以急性上腹痛、恶心、呕吐、发热、血尿淀粉酶增高为特点。

一、目的与要求

1. 掌握本病各种类型的临床特点、诊断要点及治疗措施。
2. 熟悉本病的并发症、鉴别诊断及预防。
3. 了解本病的病因及发病机制。

二、重要知识点

急性胰腺炎的临床表现,相关血尿淀粉酶、血生化结果、胰腺 CT 表现,并发症和治疗原则。

三、临床技能要点

重症急性胰腺炎的腹膜炎体征,腹部触诊要点。

四、思考和讨论

1. 病人有哪些表现时应按重症急性胰腺炎处置?
2. 如何评价血尿淀粉酶及 CT 检查在急性胰腺炎诊断及病情评估中的价值?
3. 急性胰腺炎的局部和全身并发症有哪些?
4. 急性胰腺炎的内科综合性治疗措施包括哪些内容?

急性胰腺炎

一、病因和发病机制

(一)常见病因

1. 胆石症与胆道疾病。
2. 大量饮酒和暴饮暴食。
3. 高脂血症。

(二)其他病因

胰管阻塞,手术与创伤,内分泌与代谢障碍,感染,药物,其他。

二、发病机制

各种病因导致胰腺消化酶的激活，引起胰腺组织的自身消化，导致胰腺组织炎症反应。

三、病理

1. 急性水肿型　胰腺肿大，水肿，炎症细胞浸润。
2. 急性坏死型　胰腺出血，坏死，炎症细胞浸润。

四、临床表现

临床分型：轻症急性胰腺炎、重症急性胰腺炎。

（一）症状

1. 腹痛

（1）机制：胰腺急性水肿、炎性渗出、肠麻痹、胰管阻塞或伴胆囊炎胆石症；

（2）部位：中上腹或以左上腹为主；

（3）性质：钝痛、刀割样；

（4）时间：轻症 3～5 天，重症时间更长。

2. 恶心、呕吐及腹胀。

3. 发热　多数低、中度发热，若胰腺坏死，则出现高热。

4. 低血压和休克　出血坏死型。有效血容量不足、血管扩张、血管抑制因子、感染和出血。

5. 水、电解质及酸碱平衡紊乱。

（二）体征

1. 轻症急性胰腺炎　腹部体征较轻，腹胀、局部腹肌紧张、压痛，无全腹肌紧张、压痛和反跳痛，肠鸣音减少。

2. 重症急性胰腺炎　体征明显，重病容，烦躁不安，血压下降，呼吸心跳加快，并可出现下列情况：腹膜炎三联征，麻痹性肠梗阻，腹水征（血性，淀粉酶升高），Grey-Turner 征，Cullen 征，腹部触及包块，黄疸，手足搐搦（低钙血症）。

五、实验室和特殊检查

（一）淀粉酶测定

血清淀粉酶升高超过正常值的 3 倍可确诊为本病。

（二）生化检查

血糖升高，高胆红素血症，低钙血症，高甘油三酯血症。

（三）影像学检查

腹部平片、B 超、CT（平扫及增强）。CT 检查对急性胰腺炎的诊断和鉴别诊断、评估其严重程度，特别对鉴别轻和重症胰腺炎，以及附近器官是否累及具有重要价值（图 3－7－1、图 3－7－2）。

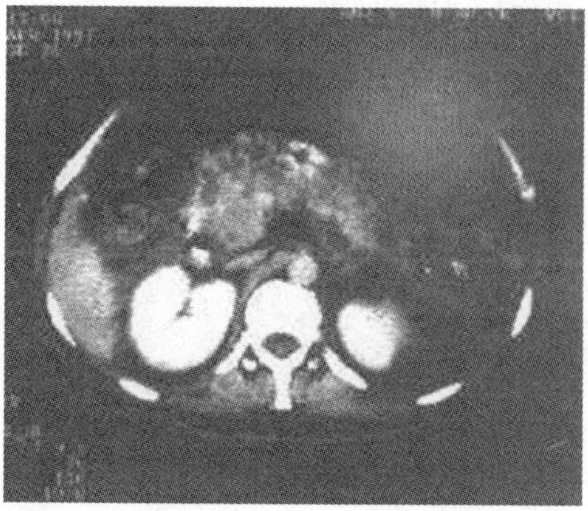

图 3-7-1　急性坏死性胰腺炎。胰腺区密度不均匀，并见高密度的出血灶和低密度的坏死区

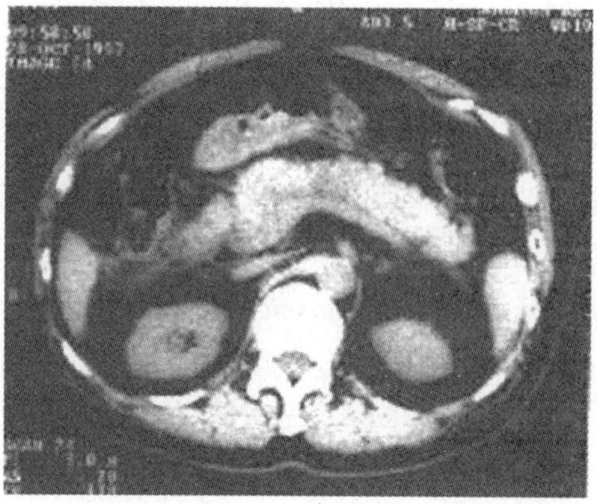

图 3-7-2　急性坏死性胰腺炎 CT 平扫示胰腺弥漫型增大，边缘模糊

六、并发症

（一）局部并发症

1. 胰腺脓肿　起病 2 周后。

2. 胰腺假性囊肿　起病 4 周后。

（二）全身并发症、多器官功能衰竭

①ARDS；②急性肾功能衰竭；③心律失常和心力衰竭；④消化道出血（急性胃黏膜病变）；⑤败血症及真菌感染；⑥DIC；⑦胰型脑病；⑧高血糖。

七、治疗

减少胰腺胰液分泌，防止胰腺继续发生自我消化，防治各种并发症的出现。

（一）轻症急性胰腺炎

禁食、胃肠减压、静脉输液、止痛、抗生素、抑酸。

（二）重症急性胰腺炎

1. 内科治疗　①监护；②维持水电解质平衡；③液体复苏；④营养支持；⑤抗生素；⑥减少胰液分泌；⑦抑制胰酶活性。

2. 内镜下行 Oddi 括约肌切开术（EST）。

3. 中医中药治疗。

4. 外科治疗　腹腔灌洗、手术。

急性胰腺炎典型病例一

患者男性，41 岁。

主诉：腹痛 6h。

现病史：患者 6h 前于饮酒及暴饮暴食后出现腹痛，以上腹部明显，呈持续性剧烈疼痛，伴低热，体温 37.5℃，时有烦躁不安，气促，无恶心、呕吐，感腹胀，无腹泻，无黄疸。在外院予抗感染、抑酸、解痉、补液治疗，症状无改善，遂到我院就诊。

既往史：否认高血压、肝炎、糖尿病等病史，否认药物、食物过敏史。

个人史：患者有长期大量饮酒病史，500g/日，白酒。

查体：T 37.5℃，BP 70/45mmHg，R 30 次/min，神志清，对答切题，急性病容，面色苍白，皮肤无出血点及皮疹，浅表淋巴结无肿大，双肺无异常，心率 110 次/min，律齐，无杂音。腹平坦，腹肌紧张，全腹压痛及反跳痛，肝脾肋下未及，移动性浊音阴性，肠鸣音消失。四肢厥冷。

讨论

1. 结合病史、体征，提出初步诊断。

重症急性胰腺炎。

2. 为明确诊断，需完善哪些检查，哪项检查对确诊有最重要的意义？

血清淀粉酶测定，血常规、血生化、胰腺 CT 检查。血清淀粉酶及胰腺 CT 检查对确诊有最重要的意义。

3. 患者入院后急查结果如下：血糖 18.5mmol/L，血电解质：K 4.5mmol/L，Na 129mmol/L，Ca 1.70mmol/L，血 AMY 988mmol/L（正常值 15～220mmol/L），血常规：WBC 18.5×10^9/L，NE 90%。根据以上结果，你考虑最可能的诊断是什么？

急性胰腺炎（血 AMY 超过正常值 3 倍）。

4. 患者入院后急查腹部 CT，如图 3－7－3 所示，请分析 CT 图片。

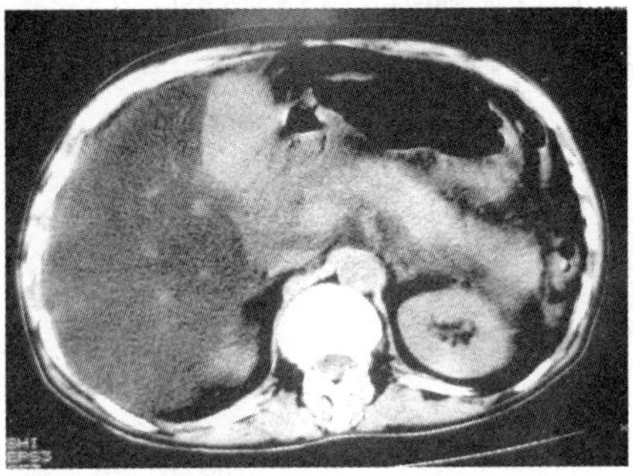

图 3－7－3　腹部 CT

图 3－7－3 示胰腺明显肿胀、坏死（低密度灶），胰腺周围大量渗出。

5. 根据患者的临床表现及上述检查结果，请你判断患者的病情，依据是什么？

重症急性胰腺炎，依据：患者有烦躁不安、四肢厥冷、血压下降的休克表现，明显的腹膜炎体征，血糖明显升高，血钙显著降低，CT 显示胰腺坏死（低密度灶），胰腺周围大量渗出。

6. 患者的内科治疗措施有哪些？首要的治疗措施是什么？

内科治疗：①监护；②维持水电解质平衡；③液体复苏；④营养支持；⑤抗生素；⑥减少胰液分泌；⑦抑制胰酶活性。

首要的治疗措施是积极补充血容量，抗休克治疗。

7. 患者入院后虽经积极抢救，但于第二天死亡，请分析患者的主要并发症及死亡原因。

低血容量性休克。

急性胰腺炎典型病例二

患者男性，48 岁。

主诉：腹痛 3 天。

现病史：患者 3 天前无明显诱因出现腹痛，以上腹部明显，呈持续性疼痛，疼痛可向腰背部放射，伴发热，体温 38.5℃，时有恶心、呕吐，为少量胃内容物，感腹胀，无腹泻，无胸闷气促。

既往史：有胆囊结石病史 10 年，否认高血压、肝炎、糖尿病等病史，否认药物、食物过敏史。

查体：T 38.5℃，BP 110/70mmHg，急性病容，无皮肤出血点及皮疹，浅表淋巴结无肿大，心肺无异常，腹平坦，腹肌紧张，上腹部压痛及反跳痛，肝脾肋下未及，移动性浊音阴性，肠鸣音 1 次/min。四肢无水肿。

讨论

1. 结合病史、体征，提出可能诊断。

急性胰腺炎，胆石症并感染。

2. 患者入院后急查结果如下：血糖 11.5mmol/L，血电解质：K 3.5mmol/L，Ca 1.85mmol/L，血 AMY 1378mmol/L；血常规：WBC 12.5×10^9/L，NE 85%。根据以上结果，你考虑最可能的诊断是什么？

重症急性胰腺炎。

3. 患者的病因最可能是什么？为进一步判断病情，最需完善哪项检查？

病因：胆石症；需完善胰腺 CT 检查。

4. 请分析患者入院时腹部 CT 图片(图 3-7-4)及治疗 2 周后腹部 CT 图片(图 3-7-5)。

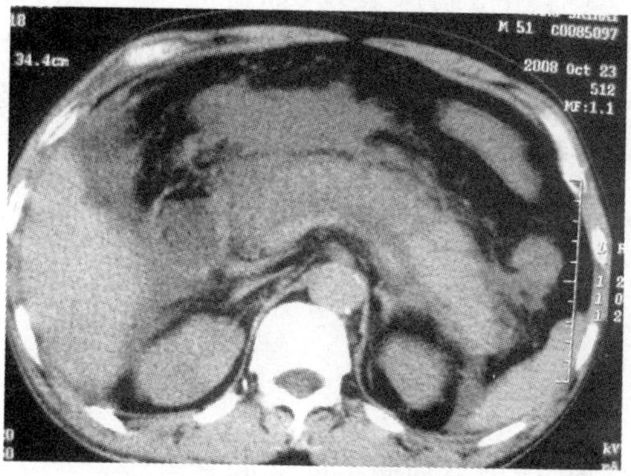

图 3-7-4　入院时腹部 CT

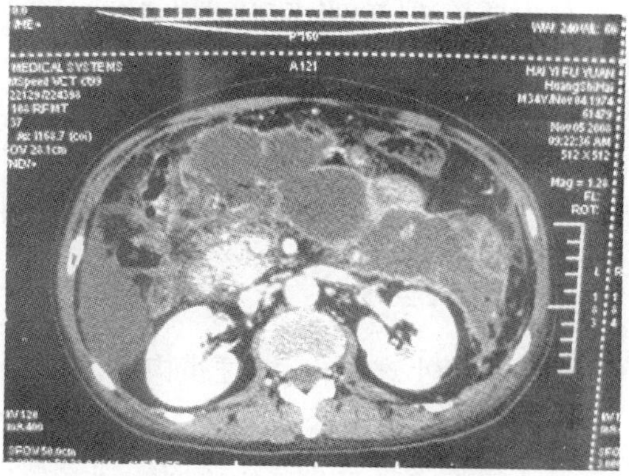

图 3-7-5　治疗 2 周后腹部 CT

图 3-7-4 显示胰腺明显肿胀，胰腺周围大量渗出。

图 3-7-5 显示多个液体积聚。

5. 患者经治疗，1 个月后症状好转出院，出院后 3 个月因腹胀再次就诊，查体上腹部可触及一包块，约 13cm×15cm 大小，质地硬，无压痛，遂复查腹部 CT(图 3-7-6)，请结合患者的上述表现及 CT 检查分析患者的病情。

患者出现局部并发症：胰腺假性囊肿。

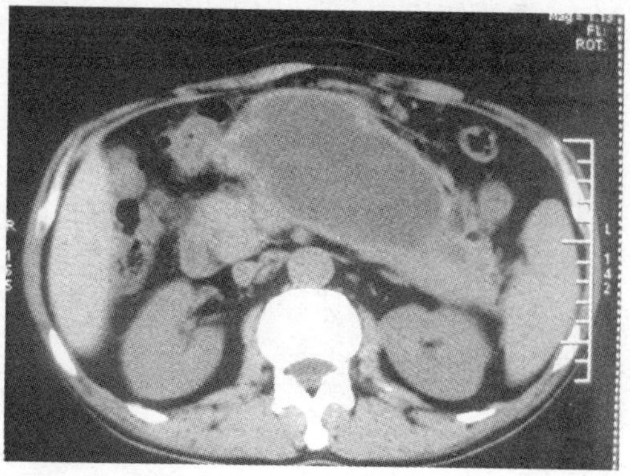

图 3-7-6　复查腹部 CT

(蔡笃雄　曾仕平)

第四篇　泌尿系统疾病

第一章　肾小球疾病概述

肾小球疾病(renal glomerular disease)是指一组具有相似临床表现(如血尿、蛋白尿、水肿、高血压等),但病因、发病机制、病理改变、病程和预后不尽相同,病变主要累及双肾肾小球的疾病。分为原发性、继发性和遗传性肾小球疾病。继发性肾小球疾病系指全身性疾病(如系统性红斑狼疮、糖尿病等)引起的肾小球损害。遗传性肾小球疾病为遗传基因变异所致的肾小球疾病。原发性肾小球疾病占肾小球疾病中大多数,是引起我国慢性肾功能衰竭的主要原因。

一、目的与要求

1. 熟悉肾小球结构、滤过膜构成。
2. 掌握原发性肾小球疾病的临床分型。
3. 了解原发性肾小球疾病的病理分型以及临床分型、病理分型两者间的联系。
4. 熟悉慢性肾小球肾炎、肾病综合征的诊断和治疗原则。

二、重要知识点

1. 肾脏、肾单位解剖。
2. 肾脏生理功能。
3. 肾脏 B 超、CT 表现。
4. 尿常规、尿红细胞位相检查意义。
5. 肾小球疾病临床综合征判断(急性肾炎综合征、急进性肾炎综合征、慢性肾炎综合征、肾病综合征)。

三、临床技能要点

水肿的问诊和检查。

四、思考和讨论

1. 肾小球疾病的临床表现有哪些？最重要的临床表现是什么？
2. 尿蛋白的多少与肾小球滤过膜分子屏障损害的轻重有关吗？

第一节　急性肾小球肾炎

急性肾小球肾炎(acute glomerulonephritis)简称急性肾炎，是以急性肾炎综合征为主要临床表现的一组疾病。多见于链球菌感染后，临床上绝大多数属急性链球菌感染后肾小球肾炎，是小儿最常见的一种肾脏病。

一、病因

常于感染后发病，最常见的致病菌为β溶血性链球菌，其他细菌如葡萄球菌、肺炎球菌、伤寒杆菌等，病毒、寄生虫感染亦可引起。

二、发病机理

主要是由感染所诱发的免疫反应引起。

三、病理

肾脏体积可较正常增大，肾小球病变的病理类型为毛细血管内增生性肾小球肾炎。

四、临床表现

多见于儿童发病，尤其是2～12岁的儿童最常见。病人大多有前驱感染史，上呼吸道链球菌感染后潜伏期多为1～2周，皮肤链球菌感染后潜伏期多为3～4周。临床表现轻重不一，轻型者临床症状不明显，重者可为急性肾衰竭，严重程度差别很大。

1.尿检异常　均有肾小球源性血尿，30%患者可有肉眼血尿，尿色呈均匀棕色、混浊或呈洗肉水。有程度不同的蛋白尿，多数低于3.0g/d，少数超过3.5g/d，常为非选择性蛋白尿。

2.水肿　常在起病早期出现，轻者为晨起眼睑水肿，严重时可延及全身，稍有可凹性。

3.高血压　70%～80%患者出现轻、中度高血压，高血压与水肿的程度常平行一致并且随利尿消肿而恢复正常。

4.少尿　多数患者起病时尿量减少(常400～700ml/d)，2周后尿量渐增。

5.肾功能异常　少尿时可伴一过性氮质血症。

五、并发症

因严重水钠潴留和高血压可发生充血性心力衰竭、高血压脑病，1%～2%患者可发生急性肾功能衰竭。

六、实验室和特殊检查

(一)尿液检查

均有肾小球源性血尿，有不同程度的蛋白尿，常＋～＋＋，少数＋＋＋～＋＋＋＋，可有颗粒管型和红细胞管型，早期白细胞和上皮细胞可稍增多。

(二)免疫学检查

抗链球菌溶血素“O”滴度可升高，血清补体 C3 下降，8 周内逐渐恢复正常。

(二)肾功能

起病早期可有肾小球滤过率下降，出现轻度氮质血症，多于 2 周后尿量渐增，肾功能恢复。

(三)B 超检查

肾脏可较正常增大，肾实质增厚，回声弥漫增强。

(四)肾脏病理

病理特点为弥漫性肾小球毛细血管内细胞增生伴有系膜细胞增生，免疫病理检查可见 IgG、C3 呈粗颗粒状沿毛细血管壁和(或)细膜区沉积，电镜检查可见肾小球上皮细胞下有驼峰状大块电子致密物沉积。

七、治疗

休息和对症治疗为主。本病为自限性疾病，不宜应用糖皮质激素和细胞毒药物治疗。

(一)一般治疗

卧床休息，有少尿、水肿者应限制液体摄入及低盐饮食(每日 3g 以下)，有氮质血症时应限制蛋白质摄入。

(二)治疗感染灶

有扁桃体炎、皮肤等感染者应予青霉素控制。

(三)对症治疗

利尿消肿、降血压，预防心脑合并症的发生。

(四)透析治疗

少数发生急性肾衰竭时，应及时给予透析治疗以帮助患者度过急性期。

(五)中医中药治疗

第二节　急进性肾小球肾炎

急进性肾小球肾炎(repidly progressive glomerulonephritis)是一组以急性肾炎综合征起病，肾功能急剧恶化，病理类型为新月体性肾炎的一组疾病。

一、病因和发病机制

原发性急进性肾小球肾炎病因不明，发病机制与以下因素有关：

1. 抗基底膜抗体与肾小球基底膜抗原相结合激活补体而发生炎症反应损伤肾小球。

2. 循环免疫复合物沉积肾小球或原位免疫复合物形成激活补体而发生炎症反应损伤肾小球。

3. 原发性小血管炎的肾损害。

以上损害导致肾小球基底膜断裂，或形成孔隙，循环细胞、炎症介质及血浆蛋白通过毛细血管壁而进入 Bowman 囊，在凝血因子、纤维蛋白原的参与下，在多种增生的细胞，包括巨噬细胞、肾小球壁层上皮细胞及间质成纤维细胞的作用下，逐渐形成新月体。肾小球内新月体的百分数与损伤的严重程度相关，疾病的持续时间及其是否能逆转也与新月体中细胞成分及纤维成分所占的比例有关。

二、病理

肾脏体积较正常增大，肾小球病变的病理类型为新月体性肾小球肾炎。根据免疫病理分三型：Ⅰ型：IgG 及 C3 沿毛细血管壁呈线条状沉积；Ⅱ型：IgG 及 C3 呈颗粒状沉积于细膜区和毛细血管壁；Ⅲ型：肾小球内无或仅有微量免疫沉积物。

三、临床表现

Ⅰ型好发于青、中年，Ⅱ型及Ⅲ型常见于中、老年患者。我国以Ⅱ型多见。起病前可有前驱呼吸道感染，但多数病例呈隐匿发病，起病多较急，病情急骤进展。

（一）尿检异常

有不同程度的肾小球源性血尿，蛋白尿，约 50%Ⅱ型患者呈肾病综合征表现，为非选择性蛋白尿。

（二）少尿、水肿、高血压

早期可出现少尿、水肿、高血压，并持续下去。

（三）肾功能损害

血尿素氮及肌酐呈持续性增高，内生肌酐清除率明显降低，在数周内或数月内发展为尿毒症。

（四）其他症状

Ⅲ型患者常有不明原因的发热、乏力、关节痛、咯血等系统性小血管炎的表现。

四、实验室和特殊检查

（一）尿液检查

均有血尿、蛋白尿，可有管型尿，部分患者尿蛋白在 3.5g/d 以上。

（二）血常规

主要有贫血表现。

（三）免疫学检查

Ⅰ型患者可检出抗肾小球基膜抗体，Ⅱ型患者可检出循环免疫复合物、冷球蛋白，可有血清 C3 降低，Ⅲ型患者 ANCA 可阳性。

（四）肾功能

早期血尿素氮及肌酐升高，且呈进行性增高。

（五）B 超检查

肾脏较正常增大。

（六）肾脏病理

病理特征为肾小囊内细胞增生、纤维蛋白沉积，50%以上肾小球有新月体形成。

五、治疗

治疗宜及早进行。

(一)强化疗法

1.强化血浆置换疗法　每日或隔日 1 次,每次置换血浆 2～4L,直到抗基底膜抗体、ANCA或免疫复合物转阴。

2.大剂量肾上腺糖皮质激素及免疫抑制剂治疗　常用甲泼尼龙 0.5～1.0g 加入 5%葡萄糖溶液中每日或隔日静脉点滴,3 次为一疗程,必要时 3～5 天重复 1～2 个疗程,继之口服泼尼松 40～70mg/d,同时配合细胞毒性药物如环磷酰胺治疗。糖皮质激素,要求早餐后顿服或静脉给药。

3.抗凝与抑制血小板聚集药物配合治疗。

(二)对症治疗

对钠水潴留、高血压及感染等需积极采取相应的治疗措施。

(三)透析疗法

当肾功能急剧恶化达到透析指征时,应尽早进行透析治疗(包括血液透析或腹膜透析),为维持生命赢得治疗时间。如果治疗过晚,疾病已进入不可逆性终末期肾衰竭,则需长期维持透析治疗或肾移植。肾移植应在病情静止半年至 1 年、血中致病抗体(抗 GBM 抗体、ANCA 等)阴转后才进行。

第三节　慢性肾小球肾炎

一、病因

少数由急性肾炎发展所致,病因不尽相同。

二、发病机理

起始因素多为免疫介导炎症,除免疫因素导致其慢性化病程,非免疫非炎症因素也起着重要作用。

三、病理

慢性肾小球肾炎可由多种病理类型引起,常见的类型有系膜增生性肾小球肾炎(包括 IgA 和非 IgA 系膜增生性肾小球肾炎)、系膜毛细血管性肾小球肾炎、膜性肾病、局灶节段性肾小球硬化等。病变进展到后期,所有上述不同类型均可转化为硬化性肾小球肾炎,临床上出现慢性肾衰竭的表现。

四、临床表现

(一)症状

由于病理类型和病期不同,临床主要症状可各不相同,早期常无明显症状。

1.尿检异常　蛋白尿长期存在,常++～+++,可有血尿,可有管型。

2.水肿　可有可无,常为轻度的眼睑和(或)下肢水肿。

3.高血压　多数有高血压,尤其发展到肾功能衰竭时。部分患者高血压突出,可有眼底出血、渗出,甚至视乳头水肿。

4.贫血　肾功能损害出现氮质血症时常有轻到中度贫血。

(二)体征

无特殊体征,当出现水肿、高血压、贫血、肾功能衰竭时可发现相应的体征。

五、并发症

多因严重高血压而发生靶器官损害如急性左心衰竭、急性脑血管意外、视网膜出血等并发症。

六、实验室和特殊检查

(一)尿液检查

均有蛋白尿,尿蛋白定量多为1～3g/d,可有血尿(肾小球源性血尿),可有管型。

(二)血液检查

发展至肾功能损害时可出现贫血,血肌酐和尿素氮升高。

(二)肌酐清除率

随着病情发展可出现肌酐清除率下降。

(三)B超检查

发展至硬化性肾小球肾炎时双肾对称性缩小,肾皮质变薄,肾结构不清。

(四)肾脏病理检查

肾活检常见的类型有系膜增生性肾小球肾炎(包括IgA肾病和非IgA系膜增生性肾小球肾炎)、局灶节段性肾小球硬化、膜性肾病及系膜毛细血管性肾小球肾炎等。病变后期,均可转化为硬化性肾小球肾炎。

七、治疗

以防止或延缓肾功能进行性恶化、改善或缓解临床症状以及防治合并症为主要目的。

1.积极控制高血压。

2.减少尿蛋白。

3.限制食物中蛋白及磷的摄入。

4.避免加重肾损害的因素,如感染、低血容量、脱水、劳累、水电解质和酸碱平衡紊乱、妊娠及应用肾毒性药物(氨基糖苷类抗生素、含有马兜铃酸中药、非甾体类抗炎药、造影剂等)。

5.糖皮质激素和细胞毒药物。是否应用应根据病因及病理类型确定。

6.其他。抗血小板聚集药、抗凝药、他汀类降脂药、中医中药也可以使用。

慢性肾小球肾炎典型病例

患者,女性,35岁。

主诉:反复腰酸5年,下肢水肿1周。

现病史:患者5年来每当工作繁忙后就出现腰酸,时有腰痛,休息后可减轻,未重视。10天前受凉后出现咽痛,自服“感冒药”后好转,1周前开始出现双下肢水肿,以下午明显,无腹胀,无胸闷、气促和咳嗽。食欲一般,大小便正常。

既往史：10岁时患过急性化脓性扁桃体炎。无急性肾小球肾炎史，无过敏性紫癜史，无高血压、糖尿病等病史，无乙型肝炎史，无药物、食物过敏史。

体格检查：T 36.5℃，P 80次/min，R 16次/min，BP 140/90mmHg。皮肤无皮疹，眼睑无水肿，咽部无充血，双侧扁桃体Ⅰ度肿大，双下肢踝部可凹陷性水肿，双肺叩诊清音，未闻及啰音，心界无扩大，心律齐，腹平软，肝脾未触及，移动性浊音(－)，双肾区无叩击痛。

实验室检查：血 WBC 6.4×10^9/L，RBC 2.6×10^{12}/L，Hb 90g/L；血浆白蛋白28g/L，球蛋白30g/L，甘油三酯1.28mmol/L，胆固醇5.6mmol/L；尿蛋白(＋＋)，红细胞＋＋/HP，颗粒管型2～3/HP；血肌酐130μmol/L，血尿素氮7.8mmol/L，血尿酸416μmol/L，二氧化碳结合力23mmol/L；空腹血糖5.6mmol/L。

讨论

1.请对该患者做出初步诊断。

初步诊断：慢性肾小球肾炎。

2.为进一步明确诊断还应该完善哪些实验和辅助检查？

(1)实验检查：

①尿液检查：尿红细胞位相检查、尿蛋白定量检查等。

②血液检查：电解质等。

③免疫学检查：ASO、补体C3、ANA、抗ds-DNA、ANCA、HBsAg等。

(2)其他检查：肾脏B超检查、肾活检病理检查。

3.该患者的检查结果如下，请做出明确诊断(临床和病理诊断)。

尿红细胞位相检查：RBC 10～15个/HP，90%为多形RBC；24h尿蛋白1.6g；血K 4.2mmol/L，Na 140mmol/L，Cl 103mmol/L，Ca 2.3mmol/L，P 1.8mmol/L；ASO 1∶200；C3 0.9g/L；ANA(－)；抗ds-DNA(－)；HBsAg (－)；

B超：左肾大小为9.7cm×5.4cm×3.5cm，右肾大小为9.2cm×5.0cm×3.2cm，包膜光滑，肾皮质回声稍增强。

肾脏病理检查结果如图4-1-1所示。

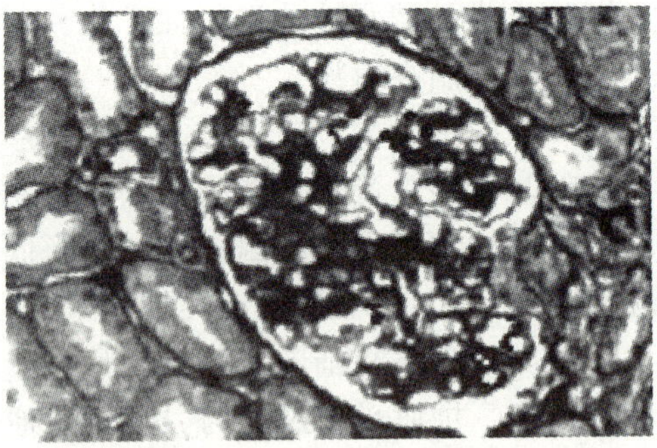

图4-1-1　肾脏病理检查结果

光镜：肾穿组织可见16个肾小球，其中2个球状硬化，其余小球系膜细胞和基质呈中度弥漫增生，系膜区增宽，每个系膜区的系膜细胞数为4～5个，肾小管、间质组织及肾内小动脉无明显异常。

免疫荧光：IgA(±)，IgG(＋＋)，IgM(－)，C3(＋)，C1q (－)，Fib (－)，HBsAg (－)，HBcAg(－)。

临床诊断：慢性肾小球肾炎。病理诊断：系膜增生性肾小球肾炎。

4.需要和哪些疾病进行鉴别？

(1)红斑狼疮性肾炎：有多脏器损害的临床表现，ANA(＋)，ds-DNA(＋)，C3下降，肾脏病理特点为大量免疫复合物沉积。

(2)急性链球菌感染后肾小球肾炎：好发于小儿和青少年，常在发病前2～3周有链球菌感染史，如呼吸道感染或皮肤感染，起病急，通常先出现眼睑水肿，有不同程度的血尿，ASO升高，补体 C3 下降，病理特点为弥漫性肾小球毛细血管内细胞增生，上皮侧驼峰样沉积物。

5. 结合该病例，请制订合理的治疗方案。

(1)避免加重肾损害的因素：注意防治感染，避免发生低血容量、脱水、劳累、水电解质和酸碱平衡紊乱，暂不宜妊娠，不用肾毒性药物（如氨基糖苷类抗生素、含有马兜铃酸中药、非甾体类抗炎药、造影剂等）。

(2)控制血压和减少蛋白尿：因尿蛋白定量 1.6g/24h，血压应控制在 125/75mmHg 以下，降压不能过低过快，要保持降压平稳，首先选用具有肾保护作用、能延缓肾功能恶化、减少蛋白尿的降压药物 ACEI 与 ARB 中的一种，服药期间要定期检测血压、肾功能和血钾，还应低盐饮食。

(3)限制食物中蛋白及磷的入量：给予优质低蛋白饮食，每天蛋白质摄入 0.6g/kg，优质蛋白质占 50%～60%，应适当增加碳水化合物的摄入以满足机体生理代谢所需要的热量，防止负氮平衡。在限制蛋白摄入量后同样可以达到低磷饮食的作用。

(4)应用抗血小板药：可用双嘧达莫片等以及中药活血化瘀治疗。

第四节　IgA 肾病

IgA 肾病(IgA nephropathy)指肾小球系膜区以 IgA 为主的免疫复合物沉积，以肾小球系膜增生为基本组织学改变的原发性肾小球疾病。

一、病因与发病机制

IgA 肾病的确切发病机制尚未完全清楚，多种因素和发病有关。

(一)免疫系统

IgA 肾病主要以多聚体 IgA(PIgA)在肾小球沉积，表明免疫系统缺陷导致了过多 PIgA 分子在循环系统中出现和肾小球系膜区的沉积。

(二)骨髓

肾小球系膜区沉积的 IgA 与血清型 IgA 相似，提示沉积在肾小球系膜区的 IgA 为骨髓源性 IgA，其铰链区糖基化异常，不易被肝脏清除。

(三)细胞因子

系膜区沉积的 IgA 诱导系膜细胞分泌炎症因子和活化补体，导致 IgA 肾病的病理改变和临床症状。

二、病理

IgA 肾病的病理变化多种多样，主要病理类型为系膜增生性肾小球肾炎。

免疫荧光以 IgA 为主在肾小球系膜区的沉积，可同时伴有 C3、IgG、IgM 的沉积。电镜下可见电子致密物主要沉积于系膜区。

四、临床表现

多种多样表现，可包括原发性肾小球病的各种临床表现。

(一)表现为反复发作的肉眼血尿

约占 30%～40%,尤其见于儿童和青少年,肉眼血尿发生在上呼吸道、胃肠道或泌尿系感染等后数小时到 1～3 天,持续数小时至数日。

(二)表现为隐匿性肾炎

约占 60%～70%,常有镜下血尿,伴或不伴蛋白尿。

(三)表现为慢性肾炎综合征

持续蛋白尿、血尿,常伴有高血压,部分患者血压高突出,呈恶性高血压表现,常有肾功能损害。

(四)表现为大量蛋白尿

呈肾病综合征表现,多伴有镜下血尿,可有高血压。

(五)表现为急性肾炎综合征

(六)表现为急进性肾炎综合征

五、实验室和特殊检查

(一)尿液检查

常有血尿,以变形红细胞为主,也可见到混合性血尿。尿蛋白可阴性,也可呈大量蛋白尿。

(二)免疫学检查

约 50%的患者血清 IgA 水平升高,37%～75%患者可测到含有 IgA 的特异性循环免疫复合物。

(三)肾活检病理检查

光镜下常见弥漫性系膜增生或局灶节段增生性肾小球肾炎,诊断 IgA 肾病的标志是免疫荧光可见系膜区 IgA 或以 IgA 为主的免疫复合物沉积。

六、治疗

由于临床表现、病理改变和预后可差别很大,治疗应根据具体情况给予合理治疗。

(一)孤立性镜下血尿

无需特殊治疗,定期随访。

(二)反复发作肉眼血尿

反复扁桃体发炎者应清除病灶,如扁桃体切除。有蛋白尿者可根据蛋白尿的多少给予雷公藤多苷、ACEI 或 ARB、激素等治疗。

(三)大量蛋白尿

给予糖皮质激素或联合细胞毒药物治疗。

(四)急进性肾炎综合征

按急进性肾炎治疗原则。

(五)慢性肾炎综合征

按慢性肾炎治疗原则。

(钟良宝　梁海琴　唐文庄)

第二章　慢性肾衰竭

一、目的与要求

1. 掌握慢性肾脏病、慢性肾衰竭的定义及分期。
2. 掌握慢性肾衰竭的诊断和鉴别诊断。
3 熟悉慢性肾衰竭的常见病因及慢性肾衰竭进展的危险因素。
4. 熟悉慢性肾衰竭的治疗原则。
5. 了解血液透析、腹膜透析、肾移植基本原理和方法。

二、重要知识点

1. 肾脏生理功能，包括肾素、前列腺素、促红细胞生成素、1，25-$(OH)_2$ 维生素 D_3 等内分泌激素的生理功能。
2. 慢性肾衰竭的分期，慢性肾脏疾病的概念。
3. 电解质紊乱、代谢性酸中毒的诊断。

三、临床技能要点

1. 慢性肾衰竭病史采集要点。
2. 测定肾小球滤过率(GFR)的主要方法。

四、思考和讨论

1. 慢性肾衰竭的分期有何意义？
2. 慢性肾衰竭的钙磷代谢紊乱机制。

慢性肾功能衰竭

慢性肾功能衰竭(chronic renal failure，CRF)是指各种慢性肾脏病引起的肾小球滤过率(GFR)下降，临床出现以代谢产物潴留，水、电解质、酸碱平衡失调，全身各系统受累为主要表现的临床综合征。慢性肾衰竭已成为世界范围内继心脑血管疾病、肿瘤和糖尿病后严重威胁人类健康的一大公害。

慢性肾脏病(chronic kidney diseases，CKD)是指各种原因引起的肾脏结构和功能障碍的时间＞3 个月，包括 GFR 正常和不正常的病理损伤、血液或尿液成分异常及影像学检查异常，或不明原因的 GFR 下降(GFR＜60ml/min)＞3 个月。

一、病因

（一）肾小球病变

包括原发性与继发性肾小球肾炎，如慢性肾小球肾炎、IgA肾病、局灶节段性肾小球硬化症、糖尿病肾病、高血压肾小动脉硬化、狼疮性肾炎等。

（二）肾小管间质病变

慢性肾盂肾炎、慢性尿酸性肾病、梗阻性肾病、药物性肾病等。

（三）肾血管病变

双侧肾动脉狭窄等。

（四）遗传性肾病

如多囊肾、遗传性肾炎等。

在发达国家，糖尿病肾病、高血压肾小动脉硬化已成为CRF的主要病因，在发展中国家，这两种疾病在CRF各种病因中仍位居原发性肾小球肾炎之后，但近年也有明显增高趋势。我国仍以原发性肾小球肾炎占首位。

二、发病机制

各种病因导致慢性肾脏疾病，并引起肾脏损害、肾单位数量减少、功能丧失。为了弥补肾单位功能和数量的不足，维持正常的生理功能，健存的肾单位会出现“代偿性工作”，长时间的高负荷代偿，使越来越多的健存肾单位逐渐受到损害，GFR渐进性下降。一旦GFR降至正常的25%左右，上述恶性循环已经形成，即使解除原发疾病的始动因素，也不可避免地发生终末期肾衰。

三、病理生理改变

慢性肾衰竭的进展因原发疾病的肾脏病理改变差异而不同。发展到后期时肾脏体积缩小，肾皮质变薄。肾小球内细胞外基质大量堆积，广泛的肾小球硬化，间质纤维化，间质中不同程度的单核细胞、巨噬细胞、淋巴细胞浸润，肾小管萎缩，肾小血管硬化。由于肾脏各组织正常结构被摧毁，无法进行正常的生理功能，导致含氮代谢废物体内滞留，水、电解质、酸碱平衡紊乱，全身各器官出现不同的症状，即“尿毒症综合征”。

四、慢性肾衰进展的危险因素

（一）慢性肾衰渐进性发展的危险因素

包括高血糖控制不满意、高血压、蛋白尿、低蛋白血症、吸烟等。

（二）慢性肾衰急性加重的危险因素

1. 累及肾脏的疾病复发或加重；
2. 血容量不足如低血压、脱水、大出血或休克等；
3. 肾脏局部血供急剧减少，如肾动脉狭窄患者应用ACEI、ARB等药物；
4. 严重高血压未能控制；
5. 肾毒性药物；
6. 泌尿道梗阻；

7. 严重感染；

8. 其他：高钙血症、严重肝功不全等。

在上述因素中，因血容量不足或肾脏局部血供急剧减少致残余肾单位低灌注、低滤过状态，是导致肾功能急剧恶化的主要原因之一。

五、临床表现

在 CRF 的代偿期和失代偿早期，病人可以无任何症状，或仅有乏力、腰酸、夜尿增多等轻度不适，肾衰竭期、尿毒症期可出现以下临床表现。

（一）水、电解质、酸碱代谢紊乱

1. 代谢性酸中毒

（1）尿毒症性酸中毒：因代谢产物磷酸、硫酸等酸性物质排泄障碍而潴留。

（2）肾小管性酸中毒：因肾小管分泌氢离子障碍或 HCO_3^- 的重吸收能力下降。

2. 水钠代谢紊乱　主要表现为水钠潴留，或低血容量和低钠血症。

3. 钾代谢紊乱　因肾脏排钾能力逐渐下降，易出现高钾血症；有时由于钾摄入不足、胃肠道丢失过多、应用排钾利尿剂等因素，也可出现低钾血症。

4. 钙磷代谢紊乱　表现为磷过多和钙缺乏。

5. 镁代谢紊乱　由于肾排镁减少，常有轻度高镁血症。

（二）蛋白质、糖类、脂肪和维生素的代谢紊乱

蛋白质代谢产物蓄积，也可有血清白蛋白水平下降、血浆和组织必需氨基酸水平下降等。

（三）心血管系统表现

主要有高血压和左心室肥厚、心力衰竭、尿毒症性心肌病、心包积液、心包炎、血管钙化和动脉粥样硬化等

（四）呼吸系统症状

严重酸中毒可致呼吸深长；体液过多、心功能不全可引起肺水肿；尿毒症毒素诱发的肺泡毛细血管渗透性增加、肺充血可引起尿毒症性肺水肿。

（五）胃肠道症状

主要表现有食欲不振、恶心、呕吐、口腔有尿味等。

（六）血液系统表现

主要表现为肾性贫血和出血倾向。

（七）神经肌肉系统症状

早期可有失眠、注意力不集中、记忆力减退等，尿毒症时可有反应淡漠、谵妄、惊厥、幻觉、昏迷、精神异常等。周围神经病变较常见的是肢端袜套样分布的感觉丧失。可有神经肌肉兴奋性增加，如肌肉震颤、痉挛、不宁腿综合征等。

（八）内分泌功能紊乱

1. 肾脏本身内分泌功能紊乱，如 1,25-$(OH)_2$ 维生素 D_3、红细胞生成素不足和肾内肾素-血管紧张素Ⅱ过多。

2. 下丘脑-垂体内分泌功能紊乱，如泌乳素、促黑色素激素、促黄体生成激素、促卵泡激素、促肾上腺皮质激素等水平增高。

3. 外周内分泌腺功能紊乱，大多数患者血 PTH 升高，部分患者有轻度甲状腺素水平降

低。可有胰岛素受体障碍、性腺功能减退等。

（九）骨骼病变

由于PTH过高可引起纤维囊性骨炎，易发生骨盐溶化、肋骨骨折。透析患者如长期过量应用活性维生素D、钙剂等药或透析液钙含量偏高，则可能使血PTH浓度相对偏低，发生骨生成不良。

六、并发症

（一）心脑血管并发症

约60%的慢性肾衰竭患者并发有高血压，长期高血压可诱发心绞痛、心肌梗死、心率失常、心力衰竭、脑出血等。心脑血管疾病已成为尿毒症患者的首要死亡因素。

（二）肾性骨病

一般透析3年以后的患者，会出现不同程度的肾性骨病，表现为骨骼、关节和肌肉的酸胀、疼痛、骨骼畸形、易骨折。

七、实验室和特殊检查

（一）血常规

大多数患者有轻至中度贫血。

（二）尿常规

蛋白尿多少与慢性肾脏疾病有关，可有血尿、管型尿，尿比重下降。

（三）血液生化

1. 血清肌酐（Scr）、尿素氮（Bun）、胱抑素C测定（CysC）升高；
2. 电解质　可有低钾、高钾、低钠，常有低钙、高磷。
3. 伴发代谢性酸中毒时二氧化碳结合力（CO_2CP）下降，阴离子间隙（AG）升高。

（四）免疫学检查

查ANA、抗ds-DNA、ANCA等排除系统性红斑狼疮、系统性小血管炎等引起的慢性肾脏病。

（五）肾小球滤过率（GFR）

1. 内生肌酐清除率测定　是临床上常用的检测GFR的方法，但需要收集24h尿量，易发生误差。其数值和血浆肌酐呈反比关系，参考值：男105±20ml/min，女95±20ml/min。
2. 放射性核素检测GFR　常用^{99m}Tc DTPA测定GFR，不但灵敏准确、重复性好，还可分别测出两肾的GFR。
3. Cockcroft-Gault公式计算GFR　使用方便，但不适用于老年人、儿童及过度肥胖者。

Cockcroft-Gault公式如下：

女性：Ccr(ml/min)＝(140－年龄)×体重(kg)/85×Scr(mg/dl)

男性：Ccr(ml/min)＝(140－年龄)×体重(kg)/72×Scr(mg/dl)

慢性肾衰竭分期，如表4-2-1所示。慢性肾脏疾病（CKD）分期如表4-2-2所示。

表 4-2-1　慢性肾衰竭分期

CRF 分期	肌酐清除率(Ccr)(ml/min)	血清肌酐(Scr)(μmol/L)	临床症状
肾功能代偿期	50～80	133～177	无临床症状
肾功能失代偿期	20～50	186～442	可有乏力、轻度贫血、食欲减退等
肾功能衰竭期	10～20	451～707	可出现严重贫血、代谢性酸中毒、水电解质代谢紊乱
尿毒症期	＜10	≥707	代谢性酸中毒加重，全身各系统症状突出

表 4-2-2　慢性肾脏疾病(CKD)分期

分期	特　征	GFR 水平(ml/min)	防治目标与措施
1	已有肾损害，GFR 正常	≥90	CKD 诊治；缓解症状；保护肾功能
2	GFR 轻度降低	60～89	评估、延缓 CKD 进展；降低 CVD(心血管病)患病风险
3	GFR 中度降低	30～59	减慢、延缓 CKD 进展；评估、治疗并发症
4	GFR 重度降低	15～29	综合治疗；透析前准备
5	ESRD(肾衰竭)	＜15	如出现尿毒症，需及时替代治疗

(六)肾脏影像学检查

一般只需做 B 超，可了解肾脏大小、皮质厚度、结构改变等。

八、治疗

(一)早中期慢性肾衰竭的治疗

1. 早中期慢性肾衰竭的防治对策和措施

(1)坚持病因治疗，如对高血压病、糖尿病肾病、肾小球肾炎等坚持长期合理治疗。

(2)避免或消除 CRF 急剧恶化的危险因素。

(3)阻断或抑制肾单位损害渐进性发展的各种途径。

2. 饮食疗法　优质低蛋白、低磷、高热量饮食。

3. 对症治疗　纠正水电解质紊乱和代谢性酸中毒、抗感染、治疗贫血和心力衰竭。

(二)晚期慢性肾衰竭的替代治疗

1. 血液透析　透析效果好，但因血流动力学的改变可发生与心血管有关的一些并发症，如高血压、低血压、心律失常等。

2. 腹膜透析　设备简单，安全有效，可在家中自行操作。

3. 肾移植　是最理想的替代治疗。

慢性肾衰竭典型病例

患者，男性，27 岁。

主诉：乏力、夜尿增多6个月，食欲不振、恶心、呕吐3天。

现病史：患者于6个月前无明显诱因出现乏力，体力下降，同时夜尿增多，每晚睡眠期间要解3～4次，无尿急、尿痛，无水肿，曾在当地卫生院看病，发现患有贫血，服了一些“补血”药治疗，症状未改善。1个月前在当地检查肾功能发现血肌酐318.2μmol/L，患者家人未同意医生建议其住院治疗，自看某中医服中药治疗10多天，每天解稀烂便4～6次，近3天来出现食欲不振，恶心和呕吐，尤以早餐时更明显，尿量减少（约600ml/d），无明显腹痛，无头痛，无发热，于今日急诊入院。发病以来消瘦明显，经常失眠。

既往史：5年前体检发现尿蛋白（++），未在意。无急性肾小球肾炎史，无过敏性紫癜史，无高血压、糖尿病病史，无乙型肝炎史，无药物、食物过敏史。

体格检查：T 36℃，P 84次/min，R 24次/min，BP 100/80mmHg。皮肤萎黄、干燥、色素沉着，眼睑无水肿，结膜苍白，双肺叩诊清音，未闻及啰音，心界无扩大，心律齐，腹平软，肝脾未触及，移动性浊音（−），双肾区无叩击痛。双下肢无水肿，生理性神经反射存在，未引出病理性神经反射。

实验室检查：血常规：WBC 5.2×10^9/L，RBC 2.1×10^{12}/L，Hb 71g/L；尿常规：尿蛋白（++），红细胞（+）；肾功能：血尿素氮34mmol/L，血肌酐884μmol/L，血尿酸508μmol/L，二氧化碳结合力14mmol/L，阴离子间隙18mmol/L。空腹血糖5.6mmol/L。肝功能ALT 32U/L，AST 40U/L，血浆白蛋白29g/L，球蛋白31g/L，HBsAg（−）。

讨论

1. 请对该患者做出初步诊断。

初步诊断：慢性肾衰竭，尿毒症期。

2. 为进一步明确诊断还应该完善哪些实验和辅助检查？

（1）实验检查：

①尿红细胞位相检查。

②尿蛋白定量检查。

③大便常规。

④血液生化检查，包括电解质、CO_2CP和AG等。

⑤补体C3、ANA、抗ds-DNA、ANCA等。

（2）其他检查：

①肾脏B超检查。

②肾小球滤过率检查（GFR）（可行肾脏ECT检查或用血肌酐计算法）。

3. 该患者的检查结果如下，请做出入院诊断。

（1）尿液检查：尿红细胞位相检查：RBC 5～7个/HP，85%为多形RBC；24h尿蛋白2.2g。

（2）大便常规：外观黄色，少许黏液，镜检细胞（−）、寄生虫卵（−）。

（3）血液生化检查：血K 3.5mmol/L，Na 136mmol/L，Cl 95mmol/L，Ca 1.8mmol/L，P 2.3mmol/L。

（4）免疫学检查：C3 0.8g/L，ANA（−），抗ds-DNA（−），ANCA（−）。

（5）B超检查：左肾大小为8.7cm×5.1cm×3.0cm，右肾大小为8.5cm×4.4cm×3.1cm，肾包膜光滑，肾皮质与髓质分界不清，肾实质弥漫性光点增强。

（6）Ccr 9.1ml/min。

入院诊断：慢性肾小球肾炎、慢性肾衰竭、尿毒症期。

4. 该患者的肾功能在一个月内损害急性加重，有什么原因(危险因素)？

与患者腹泻导致血容量不足有关。

5. 请制订治疗原则。

(1)避免或消除 CRF 急剧恶化的危险因素：

①根据尿量、血压等情况适当补液，提高循环血容量。

②治疗腹泻，如果是服中药所致，停止服药后可好转。

(2)饮食疗法：优质低蛋白、低磷、高热量饮食。予蛋白量为每天每千克体重 0.6g，其中一半为富含必需氨基酸的动物蛋白质，如鸡蛋、瘦肉、牛奶等。每天摄入能量 30～35kcal/kg。

(3)治疗合并症：

①纠正电解质紊乱：治疗高 P、低 Ca。

②纠正代谢性酸中毒：注意补碱后可能会发生低 K，应予补充。

③治疗贫血：予促红细胞生成素治疗。

(4)患者已属于慢性肾衰竭晚期，通过药物治疗后如果肾功能损害仍未好转或进一步恶化则应透析治疗。选择腹膜透析还是血液透析应根据患者自身情况、家居情况、经济情况等来选择。

（钟良宝　梁海琴　唐文庄）

第三章　肾病综合征

一、目的与要求

1. 掌握肾病综合征的诊断及鉴别诊断。
2. 掌握肾病综合征的治疗,应用糖皮质激素的治疗原则和方法。
3. 熟悉肾病综合征的病理类型及其临床特征、并发症。
4. 了解肾病综合征的病理生理改变。

二、重要知识点

肾病综合征的病因(原发性、继发性及遗传性)、病理类型及糖皮质激素治疗原则和方法。

三、临床技能要点

全身水肿的检查(胸水、腹水、心包积液、下肢水肿)。

四、思考和讨论

1. 原发性肾病综合征病理类型有哪些? 不同的病理类型治疗方案有何不同?
2. 肾病综合征糖皮质激素治疗为何需要突出个体化?
3. 肾病综合征糖皮质激素及细胞毒类药物治疗的疗程有多长?

肾病综合征

一、病因

肾病综合征(nephrotic syndrome,NS)的病因(原发性、继发性及遗传性)。

二、病理生理改变

(一)大量蛋白尿

分子屏障和电子屏障受损,超过近曲管上皮细胞最大重吸收和分解能力。

(二)血浆白蛋白变化

大量白蛋白从尿中丢失,白蛋白在肝代偿性合成和在肾小管分解增加,但肝白蛋白合成增加不足以克服丢失及分解时,出现低白蛋白血症。

三、病理

(一)微小病变

电镜:广泛肾小球脏层上皮细胞足突融合。

(二)系膜增生性肾小球肾炎

1. 光镜 系膜细胞和系膜基质弥漫性增生。

2. 免疫荧光 IgA 肾病——IgA 沉积于系膜区;非 IgA 肾病——IgG,IgM,C3 沉积于系膜区和毛细血管壁。

3. 电镜 系膜区有电子致密物。

(三)系膜毛细血管性肾小球肾炎

1. 光镜 系膜细胞和系膜基质增生,毛细血管双轨征。

2. 免疫荧光 IgG,C3 沉积于系膜区和毛细血管壁。

3. 电镜 系膜区内皮下电子致密物。

(四)膜性肾病

1. 光镜 基底膜增厚,基底膜钉突状。

2. 免疫荧光 IgG,C3 沉积于毛细血管壁。

3. 电镜 基底膜上皮侧电子致密物,常伴足突广泛融合。

(五)局灶性节段性肾小球硬化

1. 光镜 病变成局灶节段性分布,受累节段肾小球硬化。

2. 免疫荧光 IgM,C3 沉积于肾小球。

3. 电镜 肾小球上皮足突广泛融合。

四、临床表现特点

1. 常因上感、受凉和劳累起病,男性多于女性,起病可急可缓。
2. 水肿常为全身普遍性,下垂部位水肿。
3. 少尿,泡沫样尿。
4. 浆膜腔积液。
5. 高血容量性心力衰竭。
6. 全身乏力,食欲下降,精神萎靡。

五、实验室和特殊检查

1. 肾穿刺术(肾组织病理活检)。
2. 抗核抗体谱 乙肝两对半、凝血功能检测、生化。
3. 心电图及 X 线检查等辅助检查。
4. 尿常规 24h 尿蛋白定量。

六、鉴别诊断

(一)过敏性紫癜肾炎

好发于青少年,典型皮疹有助于鉴别诊断。

(二)系统性红斑狼疮

好发于生育期女性,男女比例为 1∶10。依据多系统受损的临床表现和免疫学检查可检出多种自身抗体,一般不难明确诊断。

(三)乙型肝炎病毒相关性肾炎

国内依据以下三点进行诊断:

1. 血清 HBV 抗原阳性。
2. 患肾小球肾炎,并可除外狼疮性肾炎等其他继发性肾小球肾炎。
3. 肾活检免疫荧光中找到 HBV 抗原或电镜下找到乙肝病毒颗粒。

(四)糖尿病肾病

糖尿病病史及特征性眼底改变。

(五)肾淀粉样变性

好发于中老年,肾淀粉样变性是全身多器官受累的一部分,主要累及肾、肝和脾等器官。常需肾活检确诊。

(六)骨髓瘤性肾病

好发于中老年,有多发性骨髓瘤的特征性临床表现,如骨痛、血清单株球蛋白增高、蛋白电泳 M 带及尿本周蛋白阳性,骨髓象原始、幼稚浆细胞异常增生。有骨髓瘤特征的扁骨 X 线破坏改变。

七、诊断标准

1. 尿蛋白大于 3.5g/d。
2. 血浆白蛋白低于 30g/L。
3. 水肿。
4. 血脂增高。

其中 1、2 项为必备条件。

八、并发症

1. 感染。
2. 血栓、栓塞。
3. 急性肾衰竭综合征。
4. 蛋白质及脂肪代谢紊乱。

九、治疗

(一)一般治疗

休息与饮食。

(二)对症治疗

1. 利尿消肿　提高血浆胶体渗透压+利尿剂。
2. 减少尿蛋白　ACEI 或 ARB。

(三)主要治疗

1. 糖皮质激素　作用:抑制炎症、抑制免疫、抑制醛固酮和 ADH 分泌、影响 GBM 通透性。

使用原则和方案如下：

(1)起始足量强的松 1mg/(kg·d)，早餐后顿服 6～12 周，缓慢减量：每 1～2 周减少原剂量的1/10，减至半量时维持 3～4 个月，再继续缓慢减量。

(2)长期维持：以最小有效量(10mg/d)再维持半年后甚至更长停药。

2. 细胞毒药物　CTX、环孢素、MMF 等。如做肾活检，应根据病理类型用药。

(四)防治并发症

1. 防治感染。

2. 抗凝、降低血黏度治疗。

3. 急性肾衰竭处理：原发病治疗、利尿、碱化尿液、血液透析。

(五)中医中药治疗(见教科书)

肾病综合征典型病例

患者李××，女，18 岁，于 2012 年 6 月 21 日入院。

主诉：因颜面、下肢水肿 1 月余，加重伴咳嗽咳痰 5 天入院。

现病史：患者于 1 月余前无明显诱因出现颜面、双下肢水肿，无少尿，解肉眼血尿及腰痛等，无胸痛胸闷，无头晕头痛，无恶心呕吐，未系统诊治，自服草药(具体不详)治疗一周，水肿稍好转；5 天前患者受凉后出现咳嗽咳痰，呈白色黏性痰，易咳出，颜面、下肢水肿较前加重，尿量较前减少(具体未记)，稍感腹胀，无气促、呕吐、恶心，无发热，无腹痛及头晕等，食欲稍差，体重较前增加。

既往史：否认高血压、糖尿病等病史，否认药物、食物过敏史。

查体：T 36.7℃，BP 110/60mmHg，神清，颜面部水肿，双侧颈静脉无怒张，双下肺扣诊浊实音，双肺听诊呼吸音粗，双肺未闻及干、湿性啰音。心率 80 次/min，心律整齐，心尖部未闻及杂音。腹稍隆起，软，未触及包块，无压痛及反跳痛，移动性浊音阳性，双下肢凹陷性水肿。

讨论

1. 结合病史、体征，提出可能诊断。

初步诊断：(1)肾病综合征、(2)肺部感染。

2. 下一步应完善哪些检查？哪项检查对确诊有最重要的意义？

检查：血、尿常规，24h 尿蛋白定量，肝、肾功能，血脂，血糖，凝血功能检测，抗核抗体谱，乙肝两对半，肾穿刺术(肾组织病理活检)，心电图及 X 线检查等辅助检查。其中 24h 尿蛋白定量、肾功能及肾组织病理活检对确诊有最重要的意义。

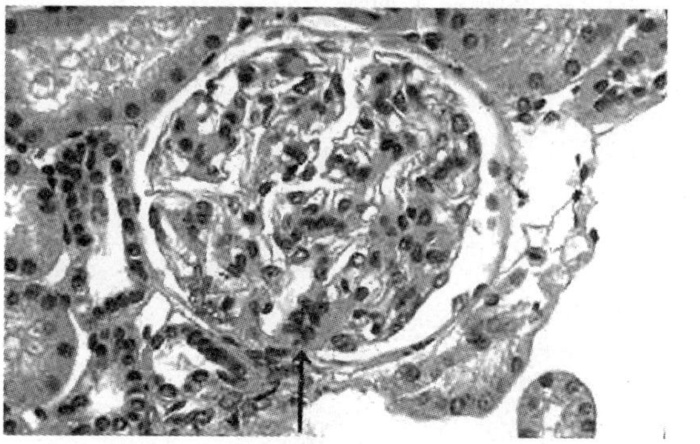

图 4-3-1　系膜增生性肾小球肾炎

3. 该患者肾组织活检如图 4-3-1 所示，有哪些改变？

系膜细胞和系膜基质弥漫性增生；IgA 沉积于系膜区；系膜区有电子致密物。

4. 该患者辅助检查报告如下：Cr 125μmol/L，总蛋白 35g/L，白蛋白 13g/L，CHOL 8.6mmol/L，TG 2.2mmol/L。尿 24h 蛋白定量 6.2g。血常规：WBC 14×10^9/L，N

82%。胸片：双肺部感染，双胸腔积液。乙肝二对半示阴性。

结合患者上述检查，请给出完整诊断。

(1)肾病综合征（系膜增生性肾小球肾炎）。

(2)肺部感染。

5.该患者治疗上是否立即应用糖皮质激素？

先应用抗炎药物，再考虑应用糖皮质激素（如感染得不到控制，应用糖皮质激素会加重病情）。

6.治疗原则？

(1)控制好感染。

(2)抗凝、降低血黏度治疗。

(3)利尿消肿：提高血浆胶体渗透压＋利尿剂。

(4)糖皮质激素的应用。

7.如果患者肾病理活检图如图 4－3－2 所示，治疗上又如何处理？

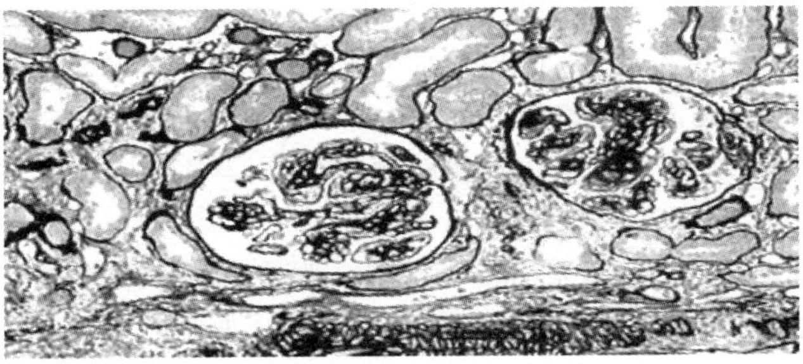

图 4－3－2　光镜系膜细胞增生插入，肾小球呈分叶状(PASM、×200)

肾病理活检提示：系膜毛细血管性肾小球肾炎。故治疗上应加用细胞毒药物 CTX、环孢素、MMF 等。

8.患者好转出院时，请你制订具体治疗方案及随访。

(1)糖皮质激素的应用：起始足量强的松 1mg/(kg · d)，早餐后顿服 6～12 周，之后缓慢减量，每 1～2 周减少原剂量的 2.5～5mg，减至半量时维持 3～4 个月，再继续缓慢减量至长期维持量；以最小有效量(10mg/d)再维持半年后甚至更长停药。

(2)继续抗凝、降低血黏度治疗。

(3)必要时利尿消肿。

(4)1～2 周复查尿常规，3～4 周复查肝肾功能、血脂等。

（钟良宝　梁海琴　唐文庄）

第四章　尿路感染

尿路感染(urinary tract infection,UTI)是指各种病原微生物在泌尿系统生长繁殖所致的尿路急、慢性炎症反应。多见于育龄女性、老年人、免疫功能低下、肾移植和尿路畸形者。根据感染发生的部位,临床上可分为肾盂肾炎、膀胱炎和尿道炎。

一、目的与要求

1. 掌握尿路感染的原因、发病机制、临床表现、诊断标准和治疗原则。
2. 熟悉尿细菌定量培养的临床意义及疗效的评定标准。
3. 了解尿路感染的流行病学、病理解剖、尿沉渣镜检细菌检查、化学性检查以及其他实验室检查与辅助检查、鉴别诊断及并发症。

二、重点知识点

1. 尿路感染的病因。
2. 尿路感染的发病机制,包括感染途径、机体抗病能力、易感因素与细菌的致病力等各种因素。
3. 尿细菌定量培养,上下尿路感染的鉴别。
4. 详细讲解急性膀胱炎、急性肾盂肾炎、无症状细菌尿的临床表现(重点为急性肾盂肾炎)、诊断和治疗原则及疗效评定标准。

三、临床技能要点

尿路感染临床定位的问诊和查体。

四、思考和讨论

1. 引起尿路感染的易感因素有哪些?
2. 如何区别上尿路感染和下尿路感染?

尿路感染

一、病因

尿路感染的病原微生物主要是细菌,极少数是病毒、真菌、衣原体及滴虫等。单纯性尿路感染与复杂性尿路感染的病原菌谱有所差异,单纯性尿路感染病原菌谱中,75%为大肠埃希杆菌,复杂性尿路感染的病原菌谱中,大肠埃希杆菌不足50%。

二、发病机制

1. 感染途径　上行感染占尿路感染的95%。其他的感染途径包括血行感染、直接感染和淋巴道感染。

2.机体的防御机制　正常机体具有多种防止尿路细菌感染发生的机制，包括尿道口、外阴分布的正常菌群，排尿和尿流，尿中 Hamm-Horsfall 蛋白抑制细菌与尿路上皮上的受体结合，尿中的低聚糖和免疫球蛋白，膀胱表面的粘多糖。

3.尿路感染的基础疾病(易感因素)　尿路感染按其是否伴有基础疾病(易患因素)分为单纯性(非复杂性)尿路感染和复杂性尿路感染。单纯性尿路感染不伴有基础疾病(易患因素)；而复杂性尿路感染均伴有某些基础疾病(易患因素)。常见的基础疾病(易患因素)包括尿路畸形、肿瘤、结石、糖尿病、膀胱输尿管反流、医源性因素(如留置导尿管、逆行性操作)等。

4.细菌的致病力　仅仅能在尿路上皮黏附、繁殖的细菌才能引起尿路感染，尿路感染发病的第一步是细菌黏附于尿路上皮，而细菌黏附是通过细菌的黏附素来完成的。

三、病理

急性膀胱炎的病理变化主要表现为膀胱黏膜血管扩张、充血、上皮细胞肿胀、黏膜下充血、水肿及炎症细胞浸润，甚至黏膜溃疡。

急性肾盂肾炎的病理变化表现为局限或广泛的肾盂肾盏黏膜充血、水肿，表面有脓性分泌物，黏膜下细小脓肿。

慢性肾盂肾炎的病理变化表现为肾脏体积缩小，表面不光滑，肾盂肾盏粘连、变形，肾乳头瘢痕形成。

四、临床表现

(一)膀胱炎

通常有尿频、尿急、尿痛及下腹部疼痛。尿液常混浊、恶臭，30%可见血尿，尿后尿道口滴血是较为特征性症状。体检可能只有耻骨上区域压痛。

(二)急性肾盂肾炎

一般在发病数小时或 1 天后快速出现症状。全身感染症状明显，常常发热、寒战，体温升高，伴有恶心、呕吐、腹泻、心率加快及肌肉酸痛等，大部分患者末梢血白细胞显著升高；严重者可出现革兰阴性杆菌败血症表现。而尿痛、尿频、尿急及下腹部疼痛等膀胱炎的症状可有可无。体检时肋脊角区和季肋点压痛阳性，和(或)肾区叩痛阳性，常常输尿管压痛阳性。

(三)慢性肾盂肾炎

50%的患者可有急性肾盂肾炎病史。患者出现腰部酸痛不适、间歇性尿频、排尿不适，可伴有乏力、低热、食欲减退及体重减轻。反复发作、病情迁延可合并肾小管功能损伤，出现夜尿增多、低渗、低比重尿；病情持续发展可导致尿毒症。

(四)无症状性菌尿

是指患者有真性细菌尿，而无尿路感染的症状。

五、并发症

(一)肾乳头坏死

肾乳头及其邻近肾髓质的缺血性坏死，常常发生于患有糖尿病、止痛剂性肾病及痛风性肾病等基础疾病的尿路感染患者；临床出现高热、剧烈腰痛和血尿；尿中有坏死组织排出，阻塞输尿管可引起肾绞痛;常常合并败血症和肾功能急剧恶化。静脉肾盂造影可见特征性肾乳头环形征。

(二)肾周围脓肿

肾盂肾炎直接扩展至肾周组织引起的化脓性炎症,常并发于糖尿病、尿路梗阻患者。临床上出现持续性高热和明显的单侧腰痛以及腰肋角压痛和叩痛,伴活动受限。超声、腹部平片、CT 及磁共振检查有助于诊断。

六、实验室检查

(一)尿液检查

1. 尿常规　尿液外观可混浊伴腐败味;尿比重低下;尿蛋白阴性或轻度;肉眼和(或)镜下血尿,尿中红细胞呈均一正常形态;尿白细胞增多,新鲜清洁中段尿沉渣每高倍视野白细胞 5 个以上。

2. 尿白细胞排泄率　艾迪斯计数(Addis count)尿中白细胞>30 万个/h,但该方法存在假阳性和假阴性,不能独立作为诊断依据。

(二)细菌学检查

1. 定性检查　采用新鲜中段非离心尿革兰染色后用油镜检查,>1 个菌/视野,尿路感染诊断的阳性率为 90%;>5 个菌/视野,则尿路感染诊断的阳性率可高达 99%。

2. 定量检查　有症状的患者,新鲜清洁中段尿细菌培养计数>10^5/ml,无症状的患者,两次连续的新鲜清洁中段尿标本,细菌培养计数均>10^5/ml;耻骨上膀胱穿刺的尿标本出现任何程度的菌尿或从导管获得的尿液标本细菌含量>10^2/ml 均提示存在尿路感染。

3. 定位检查　下列检查阳性提示上尿路感染:尿抗体包裹细菌、尿液 NAG 酶升高、尿液视黄醇结合蛋白、Tamm-Horsfall 蛋白,输尿管插管获得的尿液培养细菌阳性可直接诊断肾盂肾炎。但操作复杂,患者比较痛苦,费时,不能作为临床常规使用方法,现多数用膀胱冲洗后尿培养法替代。

(三)影像学检查

一般的尿路感染无需进行影像学检查,但在复杂性尿路感染、反复发作患者和尿路感染治疗效果不佳时,为明确有无尿路感染的易患因素或并发症的存在,需要实施影像学检查,如 B 超、静脉肾盂造影和逆行肾盂造影、CT 或磁共振等。

七、诊断

(一)急性膀胱炎

根据病史和临床表现的“尿道综合征”、尿常规异常即可诊断。

(二)急性肾盂肾炎

根据病史及“尿道综合征”的全身表现和体征,如急骤起病、发热畏寒、恶心或呕吐、肾区叩击痛及尿常规异常即可诊断。但要进一步做检查确定是单纯性还是复杂性的肾盂肾炎。

(三)慢性肾盂肾炎的诊断

除反复的发作性尿路感染病史之外,尚需要结合影像学及肾脏功能检查。

1. 肾脏外形凹凸不平,且双肾大小不等。

2. 静脉肾盂造影可见肾盂肾盏变形、缩窄。

3. 持续肾小管功能损害。

八、治疗

(一)急性膀胱炎

可选用单剂量疗法或短疗程(3 天)疗法。

(二)肾盂肾炎

首次发生的急性肾盂肾炎患者,在留取尿细菌检查标本后开始治疗,首选对革兰阴性杆菌有效的药物。药敏出结果后,根据药敏结果选择抗生素。

(三)再发尿路感染包括重新感染和复发

重新感染治疗方法与首次发作相同。复发应在祛除诱发因素的基础上,按药敏试验结果选择强有力的抗生素。

尿路感染典型病例

患者××,女,28 岁。

主诉:左腰痛伴发热 1 天。

现病史:患者 1 天前出现左侧腰痛,呈钝痛,与体位及活动无关,伴发热,患者同时有尿急、尿频、尿痛,尿液外观浑浊。

既往史:曾患过 3 次尿道炎。无药物过敏史。

查体:T 38.7℃,BP 130/80mmHg, P 96 次/min,急性病面容,心、肺、腹无异常,腹软,左肋脊角有压痛及叩击痛,双下肢不肿。

辅助检查:血常规 WBC 150×10^9/L,中性粒细胞 87%,尿检:Pro(+/-),RBC 3~5/HP,WBC 40~60/HP。

讨论

1. 结合病史、体征,提出可能诊断。

尿路感染:急性肾盂肾炎可能性大。

2. 下一步应完善哪些检查?哪项检查对确诊有最重要的意义?

尿液检查(包括常规检查、白细胞排泄率、细菌学检查)、血液检查、影像学检查。其中尿液检查中细菌学检查对确诊有重要意义。

辅查结果提示尿培养:大肠埃希菌。

3. 结合患者上述检查,请给出完整诊断。

急性肾盂肾炎。

4. 可能出现哪些并发症?

肾乳头坏死和肾周围脓肿。

5. 该疾病抗感染治疗的用药原则是什么?

选用致病菌敏感的抗生素;抗生素在尿和肾内的浓度要高;肾毒性小、副作用少的抗生素;单一药物治疗失败、严重感染、混合感染、耐药菌株出现时应联合用药;给药途径是静脉注射或静脉滴注;对不同类型的尿路感染给予不同治疗时间。

(钟良宝　梁海琴　唐文庄)

第五篇　血液系统疾病

第一章　贫血概述

贫血(anemia)是指人体外周血红细胞容量减少，低于正常范围下限的一种常见的临床症状。由于红细胞容量测定较复杂，临床上常以血红蛋白(Hb)浓度来代替。我国血液病学家认为在我国海平面地区，成年男性 Hb＜120g/L，成年女性(非妊娠)Hb＜110g/L，孕妇 Hb＜100g/L 就有贫血。

一、目的与要求

1. 掌握贫血的临床分类及临床表现特点及诊断。
2. 熟悉贫血的病因。
3. 掌握治疗原则及特殊治疗用药。

二、重要知识点

1. 贫血的定义。
2. 贫血的分类及特点。
3. 贫血的诊断(病因诊断)。
4. 重点要从贫血的发病机制和病因进行分析。

三、临床技能要点

贫血的问诊和实验室检查。

四、思考和讨论

1. 贫血的临床表现有哪些?
2. 为什么贫血的病因寻找尤为重要?
3. 贫血的血常规中的红细胞参数(MCV、MCH、MCHC、Ret、形态)对诊断提供哪些重要信息?
4. 骨髓细胞涂片反映了哪些重要的诊断信息? 当骨髓检查与血常规存在矛盾时，我们该如何处理?
5. 贫血发病机制的检查包括哪些内容? 请展开讨论。

缺铁性贫血

缺铁性贫血(iron deficiency anemia,IDA)指缺铁引起的小细胞低色素性贫血及相关的缺铁异常,是血红素合成异常性贫血的一种。

一、病因

摄入不足、吸收障碍、丢失过多。

二、发病机制

1. 缺铁对铁代谢的影响　当体内贮存铁减少到不足以补偿功能铁时,铁蛋白、含铁血黄素、血清铁和转铁蛋白减低,总铁结合力、未结合铁的转铁蛋白升高、组织缺铁、红细胞内缺铁。

2. 红细胞内缺铁对造血系统的影响:血红素合成障碍,大量原卟啉不能与铁结合成血红素,血红蛋白生成少,红细胞胞浆少、体积小,发生小细胞低色素贫血;严重时粒细胞、血小板的生成也受影响。

3. 组织缺铁对组织细胞的影响。

三、临床表现

(一)症状

1. 贫血的表现　乏力、头昏、头痛、耳鸣、心悸、气促等,伴苍白、心率增快。

2. 组织缺铁的表现　精神行为异常,如烦躁、易怒、注意力不集中、异食癖;体力、耐力下降;毛发干枯脱落;皮肤干燥。

3. 缺铁原发病的表现　如消化性溃疡、肿瘤、痔疮导致的黑便、血便或腹部不适;寄生虫感染导致的腹痛或大便性状的改变;妇女月经过多;肿瘤性疾病的消瘦等。

(二)体征

面色苍白、心率快、口腔炎、毛发干枯、皮肤干燥、勺状甲。

四、实验室和特殊检查

(一)血象

呈小细胞低色素性贫血。MCV 低于 80fl,MCH 小于 27pg,MCHC 小于 32%。血片中见红细胞体积小,中央淡染区扩大。网织红细胞计数正常或轻度增高。

(二)骨髓象

增生活跃或明显活跃,以红系增生为主,以中、晚幼红细胞为主,其体积小、核染色质致密、包浆少偏蓝色、边缘不齐,血红蛋白形成不良,呈“核老浆幼”现象。骨髓铁染色检查阴性。

(三)铁代谢

血清铁低于 8.95μmol/L,总铁结合力升高,大于 64.44μmol/L,转铁蛋白饱和度降低,小于 15%,血清铁蛋白低于 12μg/L。

(四)红细胞内卟啉代谢

FEP 大于 0.9μmol/L。

五、诊断和鉴别诊断

（一）IDA 的诊断

IDA 的诊断包括以下三方面：

1. 贫血为小细胞低色素性。
2. 有缺铁的依据。
3. 存在铁缺乏的病因。

（二）鉴别诊断

1. 铁粒幼细胞性贫血。
2. 地中海贫血。
3. 慢性病贫血。
4. 转铁蛋白缺乏症。

六、治疗

（一）原因治疗

强调病因治疗的意义。

（二）铁剂治疗

重点介绍口服铁剂的种类、用量、方法和注意事项。说明注射铁剂应用指征、种类、用量和副作用等。注意观察网织红细胞及血红蛋白的变化。

七、预防

强调卫生宣教、妇幼保健工作和积极防治原发病。

缺铁性贫血典型病例

患者××，男，37 岁，于 2011 年 8 月 3 日入院。

主诉：头晕 5 月，加重伴乏力 1 月。

现病史：患者于 2011 年 3 月开始间歇出现头晕，偶与体位改变有关，与转颈无关，无胸闷、心悸，气促，无畏寒、发热等其他不适，未诊治。但症状进行性加重，近 1 月伴全身乏力，来我院门诊就诊。为进一步诊治，门诊以“贫血查因”收入我科。患者起病以来精神、食欲、睡眠一般，大小便正常，体重无减轻。

既往史：1986 年曾因胃溃疡出血行胃大部分切除术。否认糖尿病、冠心病等病史；否认肝炎、肺结核等传染病病史；否认外伤史、手术史，无输血史，无食物及药物过敏史；预防接种史不详。

体格检查：T 37℃，R 20 次/min，P 82 次/min，BP 90/65mmHg。发育正常，营养中等，自动体位，神志清楚，查体合作，应答切题。贫血貌，全身皮肤黏膜无黄染。全身浅表淋巴结未及肿大。睑结膜、口唇苍白，咽无充血，扁桃体无肿大，心肺无异常。腹平坦，腹部可见一长约 7cm 手术疤痕，无腹壁静脉曲张，腹软，全腹无压痛、反跳痛及波动感，未扪及包块，肝、脾肋下未及，移动性浊音阴性，双下肢无浮肿，四肢肌力、肌张力正常，生理反射存在，病理反射未引出。

实验室检查：WBC 4.34×10^9/L，PLT 307×10^9/L，RBC 4.47×10^{12}/L，Hb 76g/L，MCV 73.2fl，MCH 22.3pg，MCHC 22%。

讨论

1.请对该患者做出初步诊断。

初步诊断：小细胞低色素性贫血。

2.为进一步明确诊断还应该完善哪些辅助检查？

辅助检查：大便常规、潜血、尿常规、网织红细胞、肝肾功能、骨髓象及铁染色、营养性贫血指标、肝胆脾B超，必要时行胃肠镜、肿瘤标志物等。血红蛋白电泳或地中海贫血筛查。

检查结果如下：

(1)2011年8月6日营养性贫血指标检查示：血清铁3.6μmol/L，铁蛋白4.9ng/ml，总铁结合力81.3μmol/L，叶酸18.06nmol/L，转铁蛋白饱和度4.43%，$VitB_{12}$ 310pmol/L。

(2)网织红细胞1.2%。

(3)胃镜示：①胃大部分切除术后；②吻合口溃疡；③残胃炎。

(4)外周血涂片(图5-1-1)：

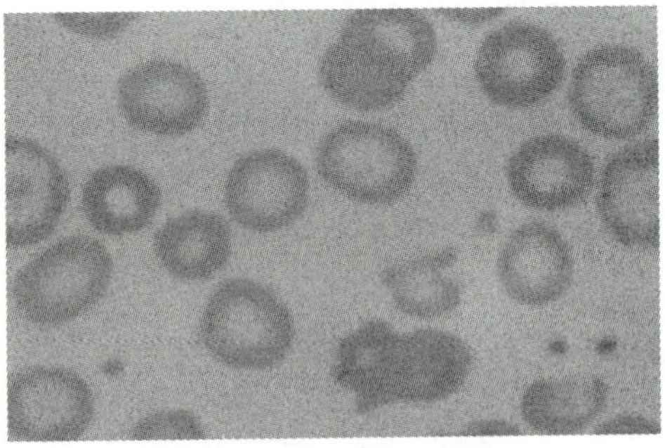

图5-1-1 外周血涂片

(5)骨髓铁染色(图5-1-2)：

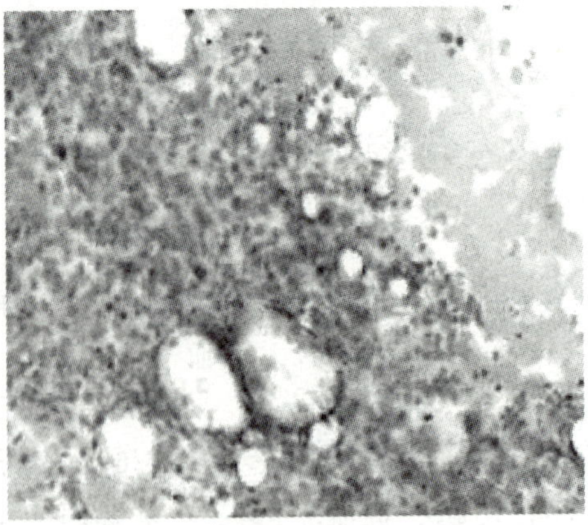

图5-1-2 骨髓铁染色

3.请做出明确诊断(临床和病理诊断)。

贫血类型诊断:缺铁性贫血。

病因诊断:胃大部分切除术后、吻合口溃疡、残胃炎。

4.需要和哪些疾病进行鉴别?

(1)地中海贫血:有家族遗传史,自幼有贫血,可有肝脾大,可有慢性溶血表现,有珠蛋白肽链合成数量异常,血清铁蛋白、骨髓可染铁、血清铁不低,常增高。

(2)铁粒幼细胞性贫血:遗传或不明原因导致的红细胞铁利用障碍性贫血,无缺铁表现,骨髓铁粒幼细胞增多,并出现环状铁粒幼细胞,血清铁增高。

(3)慢性病贫血:慢性炎症、肿瘤或感染引起的铁代谢异常性贫血,血清铁蛋白和骨髓铁增多,血清铁、总铁结合力、转铁蛋白饱和度减低。

5.结合该病例,请制订合理的治疗方案。

治疗:(1)病因治疗。

(2)口服右旋糖酐铁 50mg/次,3 次/日。

(3)护胃。

6.患者贫血的原因是什么?贫血可以导致哪些并发症?

胃大部分切除术后吸收不良、吻合口溃疡出血铁丢失。

7.给予患者补铁治疗后有效的指标及停药的指标有哪些?

观察网织红细胞及血红蛋白的变化,停药的指标为血清铁蛋白达正常后方可。

8.请你给出饮食等的健康指导?

加强含铁量高的食物的摄入。

(周海燕　胡　敏)

第二章　再生障碍性贫血

再生障碍性贫血(aplastic anemia,AA,简称再障)通常指原发性骨髓造血功能衰竭综合征,病因不明。主要表现为骨髓造血功能低下,全血细胞减少和贫血、出血、感染。免疫抑制治疗有效。

一、目的与要求

1.熟悉本病的病因及有关发病机理学说。
2.掌握本病的临床表现、诊断依据和鉴别诊断、治疗原则。

二、重要知识点

1.本病的发病机制、临床表现。
2.治疗原则。

三、临床技能要点

贫血、出血、感染的问诊和实验室检查。

四、思考和讨论

1.再障的临床表现有哪些?
2.再障的鉴别诊断内容包括哪些?各类型再障的骨髓特点有哪些?
3.重型再障的治疗措施有哪些?

再生障碍性贫血

一、病因和发病机制

(一)继发性再障的病因
1.药物和化学物品。
2.物理因素。
3.感染。
4.其他。
(二)几种发病机理学说
1.造血干细胞缺乏。
2.骨髓微环境缺陷。
3.免疫机制异常。

(三)病理

重点讲述急性和慢性型的骨髓病理改变特点。强调骨髓改变的不规则性。

二、临床表现

1. 贫血。
2. 出血,以皮肤、黏膜出血为主。
3. 感染,多数患者有发热。
4. 继发性再障有相关性基础疾病的临床表现。

三、实验室和特殊检查

(一)血象

全血细胞、网织红细胞减少。

(二)骨髓象

多部位骨髓增生减低,粒、红系及巨核细胞明显减少且形态大致正常,淋巴细胞、网状细胞、浆细胞等非造血细胞比例明显增高。骨髓小粒无造血细胞,见较多脂肪滴。骨髓活检显示造血组织减少,脂肪组织增加。

(三)发病机制的检查

CD4/CD8 细胞比值减低、Th1/Th2 细胞比值增高,血清 IFN-γ、TNF 水平增高;骨髓染色体核型正常,骨髓铁染色示贮铁增多,中性粒细胞碱性磷酸酶染色呈强阳性;溶血检查均阴性。

四、诊断

1. 全血细胞减少,网织红细胞绝对值减少,淋巴细胞比例增高。
2. 骨髓多部位增生减低,造血细胞减少,非造血细胞比例增高,骨髓小粒空虚。如骨髓增生不低时要有巨核细胞数少。
3. 骨髓活检示造血组织少,非造血组织增多。
4. 一般无肝、脾肿大。
5. 除外其他全血细胞减少的疾病(PNH、MDS、AL、急性造血功能停滞等)。
6. 一般抗贫血治疗无效。

五、鉴别诊断

(一)急性白血病

有原始幼稚细胞增多,部分病例可发现融合基因。

(二)阵发性睡眠性血红蛋白尿症(PNH)

典型患者有血红蛋白尿发作,容易鉴别,不典型者无血红蛋白尿发作,全血细胞减少,骨髓增生可减低,但有酸溶血试验、蛇毒因子试验阳性,流式细胞仪检测 CD55、CD59 表达下降。

(三)急性造血功能停滞

本病常在急性溶血性贫血和感染发热的患者中发生,全血细胞尤其是红细胞骤然下降,网织红细胞可降至零,骨髓三系减少,与 SAA 相似。但骨髓涂片尾部可见巨大原始红细胞,病程呈自限性,约 1 个月后可自然恢复。

六、治疗

1. 病因治疗。
2. 支持治疗，特别强调控制感染、止血的重要性。
3. 刺激骨髓造血功能的药物：包括雄激素、造血生长因子。
4. 糖皮质激素。
5. 免疫抑制剂。
6. 中医中药。
7. 造血干细胞移植。

七、预后

与疾病类型、血小板、白细胞、红细胞及骨髓受抑制的程度有关。

八、预防

强调劳动保护和做好环境保护工作，防止滥用影响造血系统的药物和有关化学物品。

再生障碍性贫血典型病例

患者××，男，37岁。2012年7月1日入院。

主诉：全身瘀点、瘀斑1周。

现病史：患者于1周前感冒后出现全身瘀点、瘀斑，无发热、咳嗽，无胸痛、头痛等其他不适，就诊于××中医院，查血常规示血小板低（具体值及诊断不详），服用中药3天后症状无好转，瘀点、瘀斑较前增多，且今日舌头表面出现血泡，门诊拟“血细胞减少查因：1. 急性白血病？ 2. 再障？”收入我科。患者自起病以来，无关节痛，无呕血、黑便，无牙龈出血、鼻出血，精神食欲睡眠稍差，大小便正常，体重无减轻。

既往史：否认有高血压、糖尿病、心脏病、结核、肝炎等病史；无食物及药物过敏史；无输血史，预防接种史不详。

体格检查：发育正常，营养中等，自动体位，神清合作，对答切题。贫血貌，全身皮肤散在瘀点、瘀斑，浅表淋巴结无肿大；睑结膜苍白，无充血，巩膜无黄染，双眼球活动自如，双瞳孔等大等圆，直径3mm，对光反射灵敏。伸舌居中，舌面可见两个小血泡，口唇苍白，咽部无充血，双侧扁桃体无肿大。胸骨无压痛，双肺呼吸运动、语颤对称，叩诊清音，呼吸音清，双肺未闻及干湿性啰音。心前区无隆起，心浊音界无扩大，心率90次/min，律齐，各瓣膜听诊区未闻及杂音。腹平坦、软，无压痛及无反跳痛，肝脾肋下未触及，双下肢无水肿。四肢肌力、肌张力正常，生理反射存在，病理反射未引出。

实验室检查：WBC 3.02×10^9/L，N 0.41×10^9/L，PLT 7×10^9/L，RBC 2.6×10^{12}/L，Hb 77 g/L，MCV 81fl，MCH 30pg，MCHC 32%。

讨论

1. 请对该患者做出初步诊断。

血细胞减少查因：1. 再障？ 2. 急性白血病？

2. 为进一步明确诊断还应该完善哪些辅助检查？

辅助检查：网织红细胞、外周血形态、肝肾功能、尿常规、ANA、ENA、T 细胞亚群、骨髓形态、溶血组套测定。必要时做骨髓 CD55、CD59、骨髓活检，叶酸、维生素 B_{12} 测定。

患者检查结果：网织红细胞绝对数 $10 \times 10^9/L$，中性粒细胞 $0.4 \times 10^9/L$。

ANA、ENA 阴性。

叶酸、维生素 B_{12} 测定正常。

患者骨髓涂片（图 5-2-1）及活检如下：骨髓增生减低，粒、红系及巨核细胞明显减少且形态大致正常，淋巴细胞、网状红细胞及浆细胞等非造血细胞比例明显增高。骨髓活检显示造血组织减少，脂肪组织增加。

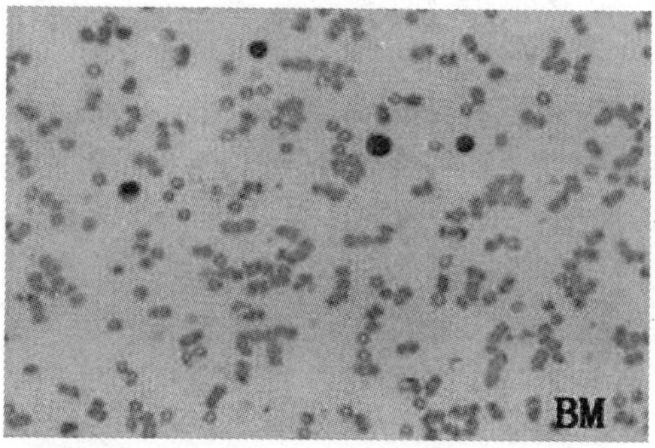

图 5-2-1　骨髓涂片

骨髓病理活检如图 5-2-2 所示。

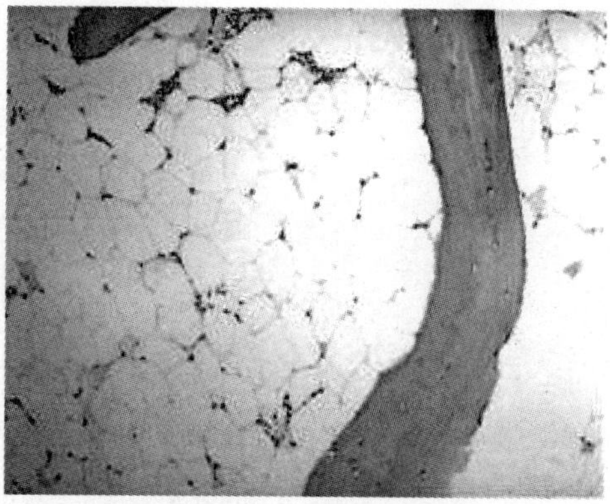

图 5-2-2　骨髓病理活检

3. 请做出明确诊断。

重型再生障碍性贫血（SAA）。

4. 需要与哪些疾病进行鉴别？

（1）急性白血病：有原始及幼稚细胞增多，部分可发现特殊融合基因。

（2）急性造血功能停滞：本病常在急性溶血性贫血和感染发热的患者中发生，全血细胞尤其是红细胞骤然下降，网织红细胞可降至零，骨髓三系减少，与 SAA 相似。但骨髓涂片尾部可见巨大原始红细胞，病程呈自限性。

5. 结合该病例，请制订合理的治疗方案。

治疗：(1)支持治疗：

①保护措施：预防感染，避免出血。

②对症治疗：纠正贫血、控制出血、控制感染。

(2)针对发病机制的治疗：

①免疫抑制治疗：抗淋巴/胸腺细胞球蛋白、环孢素。

②促造血治疗：雄激素、造血生长因子。

③造血干细胞移植。

6. 干细胞移植适合该病人吗？造血干细胞移植的适应证有哪些？

如能除外急性造血功能停滞，患者可以选择异基因造血干细胞移植。

造血干细胞移植适应证：40 岁以下、无感染及其他并发症，有合适供者的 SAA 者。

7. 如果需要造血干细胞移植，需要与患者沟通哪些内容？

沟通内容包括造血干细胞移植适应证、必要性、移植相关并发症、移植相关死亡等风险、移植费用、长期生存率、移植后期的排异、感染、免疫力低下、生活质量受影响等。

8. 如患者症状好转，出院时请你给出健康指导。

（周海燕　胡　敏）

第三章 溶血性贫血

溶血(hemolysis)是红细胞遭到破坏,寿命缩短的过程。当溶血超过骨髓的代偿能力而引起的贫血即为溶血性贫血(hemolytic anemia,HA)。骨髓具有正常造血6～8倍的代偿能力,溶血发生而骨髓能够代偿时,可无贫血,称为溶血性疾病。

一、目的与要求

1.掌握本组疾病的共同临床表现,急、慢性溶血性贫血的临床表现。
2.熟悉溶血实验室检查和诊断要点。
3.了解溶血性贫血的发病机制和分类。
4.掌握自身免疫性溶血性贫血的临床表现、治疗原则及特殊治疗用药。

二、重要知识点

1.血管内溶血的实验室检查。
2.血管外溶血的实验室检查。
3.溶血性贫血的鉴别诊断。
4.急性溶血和慢性溶血的特点及并发症。

三、临床技能要点

(一)溶血的问诊

1.起病急缓,是否有诱因及可疑的药物、食物;
2.有无全身中毒症状(如畏寒、高热、腰痛、尿少);
3.家族史:家族中有无溶血性贫血患者(部分溶血性贫血和遗传有关)。

(二)检查

拟诊溶血性贫血应注意以下体征:
1.贫血程度、有无黄染、脾大;
2.有无特殊面容,如地中海贫血;
3.有无心脏异常及心力衰竭体征。

四、思考和讨论

1.溶血的临床表现有哪些?
2.溶血的实验室检查有哪些?
3.简述急性溶血和慢性溶血的特点及并发症。
4.溶血性贫血的治疗原则是什么?

溶血性贫血

一、分类

红细胞自身异常、红细胞外部异常。

二、发病原理

一般介绍红细胞膜、红细胞代谢有关的酶或血红蛋白分子结构异常导致的溶血。外来因素作用于红细胞而引起的溶血,如免疫性、化学、物理、生物等因素,血管外溶血和血管内溶血。

三、临床表现

急性溶血:腰背及四肢酸痛,伴头痛、呕吐、寒战、高热、面色苍白及血红蛋白尿、黄疸。严重者出现周围循环衰竭及急性肾功能衰竭。

慢性溶血:贫血、黄疸、脾大。

四、实验室检查

(一)诊断溶血实验室检查

1. 血红蛋白破坏增多的证据。
2. 红细胞代偿性增多加速的证据。
3. 细胞损坏的证据;红细胞生存时间缩短的证据。

(二)确定溶血原因的特异性检查

1. 渗透性脆性试验　遗传性球形红细胞增多症患者表现为增高。
2. 血红蛋白电泳及抗碱血红蛋白试验　地中海贫血。
3. 高铁血红蛋白还原试验　G-6-PD 缺乏症。
4. 酸溶血试验　阵发性睡眠性血红蛋白尿。
5. 异丙醇试验及热不稳定试验　红细胞膜结构或功能异常。
6. 红细胞寿命标记试验。
7. 地中海贫血基因检测。
8. G-6-PD 活性测定。

五、诊断

根据临床表现和实验室检查明确:

1. 贫血是否溶血性?
2. 是血管内溶血还是血管外溶血?
3. 溶血的原因。

六、治疗

(一)病因防治

1. 严格的输血制度及指征。

2.避免使用可致溶血的药物,加强遗传咨询及宣传工作。

(二)中止溶血

1.糖皮质激素的应用。

2.免疫抑制剂的应用。

(三)对症治疗

1.碱化尿液。

2.输血:最好使用洗涤红细胞。

(四)脾切除

对遗传性溶血性贫血可施行。

(五)干细胞移植

溶血性贫血典型病例

陈××,女性,45岁,于2012年4月12日入院。

主诉:反复头晕、乏力,伴解酱油色尿3年余,再发1周。

现病史:患者3年前因感冒后出现头晕、乏力,头晕与转颈及体位改变无关,以活动后明显,伴活动后气促,休息能好转,无头痛,无恶心、呕吐,无耳鸣及听力下降,无视物不清,并有解酱油样尿,伴皮肤巩膜黄染,无尿急、尿痛及尿频。曾多次在外院予输血等治疗(具体诊治不详)后缓解。但症状在劳累及感冒后反复出现,症状轻时患者自行不规则服用糖皮质激素(泼尼松10mg Tid),症状严重时到医院治疗。1周前上述症状再发,再次入院治疗。病程中患者无恶心、呕吐,无呕血,无皮肤出血、鼻出血,无腹胀、腹痛及腹泻,无月经量多,无关节肿痛。精神、食欲、睡眠稍差,大便正常,体重无明显下降。

既往史:否认高血压、糖尿病、冠心病病史,无肝炎、结核等病史,预防接种史不详,无药物及食品过敏史,无外伤史,无手术史,有输血史,无输血反应。

家族史:家族中无类似疾病患者。

体格检查:发育正常,营养中等,贫血貌,自动体位,神志清楚,对答切题,查体合作。全身皮肤黏膜黄染,无出血点及瘀点、瘀斑,无皮疹。全身浅表淋巴结未触及肿大。睑结膜苍白,无充血,巩膜轻度黄染,口唇苍白,无发绀,伸舌居中,咽部稍充血,双侧扁桃体无肿大。双肺呼吸运动对称,双肺触觉语颤对称,双肺叩诊清音,双肺呼吸音粗,双肺未闻及湿性啰音。心前区无隆起,心界无扩大,心率108次/min,律齐,各瓣膜听诊区未闻及杂音。腹平坦、软,全腹无压痛及反跳痛,肝脾肋下未触及,肝上界位于右锁骨中线第5肋间,肝区及双肾区无叩痛,各输尿管点无压痛,移动性浊音阴性。肛门及外生殖器未查,双下肢无水肿。四肢肌力Ⅴ级,肌张力正常,生理反射存在,病理反射未引出,脑膜刺激征阴性。

辅助检查:血常规:WBC 5.2×10^{9}/L,PLT 120×10^{9}/L,RBC 1.6×10^{12}/L,Hb 40g/L,MCV 91fl,MCH 30pg,MCHC 32%。TBIL(总胆红素)131.74μmol/L,IBIL(间接胆红素)126.03μmol/L。

讨论

1.请对该患者做出初步诊断。

初步诊断:溶血性贫血。

2. 为进一步明确诊断还应该完善哪些辅助检查？

辅助检查：外周血细胞形态、尿常规、肝肾功能、乳酸脱氢酶、Ham 试验、Coombs 试验、骨髓形态、CD55、CD59 测定，T 细胞亚群测定。

(1)Ham 试验阳性。

(2)骨髓形态学提示增生性贫血象。

(3)LDH 560U/L。

(4)患者外周血流式细胞示 RBC-$CD55^{+}$ 78.6%，RBC-$CD59^{+}$ 86.6%。

(5)Coombs 试验阴性。

3. 请做出明确诊断。

阵发性睡眠性血红蛋白尿。

4. 需要与哪些疾病进行鉴别。

自身免疫性溶血性贫血：有溶血的表现，Coombs 试验阳性，Ham 试验阴性。

5. 结合该病例，请制订合理的治疗方案。

(1)支持疗法：

①输血：输洗涤红细胞。

②雄激素：十一酸睾丸酮等刺激红细胞生成。

(2)控制急性溶血：

①糖皮质激素。

②碳酸氢钠。

③右旋糖酐：适用于伴有感染、外伤、输血反应和腹痛危象者。

（周海燕　胡　敏）

第四章　白 血 病

白血病(leukemia)是一类造血细胞的恶性克隆性疾病,因白血病细胞自我更新增强、增殖失控、分化障碍、凋亡受阻,而停滞在细胞发育的不同阶段。在骨髓和其他造血组织中,白血病细胞大量增生累积,使正常造血受抑制并浸润其他器官和组织。

一、目的与要求

1. 了解急性白血病的病因、发病机制和分类。
2. 熟悉急性白血病的实验室和其他检查,特别是骨髓检查,急性白血病的治疗。
3. 掌握急性白血病的临床表现(包括病史问诊要点和体格检查)及诊断依据。
4. 了解复发难治性白血病的治疗方案。

二、重要知识点

急性白血病的临床表现;急性白血病的实验室检查(骨髓形态学、遗传学、免疫学、分子生物学检查)。

三、临床技能要点

急性白血病的问诊(注意询问发病情况、疾病进展程度;有关急性白血病的浸润症状)。

临床体征检查注意,如贫血严重程度、感染灶、浸润体征、有无神经系统体征等。

四、思考和讨论

1. 急性白血病的表现有哪些?
2. 急性白血病的实验室检查有哪些特殊表现?
3. 急性白血病的治疗原则是什么?

第一节　急性白血病

急性白血病(acute leukemia,AL)是造血干细胞的恶性克隆性疾病,发病时骨髓中的原始及幼稚细胞大量增殖并抑制正常造血,浸润肝、脾、淋巴结等多个脏器,表现为出血、感染、贫血等。

一、AL 分类

国际上常用 FAB 分型,将白血病分为 ALL 及 AML 两大类。

ALL 分 3 型：

L_1：原始和幼淋巴细胞以小细胞为主。

L_2：原始和幼淋巴细胞以大细胞为主。

L_3：原始和幼淋巴细胞以大细胞为主，大小较一致，细胞内有明显空泡，胞浆嗜碱性，染色深。

AML 分 8 型：

M_0：急性髓系白血病微分化型。

M_1：急性粒细胞白血病未分化型。

M_2：急性粒细胞白血病部分分化型。

M_3：急性早幼粒细胞白血病。

M_4：急性粒单核细胞白血病

M_5：急性单核细胞白血病。

M_6：急性红白血病。

M_7：急性巨核细胞白血病。

二、临床表现

(一)症状

1. 贫血　头晕、乏力。

2. 发热。

3. 出血　皮肤瘀点、瘀斑、鼻出血、牙龈出血、月经过多为主要出血表现。急性早幼粒细胞白血病易并发凝血障碍而出现广泛全身出血。

4. 中枢神经系统浸润时有头晕、头痛、恶心、呕吐。

(二)体征

肝、脾、淋巴结肿大，胸骨压痛，牙龈增生，绿色瘤，中枢神经系统浸润时有颈强直。睾丸浸润表现为一侧或双侧肿大。

三、实验室检查

(一)血象

大多数白血病增高，也有白细胞计数正常或减少的，涂片分类可见数量不等的原始和幼稚细胞。可伴血红蛋白、血小板低。

(二)骨髓象

骨髓象是诊断 AL 的依据及必做检查。骨髓有核细胞多数增生显著，以原始细胞为主。FAB 分型协作组提出原始细胞≥骨髓有核细胞(ANC)30%为 AL 的诊断标准，WHO 分类将骨髓原始细胞≥20%定为 AL 的诊断标准。

(三)细胞化学染色

细胞化学染色主要协助形态鉴别各类白血病。细胞化学染色在鉴别白血病类型中的意义见表 5－4－1。

表 5－4－1　细胞化学染色在鉴别白血病类型中的意义

	急淋白血病	急粒白血病	急单白血病
过氧化物酶(POX)	(－)	分化差的原始细胞(－)～(＋)；分化好的原始细胞(＋)～(＋＋＋)	(－)～(＋)
糖原 PAS 反应	(＋)成块或颗粒状	(－)或(＋)，呈弥漫性淡红色	(－)或(＋)，呈弥漫性淡红色或颗粒状
非特异性酯酶	(－)	(－)～(＋)，NaF 抑制小于 50%	(＋)，NaF 抑制大于 50%
中性粒细胞碱性磷酸酶(NAP)	增加	减少或(－)	正常或增加

(四)免疫学检查

根据白血病细胞表达的免疫相关抗原确定其系列来源。B 系 ALL 表达的免疫学抗原主要有 CD10、CD19、CD20、CyCD22、CD79a、TdT 等。T 系 ALL 表达的免疫学抗原主要有 CD2、CD5、CD7、CD8、CD10、TdT 等。AML(髓系)表达的免疫学抗原主要有 CyMPO、CD13、CD33、CD15、CD14、CD64、CD117 等。而急性混合细胞白血病表达的免疫抗原既有淋系抗原标志，又有髓系抗原标志，其髓系和一个淋系积分均＞2。

(五)染色体和基因改变

白血病常伴有特异的染色体和基因改变(表 5－4－2)。

表 5－4－2　常见的白血病染色体和基因改变

染色体异常	基因重排	白血病类型
t(15;17)(q22;q21)	PML-RARα	M_3
t(8;21)(q22;q22)	AML1-ETO	M_2
Inv(16)(p13q22)	CBFβ-MYH11	M_4Eo
t(8;14)(q24;q32)	MYC-IgH	ALL(L_3)
t(9;22)(q34;q11)	BCR-ABL	ALL、CML

(六)血液生化改变

四、诊断

根据临床表现、血象及骨髓象特点作出诊断。但因白血病细胞类型、染色体、免疫表型和融合基因的不同，治疗方案及预后亦随之改变，故初诊时应尽力获得全面的 MICM 资料，以评价预后，指导治疗。

五、鉴别诊断

与起病时临床症状相似的疾病鉴别及与血象相似的疾病的鉴别。

1. 骨髓增生异常综合征。
2. 某些感染引起的白细胞异常。

3. 巨幼细胞贫血。

4. 急性粒细胞缺乏症恢复期。

六、治疗

(一)对症及支持治疗

高白细胞的处理、防治感染、成分输血、防治高尿酸血症肾病、维持营养。

(二)化学治疗

1. ALL 的治疗　包括诱导缓解治疗、缓解后治疗、髓外白血病的预防治疗、干细胞移植。

(1)诱导缓解治疗:基本方案是长春新碱(VCR)+泼尼松(P)组成的 VP 方案。VP 方案加蒽环类药物组成 VDP 方案,加左旋门冬酰胺酶组成 VDLP 方案。伴 t(9;22)的 ALL 还可合用伊马替尼进行靶向药物治疗。

(2)缓解后治疗:缓解后强化巩固、维持治疗和中枢神经系统白血病的防治十分必要。定期检测微小残留病变。

(3)髓外白血病的预防治疗:以中枢神经系统白血病最常见。有颅脊椎照射和鞘内注射两种方法。

(4)异基因造血干细胞移植:可以使 40%～60%的患者长期存活。

2. AML 的治疗　诱导缓解治疗、缓解后治疗、复发和难治性 AML 的治疗。

(1)诱导缓解治疗:DA(3+7)方案,可给予其他蒽环类替代 DNR,或 HA、HOAP 方案,复发后再行异基因造血干细胞移植。

(2)缓解后治疗:高危组首选异基因造血干细胞移植;低危组(不含 APL)首选 HD-Arac 为主的强烈化疗。

(3)复发和难治性 AML 的治疗:HD-Arac 联合化疗;新方案如福达拉宾;年龄偏大可采用 CAG 预激方案。

(4)急性早幼粒细胞白血病的治疗:采用 ATRA、砷剂诱导分化联合蒽环类化疗。缓解后巩固强化,之后给予 ATRA、砷剂、6MP 维持治疗。

3. 老年 AL 的治疗　强调个体化治疗,多数患者化疗需减量。

(三)髓外白血病的防治

(四)扼要介绍干细胞移植在急性白血病治疗的适应证及相关知识

七、预后

自然病程平均 3 个月左右,短程者甚至在诊断数天后即死亡。经过现代治疗,已有不少患者获得病情缓解,甚至长期存活。影响预后的因素包括白血病类型、年龄、白细胞计数、染色体、基因等等。

急性白血病典型病例一

颜某,男,34 岁。

主诉:咳嗽、咯血 1 月余,加重 2 天。

现病史:患者于 1 月前无明显诱因出现咳嗽、咯血,咳出血丝痰,色红,量少,未曾重视及治疗，2天前出现咯血增多，共3次，每次量约10ml，遂到××医院就诊，诊断"1.咯血查因；2.肺部感染"住院治疗，予止血、抗感染等对症支持治疗，症状稍好转，并建议患者到上级医院就诊，遂来我院急诊科就诊。病程中有腹痛，无头晕、头痛，无胸闷、气促，无鼻出血、牙龈出血、无腹泻，急诊拟"1.咯血查因；2.肺部感染"收入我科。发病以来，无畏寒、发热，无纳差、乏力，精神、饮食、睡眠一般，大小便正常，近1月余体重减轻10kg。

既往史：否认"高血压、糖尿病、冠心病、肾病"等病史，无"乙肝、结核"等传染病史，无食物及药物过敏史，无输血史，无重大外伤史。

个人史：有饮酒史10余年，每日约半斤，无吸烟史。否认本人及其配偶有过冶游史、性病史及吸毒史。

体格检查：T 38.2℃，神清，营养中等，自动体位，查体合作，轻度贫血貌，全身皮肤黏膜可见散在出血点及瘀斑，浅表淋巴结无肿大。咽稍充血，双侧扁桃体无肿大，颈静脉无怒张，颈无抵抗，气管居中，甲状腺无肿大。胸廓对称无畸形，胸骨有压痛，双肺呼吸运动、语颤对称，叩诊清音，双肺可闻及湿性啰音。心脏及腹部检查无异常。双下肢无水肿。四肢关节无红肿和畸形，无压叩痛，活动不受限。四肢肌力、肌张力正常，生理反射存在，病理反射未引出。

辅助检查：门诊胸部CT：双肺底纹理粗乱；右肺下叶渗出性改变。我院血常规：WBC $93.74\times10^9/L$，RBC $3.24\times10^9/L$，Hb 97g/L，PLT $16\times10^9/L$，幼稚细胞占91%。

讨论

1.结合病史、体征，提出可能初步诊断。

急性白血病、肺部感染。

2.下一步应完善哪些检查？哪项检查对确诊有最重要的意义？

骨髓穿刺查形态、染色体，流式细胞仪检测免疫分型，根据白血病类型选择做特殊基因检测，三大常规、血型、凝血四项、FDP、D,D-二聚体、传染病筛查、生化、心电图、心脏彩超等。骨髓形态学、免疫学、染色体、融合基因对确诊有重要意义。

3.患者骨髓检查如图5-4-1、图5-4-2所示，请根据该项检查给出明确诊断。

(1)骨髓细胞学检查：增生极度活跃，幼稚细胞占73%，粒系占12%，红系占10%，淋系占3.5%。免疫组化：POX(－)，PAS(粗块状)。

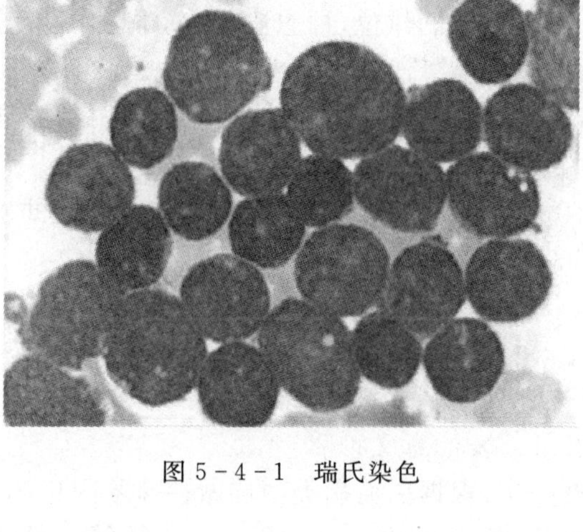

图5-4-1 瑞氏染色

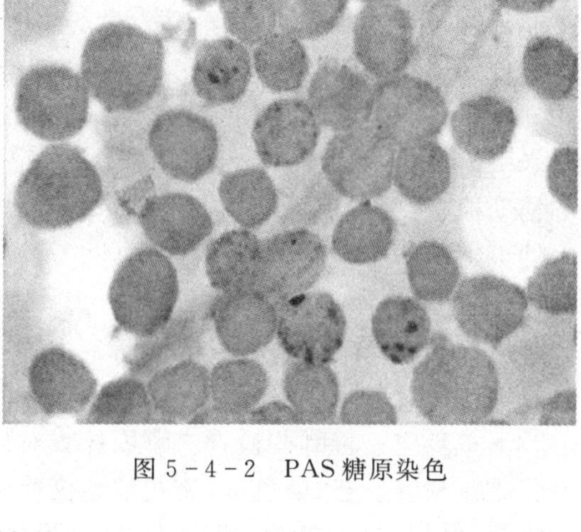

图5-4-2 PAS糖原染色

(2)骨髓免疫学(流式细胞仪)检测:CD19(+)、CD20(+)、CyCD22(+)、cCD3(-)、cMPO(-)、CD13(-)、CD33(-)、CD14(-)、CD64(-)、CD15(-)、CD5(-)、CD79a(+)。

诊断:急性B淋巴细胞白血病。

4.请给出EGIL积分,并给出免疫学类型诊断。

EGIL积分:髓系0分,B系4分,T系0分。

诊断:急性B淋巴细胞白血病。

5.请鉴别诊断。

(1)骨髓增生异常综合征。

(2)某些感染引起的白细胞异常。

(3)急性粒细胞缺乏症恢复期。

6.治疗:

(1)抗感染。

(2)输血小板。

(3)止血。

(4)诱导缓解化疗:VDLP。

(5)水化碱化尿液。

(6)完全缓解后行鞘内注射预防中枢神经系统白血病。

急性白血病典型病例二

李某,男,28岁。

主诉:头晕乏力10天。

现病史:患者于10天前因感冒后出现头晕、乏力,偶感气促,可平卧,无畏寒、发热,无胸痛、心悸,无腹痛、腹泻、黄疸,无皮肤黏膜瘀点、瘀斑,无解血尿、黑便,未予诊治,症状无改善,于2天前就诊于××医院,经治疗(诊治不详)后症状无好转,今为进一步诊治住入我科。病程中患者精神、食欲、睡眠尚可,大小便正常,体重无明显下降。

既往史:否认高血压、糖尿病等病史,否认药物、食物过敏史。无手术及外伤史。

体格检查:T 37.2℃,发育正常,营养中等,步入病房,自动体位,神志清楚,查体合作,应答切题。全身皮肤黏膜苍白,无黄染,未见蜘蛛痣及肝掌,全身浅表淋巴结无肿大。胸骨有压痛,心肺腹无异常,肝、脾肋下未及,双下肢无浮肿,四肢肌力、肌张力正常,生理反射存在,病理反射未引出。

辅助检查:血常规示:WBC 1.95×10^9/L,Hb 48g/L, PLT 15×10^9/L,RET 0.1%,可见原始幼稚细胞26%。

讨论

1.结合病史、体征,提出可能诊断。

急性白血病。

2.下一步应完善哪些检查?哪项检查对确诊有最重要的意义?

骨髓穿刺查形态、染色体,流式细胞仪检测免疫分型,根据白血病类型选做特殊基因检测,三大常规、血型、凝血四项、FDP、D,D-二聚体、传染病筛查、生化、心电图、心脏彩超等。骨髓形态学、免疫学、染色体、融合基因对确诊有重要意义。

3.患者骨髓检查如图 5－4－3、图 5－4－4 所示，请根据该项检查给出确诊诊断。

(1)骨髓细胞学检查：增生极度活跃，单核细胞占 74.5%，原始单核细胞占 68.2%，粒系占 12%，红系占 10%，淋系占 3.5%。POX(＋)，酯酶(＋)，能被 NaF 抑制。

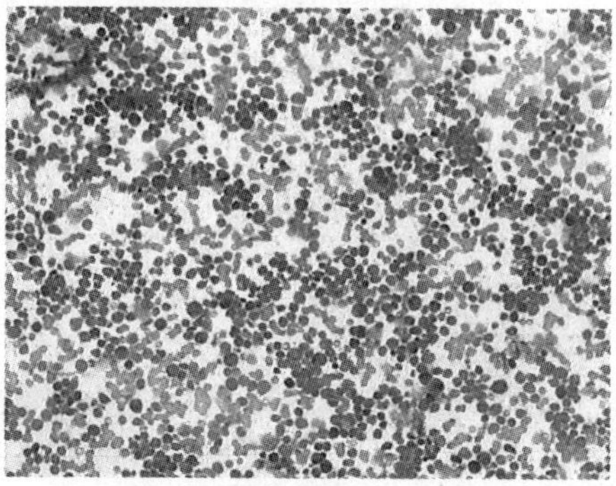

图 5－4－3　骨髓检查(低倍镜)

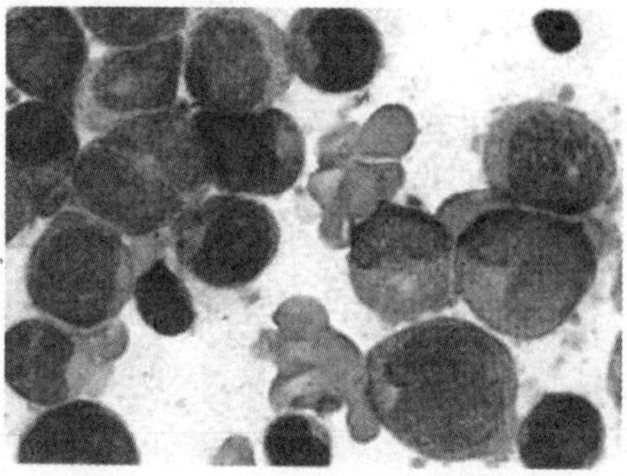

图 5－4－4　骨髓检查(高倍镜)

请给出形态学诊断。

急性单核细胞白血病。

(2)骨髓免疫学(流式细胞仪)检测：CD19(－)、CD20 (－)、CyCD22 (－)、CyCD3(－) cMPO(＋)、CD13(＋)、CD33(＋)、CD14(＋)、CD64(－)、CD15(＋)。

请根据流式细胞仪检测结果给出免疫学诊断。

急性髓系白血病 M_4。

4.急性髓系白血病染色体异常与预后的关系如何？

见表 5－4－3 所示。

表 5－4－3　急性髓系白血病染色体异常与预后的关系

危险分组	染色体异常	融合基因	常见 AML 亚型
低危组	t(15;17)(q22;q21) t(8;21)(q22;q22) Inv(16)(p13q22)	PML-RARα AML1-ETO CBFβ-MYH11	M_3 M_2b M_4Eo
中危组	正常核型，－Y，＋8，＋11，＋13，＋21 del(9q)，del(11q)，del(20q)，t(9;11)(q22;q231)，t(8;14)(q24;q32)		
高危组	复杂染色体，t(6;9)(q23;q34)，t(6;11)(q27;q23)，del(5q－)，del(7q－)，－5，－7		

5.治疗原则是什么？

(1)预防感染。

(2)输成分血：红细胞悬液、血小板。

(3)止血。

(4)诱导缓解化疗：DA 或 IAE 等化疗。

(5)水化碱化尿液。

(6)完全缓解后行鞘内注射预防中枢神经系统白血病。

6. 诱导缓解后完全缓解，下一步该如何治疗？

巩固强化治疗、预防中枢神经系统白血病。

第二节　慢性粒细胞白血病

一、临床表现和实验室检查

(一)慢性期

1. 无症状或有低热、乏力、盗汗、消瘦、脾大。

2. 实验室检查

血象：白细胞计数明显增高，常超过 $20\times10^9/L$，中性粒细胞显著增多，以中性中幼、晚幼和杆状粒细胞居多。原始细胞<10%，嗜酸、嗜碱性粒细胞增多。血小板多数正常，部分患者增多。晚期出现贫血、血小板减少。

骨髓：增生明显至极度活跃，以粒细胞为主，中性中幼、晚幼和杆状粒细胞居多。原始细胞<10%，嗜酸、嗜碱性粒细胞增多。

中性粒细胞碱性磷酸酶(NAP)：活性减低或呈阴性反应。治疗有效时 NAP 活性可以恢复，疾病复发时又下降。

细胞遗传学和分子生物学改变：95%以上的患者出现 t(9;22)(q34;q11)，检测到 BCR/ABL 融合基因。

(二)加速期

无症状或有发热、贫血、出血、骨关节肌肉痛；脾进行性肿大。

外周血原始细胞≥10%，嗜碱性粒细胞≥20%。不明原因的血小板多进行性减少或增加。除 Ph 染色体外又出现其他染色体异常，如+8、双 Ph 染色体、17 号染色体长臂的等臂。骨髓活检示胶原纤维显著增生。

(三)急变期

临床与急性白血病类似。

二、诊断

诊断依据：

1. 临床表现、血象、骨髓象；

2. 中性粒细胞碱性磷酸酶；

3. Ph染色体、BCR/ABL 融合基因。

三、鉴别诊断

1. 类白血病反应。

2. 骨髓纤维化。

四、治疗

1. 化疗。

2. 其他药物：α-干扰素。

3. 伊马替尼(格列卫)。

4. 异基因造血干细胞移植。

5. 其他治疗：

(1)脾切除；

(2)白细胞去除术；

(3)别嘌醇防止尿酸肾病。

五、预后

化疗后中位生存期约 39～47 个月。近年来伊马替尼及异基因造血干细胞移植已经改变了 CML 的预后和生存。伊马替尼和 ALL_0-HSCT 是目前优先采用的治疗方式。

慢性粒细胞白血病典型病例

符某，女，21 岁。

主诉：发现白细胞增高 2 周。

现病史：血常规 WBC $87.4\times10^9/L$，Hb 125g/L，PLT $770\times10^9/L$，病程中患者无乏力、盗汗、体重下降，无骨骼关节疼痛，无腹胀，无发热、畏寒，无皮下出血、牙龈出血，无月经紊乱。为进一步明确诊断及治疗来我院就诊，门诊拟“白血病”收入我科。

既往史：有乙型肝炎病毒携带史多年；否认高血压病、糖尿病、冠心病、结核等病史，无药物及食品过敏史，无手术史、外伤史，无输血史，预防接种史不详。

体格检查：发育正常，营养中等，体型匀称，神志清楚，对答切题，自动体位，查体合作。皮肤、黏膜无黄染、皮疹、出血点，浅表淋巴结未触及肿大。睑结膜、口唇苍白、无发绀，咽无充血，双侧扁桃体无肿大。心肺无异常。腹软，无压痛及反跳痛，肝肋下未触及，脾可触及肿大，超过脐水平线。肝区及双肾区无叩痛，双下肢无水肿。生理反射存在，病理反射未引出。

讨论

1. 结合病史、体征，提出可能诊断。

初步诊断：慢性粒细胞白血病。

2. 下一步应完善哪些检查?

骨髓穿刺查细胞形态、NAP、染色体、BCR/ABL 融合基因、肝胆脾 B 超。

3. 患者检查如图 5-4-5、图 5-4-6 所示，从结果中可看到哪些异常改变? 请给出正确的诊断。

(1)2011 年 4 月 20 日行骨髓穿刺形态学检查：骨髓增生极度活跃，粒系异常增生，占 81.5%，其中中晚幼粒细胞占 65%，易见嗜酸、嗜碱性粒细胞，红系占 10%，淋系占 7%，单核细胞占 0.5%，原始细胞占 1%，各系形态未见异常。NAP 积分 3 分。

(2)腹部彩超：肝脏大小正常，脾肿大，大小约 210mm×60mm。

诊断：慢性粒细胞白血病(慢性期)。

4. 还需要做哪些检查进一步完善诊断依据?

如果染色体核型分析：核型为 46，XX，t(9；22)(q34；q11)，还需要做何检查?

图 5-4-5　骨髓检查(低倍镜)

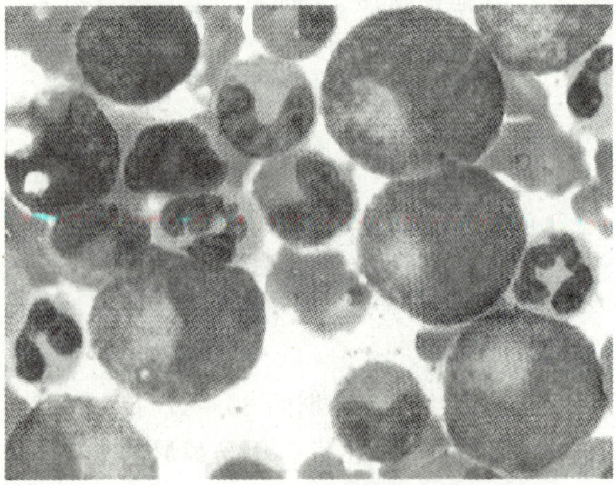

图 5-4-6　骨髓检查(高倍镜)

需要查 BCR/ABL 融合基因。

5.结合本病例,制订出合理的治疗方案。

(1)降低白细胞、水化碱化尿液:羟基脲和别嘌醇。

(2)伊马替尼(格列卫)0.4g/次,1 次/日。

(3)如经济条件不允许可以选择 α-干扰素 300 万~500 万 U/m^2,肌注,3~7 次/周。

(4)待血象和体征控制后尽早进行异基因造血干细胞移植。

根据移植前风险评估积分系统进行评估。

(周海燕　胡　敏)

第五章　淋巴瘤

淋巴瘤(lymphoma)是淋巴组织的恶性肿瘤，好发于淋巴结，也可发生于淋巴结外器官，可发生于任何年龄。根据病理组织学的不同，淋巴瘤可分为霍奇金淋巴瘤(Hodgkin lymphoma，HL)和非霍奇金淋巴瘤(non-Hodgkin lymphoma，NHL)两大类，在临床表现和疾病预后方面有相似之处。HL在我国仅占淋巴瘤的10%左右，而NHL占90%。一般认为，HL主要来源于B细胞，NHL大多数来源于B细胞，约13%来源于T细胞，极少数来源于NK细胞或来源不明。

一、目的与要求

1. 掌握淋巴瘤临床表现，霍奇金淋巴瘤与非霍奇金淋巴瘤的不同特点。
2. 熟悉淋巴瘤的免疫病理。
3. 掌握淋巴瘤的分期。
4. 熟悉淋巴瘤的治疗原则。

二、重要知识点

1. 淋巴瘤临床表现。
2. 淋巴瘤的分期。
3. 霍奇金淋巴瘤与非霍奇金淋巴瘤的治疗。

三、临床技能要点

全身浅表淋巴结的体检；如何根据影像学、骨髓等检查确定分期？
计算国际预后指数。

四、思考和讨论

1. 淋巴瘤的临床表现有哪些？
2. 通过哪些辅助检查可以进一步分期并评估国际预后指数？
3. 霍奇金淋巴瘤与非霍奇金淋巴瘤的化疗有何不同？

非霍奇金淋巴瘤

一、病因及发病机制

病毒、细菌、免疫及理化因素。

二、病理

NHL大部分为B细胞性，病变的淋巴结切面外观呈鱼肉样。镜下正常淋巴结结构破坏，淋巴滤泡和淋巴窦可消失。增生或浸润的淋巴瘤细胞成分单一、排列紧密。

三、临床表现

（一）症状

临床主要症状为无痛性淋巴结肿大。

部分患者可伴发热、盗汗、体重下降。

其他：根据组织器官不同，受压迫和浸润的范围、程度不同，引起的症状也不同。

（二）体征

浅表淋巴结肿大，肝、脾可肿大等。

中枢累及、骨骼损害、纵隔大肿块压迫等不同浸润可有不同的体征。

四、实验室检查

（一）血液和骨髓检查

NHL白细胞数多正常，伴有淋巴细胞绝对和相对增多。一部分患者的骨髓涂片中找到淋巴瘤细胞。

（二）化验检查

血沉、乳酸脱氢酶、β_2-微球蛋白可升高。

（三）影像学检查

1. 浅表淋巴结检查：B超检查可以发现体检时触诊的遗漏。
2. CT、MRI、DWI（全身淋巴结弥散成像）、PET-CT检查可发现深部淋巴结及器官的病变。

（四）病理学检查

淋巴结或肿块活检是诊断的金标准。病理细胞形态学、免疫组化及染色体。

（五）骨髓活检

可以发现骨髓有无侵犯。

五、诊断

依据病理学检查和免疫组化检查。必要时进行细胞遗传学及基因检测。

六、鉴别诊断

1. 结核：有结核的中毒症状，淋巴结肿大好发于颈部，可融合成片，病理为干酪样坏死。
2. 转移癌：有原发的肿瘤病灶，病理可见肿瘤细胞。

七、治疗原则

1. 以化疗为主的化、放疗结合的综合治疗。
2. 单克隆抗体的治疗。

3. 干扰素。

4. 骨髓或干细胞移植。

非霍奇金淋巴瘤典型病例一

患者章××，男，62 岁，2011 年 10 月 19 日入住我科。

主诉：发现体表肿物 2 年。

现病史：患者 2009 年 10 月份无明显诱因发现右耳下及双侧腹股沟肿物，无疼痛，无畏寒、发热，无咳嗽、咳痰，无胸闷、胸痛，无腹痛、腹胀，无呕血、便血，当时右耳下肿物约花生米大小，在外院行右耳肿物切除术，术后病理报告示"米库利奇病"，给予小剂量激素治疗后出院，因肿物无变化而未再治疗，于今年 10 月份患者自觉双侧腹股沟肿物明显增大，性质同前，并出现左下肢非凹陷性水肿，伴消瘦，无尿少。精神、食欲、睡眠一般。

既往史：3 个月前曾因带状疱疹在我科住院，否认高血压、糖尿病、冠心病病史，无肝炎、结核病史，无药物及食品过敏史，无外伤史，无输血史，预防接种史不详。

体格检查：T 37.5℃，P 80 次/min，R 16 次/min，BP 130/80mmHg。发育正常，神清合作。皮肤、黏膜无黄染、皮疹、出血点。右颈部触及多个大小约 2cm×1.5cm 肿大淋巴结，双侧腋窝可触及多个大小约 1cm×1cm 肿大淋巴结，双侧腹股沟区触及多个大小约 3cm×4cm 肿大淋巴结，无压痛，活动度差，质硬。睑结膜无苍白，无充血，巩膜无黄染，鼻腔、外耳道无异常分泌物，伸舌居中，口唇无苍白，扁桃体无肿大。胸廓对称无畸形，胸骨无压痛，双肺呼吸音清，未闻及干、湿性啰音。心前区无隆起，心界无扩大，心率 80 次/min，心律齐，各瓣膜听诊区未闻及杂音。腹平坦、软，无压痛、反跳痛，肝脾肋下未触及，肝区轻度叩击痛，肾区及输尿管点无压痛。四肢关节无红肿和畸形，无压叩痛，活动不受限。四肢肌力、肌张力正常，生理反射存在，病理反射未引出。

辅助检查：门诊 B 超：双侧颌下、锁骨上窝、双侧腋窝、腹股沟淋巴结肿大；腹膜后、双侧髂血管多发淋巴结肿大、融合。

讨论

1. 请对该患者做出初步诊断。

初步诊断：体表肿物性质待查：淋巴瘤？转移癌？

2. 为进一步明确诊断还应该完善哪些辅助检查？

(1)淋巴结活检。

(2)淋巴结病理确诊为 NHL 后查血沉、乳酸脱氢酶、β_2-微球蛋白、肝肾功能、血常规、骨髓活检、全身 CT、MRI、DWI、输血前四项、心脏彩超等。

3. 根据影像等相关检查资料确定分期、IPI(国际预后指数)及预后分组。

(1)患者淋巴结活检如下：

组织有弥漫分布的异性大细胞分布，病理核分裂易见。免疫组化示：CD20(＋)，CD79a(－)，CD3 (－)、CD45RO (－)、CD15(－)、CD30(－)、CD10(－)、CK(－)、BCL-6(－)、TLA-1(＋)、MUM-1(＋)、ALK(－)、KI-67(65%，＋)。

病理诊断：非霍奇金淋巴瘤(弥漫大 B 细胞淋巴瘤)。

(2)骨髓检查看到淋巴瘤细胞(图 5-5-1)。

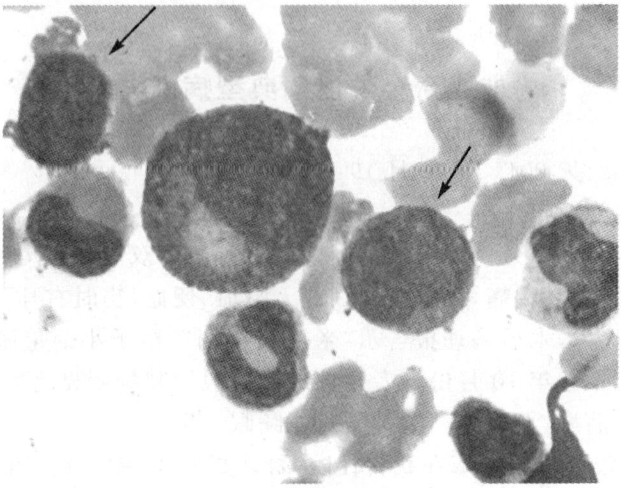

图 5-5-1 骨髓形态学

(3)血沉 120mm/h,β_2-微球蛋白 3.56μg/L,乳酸脱氢酶 756U/L。

(4)全身淋巴结弥散成像(DWI)及 CT 提示:右颈部、纵隔、腋窝、腹股沟见肿大淋巴结。

4.根据上述结果请做出明确诊断(临床和病理诊断)。

非霍奇金淋巴瘤Ⅳ期(弥漫大 B 细胞型),IPI 评分 3 分,中高危组。

5.需要和哪些疾病进行鉴别?

(1)淋巴结核。

(2)转移癌。

6.结合该病例,请制订合理的治疗方案。

(1)化疗:如经济条件允许建议首选 R-CHOP 方案化疗 8 疗程,或 CHOP。

(2)化疗 3～4 疗程后根据影像学进一步检测评估疗效,如完全缓解则继续完成化疗,如未缓解或进展则换二线治疗方案。

7.患者经过 2 疗程化疗后淋巴结肿块完全消失,还需要继续治疗吗?

需要。

8.请交代患者结束总疗程化疗后的随访事宜。

前 2 年每 3 个月随访一次,后 3 年每 6 个月随访一次。

非霍奇金淋巴瘤典型病例二

患者××,男,67 岁。2011 年 1 月 19 日入住我科。

主诉:因左侧腹壁出现肿块 1 年入院。

现病史:患者于 2010 年 1 月前无明显诱因左侧腹壁出现肿块,初起约 2cm×2cm,未在意,未治疗,无局部疼痛及破溃,无发热、体重减轻及盗汗,无咳嗽、咳痰,无恶心、呕吐,无腹痛、腹泻及解黑便。无齿龈出血及鼻出血,无骨痛,肿块无明显变化。5 个月前腹壁肿块逐渐增多,增大,并出现多个肿物融合,约为 40cm×20cm,有疼痛及破溃,无腹泻,无恶心、呕吐,无发热、体重减轻及盗汗。2010 年 12 月 8 日××医院门诊行腹壁肿物病理活检及免疫组化示非霍奇金淋巴瘤、弥漫大 B 细胞。起病以来患者精神、食欲、睡眠一般，大、小便正常，无体重减轻。

既往史：13 年前因胃穿孔行胃修补术。否认高血压、糖尿病、冠心病病史，无肝炎、结核等病史，预防接种史不详，无药物及食品过敏史，无外伤史，无输血史。

个人史：原籍生长，无外地迁居史，无疫水、毒物接触史，生活条件可，否认有性病和冶游史，有 30 余年吸烟史，大约一天一包，已戒烟 13 年。每天饮酒约 2～3 两。

体格检查：全身浅表淋巴结未触及肿大，双肺呼吸音清，未闻及干湿性啰音。心率 80 次/min，律齐，未闻及病理性杂音。腹平软，腹壁可见一相互融合的巨大肿块，约 40cm×20cm 大小(图 5－5－2)，无溢液，无破溃，腹部无压痛、反跳痛，肝、脾肋下未触及，移动性浊音阴性。双下肢无水肿。

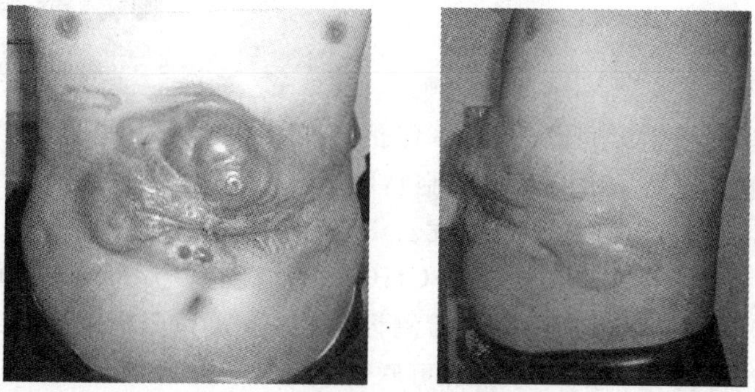

图 5－5－2　入院时的体表肿块情况

辅助检查：皮肤活检：组织表面鳞状上皮覆盖，真皮层粗大胶原纤维间见异型增生的淋巴样细胞弥漫分布，细胞较大，核异型明显，可见病理性核分裂象。

免疫组化：CD20＋、CD79a(＋)、CD10(＋)、BCl-6(＋)均阳性，Ki67(85%＋)、CK(－)、ALK(－)、T1A-1(－)、EMA(－)、MUM-1(－)、CD30(－)、CD3(－)、CD15(－)、CD45RO(－)。

讨论

1. 请对该患者做出初步诊断。

初步诊断：非霍奇金淋巴瘤、弥漫大 B 细胞。

2. 为进一步明确诊断还应该完善哪些辅助检查？

查血沉、乳酸脱氢酶、β_2-微球蛋白、肝肾功能、血常规、骨髓活检、全身 CT、MRI、DWI、输血前四项、心脏彩超等。

3. 根据影像等相关检查资料确定分期、IPI 及预后分组。

辅助检查：全身 PET-CT 结果如图 5－5－3 所示。

PET-CT(图 5－5－4)：前腹壁肿块(肿块侵及双侧腹直肌、腹膜，局部向腹腔内突出)，左侧上腹壁皮肤及盆腔右侧腹直肌后方结节，上述病灶代谢异常活跃。

血沉、乳酸脱氢酶、β_2-微球蛋白、肝肾功能、血常规正常。

骨髓活检未见淋巴瘤细胞。

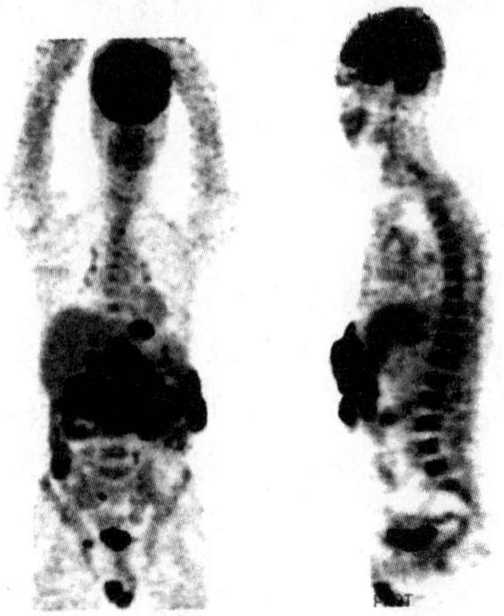

图 5-5-3 全身 PET-CT 影像

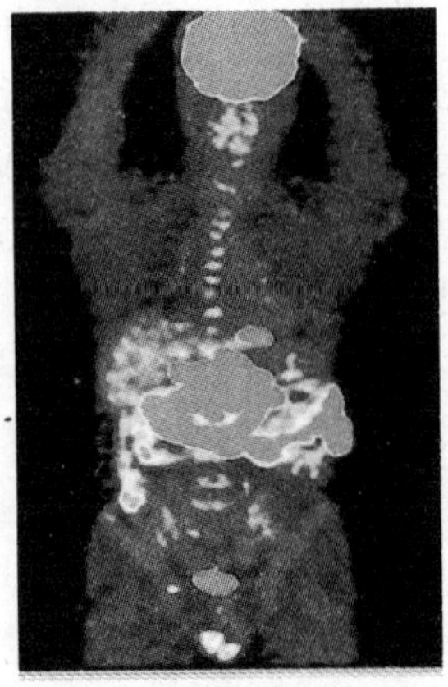

图 5-5-4 全身 PET-CT 影像

4.结合病史、体征，请给出完整的诊断(包括分期、IPI、病理分型、危险分组)。

非霍奇金淋巴瘤ⅡE 期（弥漫大 B 细胞），IPI 评分 2 分，高危组。

5.结合该病例，请制订合理的治疗方案。

(1)化疗：如经济条件允许建议首选 R-CHOP 方案化疗 8 疗程，或 CHOP。

化疗 3～4 疗程后根据影像学进一步检测评估疗效，如完全缓解则继续完成化疗，如未缓解或进展则换二线治疗方案。如部分缓解可联合放疗。

化疗后缓解情况如图 5-5-5 所示。

6.患者经过 2 疗程化疗后淋巴结肿块完全消失，还需要继续治疗吗?

需要。

7.请交代患者结束总疗程化疗后的随访事宜。

前 2 年每 3 个月随访一次，后 3 年每 6 个月随访一次。

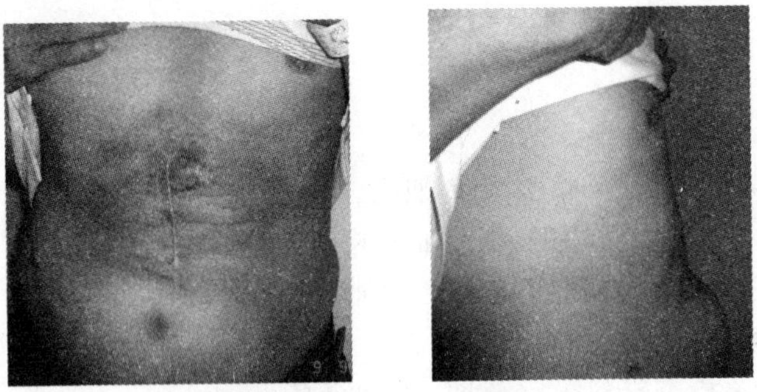

图 5-5-5 化疗后缓解

（周海燕 胡 敏）

第六章　紫癜性疾病

紫癜(purpura)性疾病约占出血性疾病的1/3,包括血管性紫癜和血小板性紫癜。前者由血管壁结构或功能异常所致,多见于内皮细胞或内皮下基底膜及胶原纤维等内皮下组织的病变,如单纯性紫癜、老年性紫癜等。血小板性紫癜由血小板疾病所致,如血小板减少,包括再障、白血病免疫性血小板减少性紫癜等;血小板功能异常,包括血小板病、血小板无力症等。临床上以皮肤、黏膜出血为主要表现。

一、目的与要求

1. 了解紫癜的病因和发病机制。
2. 熟悉血小板减少性疾病的临床表现和实验室检查。
3. 掌握血小板减少性疾病的诊断和鉴别诊断、治疗原则。

二、重要知识点

1. 诊断。
2. 治疗原则。

三、临床技能要点

出血的问诊和体检。

四、思考和讨论

1. 血小板减少性疾病的临床表现有哪些?最重要的临床表现是什么?
2. 特发性血小板减少性紫癜的急症处理方法有哪些?

特发性血小板减少性紫癜

特发性血小板减少性紫癜(immune thrombcytopenia,ITP)是由于血小板特异性自身抗体致敏的血小板被单核巨噬细胞系统过度破坏,自身抗体抑制巨核细胞产生血小板、细胞毒T细胞直接溶解血小板和抗原特异性T细胞免疫失耐受等引起血小板减少($<100\times10^9/L$),是常见的获得性出血性疾病,亦称免疫性血小板减少症。

一、病因

1. 感染。
2. 免疫因素。

3. 脾：是自身抗体产生的主要部位。

二、发病机制

抗血小板抗体、肝脾(单核-巨噬细胞系统)、血小板生成障碍、雌激素、毛细血管损伤等因素在发病中的作用。

三、临床表现

1. 皮肤黏膜及其他部位出血。
2. 急性型多见于儿童，临床出血较重，但往往为自限性，少数患者可迁延 6 个月发展为慢性。
3. 慢性型较常见，以女青年多见，出血症状轻，但易反复发作，缓解时间长短不一。

四、实验室检查

血小板计数和形态，出血时间，血块收缩试验，束臂试验，血小板生存时间，血小板功能测定，血小板表面相关免疫球蛋白含量测定，骨髓检查的意义。

五、诊断

1. 皮肤黏膜出血。
2. 至少 2 次化验血小板数减少，血细胞形态无异常。
3. 脾不大或轻度肿大。
4. 骨髓检查示巨核细胞数正常或增多伴有成熟障碍。
5. 排除其他引起血小板减少的原因。
6. 原因不明血小板减少持续大于 6 个月为慢性，血小板减少在 6 个月内恢复为急性。

六、鉴别诊断

与继发性血小板减少性紫癜、过敏性紫癜、再生障碍性贫血、急性白血病、Evans 综合征等鉴别。

七、治疗

1. 糖皮质激素、达那唑及其他。
2. 脾切除适应证及注意事项。
3. 免疫抑制疗法。
4. 其他：免疫球蛋白、血浆交换治疗、中药。
5. 支持疗法：浓缩血小板悬液的应用。

特发性血小板减少性紫癜典型病例

患者××，女，31 岁，于 2012 年 1 月 7 入院。

主诉：反复皮肤出血 1 年，再发 1 周。

现病史：患者于一年前无明显诱因开始出现四肢皮肤出血点，可自行消退，故未在意，未进一步就诊，症状常反复。一周前再次出现皮肤出血，并伴有月经增多，全身乏力、头晕，在当地给予止血针治疗无好转，遂来我院就诊。病程中无牙龈出血，无头痛，无胸闷、胸痛及心悸，无关节疼痛，无发热、消瘦，无呕血及黑便。

既往史：否认高血压、糖尿病、冠心病病史，无肝炎、结核等病史，预防接种史不详，无药物及食品过敏史，无外伤史。

体格检查：发育正常，营养中等，自动体位，神清合作。全身皮肤可见散在出血点，全身浅表淋巴结未触及肿大。心、肺、腹无异常，生理反射存在，病理反射未引出。

实验室检查：门诊血常规示：WBC $4.6\times10^{9}/L$，PLT $4\times10^{9}/L$，Hb 120g/L。

讨论

1.请对该患者做出初步诊断。

初步诊断：血小板减少查因：ITP？

2.为进一步明确诊断还应该完善哪些辅助检查？

辅助检查：血型、输血前四项、凝血四项、FDP、D，D-二聚体、抗血小板抗体、抗核抗体、骨穿、肝胆脾B超。

骨髓检查结果示：骨髓增生活跃，粒系、红系、淋巴系正常，巨核细胞数123个，分类50个，其中颗粒巨65个，产板巨2个，裸核巨20个，血小板少见。

凝血四项：PT 10s、APTT 30s，FDP、D，D-二聚体（－）。

抗血小板抗体阳性。

核抗体初筛和确定实验阴性。

肝胆脾B超未见异常。

3.请做出明确诊断。

ITP。

4.需要和哪些疾病进行鉴别？

（1）再生障碍性贫血：除血小板少外有白细胞、红细胞少，骨髓为增生减低。

（2）脾功能亢进：有脾大，有脾大的基础疾病，如肝硬化、慢性疟疾等。

5.结合该病例，请制订合理的治疗方案。

（1）一般治疗：严重出血者注意休息。血小板低于 $20\times10^{9}/L$ 者，应严格卧床休息。

（2）糖皮质激素：泼尼松1mg/(kg·d)。

（3）脾切除：糖皮质激素治疗无效、不能耐受、维持量大于30mg/d。

（4）免疫抑制治疗：糖皮质激素治疗及脾切除无效、有糖皮质激素治疗及脾切除禁忌、与糖皮质激素合用提高疗效及减少糖皮质激素用量。

（5）其他：达那唑等。

（胡　敏　周海燕）

第六篇　内分泌系统疾病

第一章　催乳素瘤

催乳素瘤(prolactinomas)是最常见的垂体瘤，是催乳素分泌细胞分泌过多催乳素(prolactin，PRL)所致。

一、目的与要求

1. 掌握催乳素瘤的概念。
2. 熟悉催乳素瘤的临床表现。
3. 掌握催乳素瘤的诊断和治疗原则。

二、重点知识点

催乳素瘤的诊断及治疗。

三、思考和讨论

原发性甲状腺功能减退症导致高 PRL 血症的机制是什么?

催乳素瘤

一、临床表现

(一)高 PRL 血症

女性:原发性或继发性闭经、月经过少、月经过多、月经初潮延迟、性功能减退、乳溢、骨量减少。

男性:性欲减退或丧失、阳痿、早泄、少精液症、精子缺乏、骨量减少。

(二)垂体瘤的的占位症状

与垂体瘤大小和侵袭性有关，包括双颞侧偏盲、双颞侧上方偏盲、视力减退、头痛等。癫痫发作、脑积水、单侧眼球突出、颅神经麻痹罕见。

二、实验室和特殊检查

(一)血 PRL

血 PRL＞200ng/ml 常提示催乳素瘤，血 PRL＞500ng/ml 可确定诊断。

(二)垂体 MRI

垂体 MRI 是诊断垂体催乳素瘤必需的检查，可以发现直径 1.5mm 的小腺瘤。

三、治疗

治疗方法包括药物、手术和放射治疗。首选药物治疗，药物治疗无效可考虑手术治疗。药物能有效降低血 PRL 水平，缩小肿瘤，缓解症状，且不损害垂体其他细胞的功能，耐受性良好。经额手术可一次性切除肿瘤，但可能造成垂体细胞的损伤和其他并发症。一般不推荐使用放射治疗。

最常用的多巴胺受体激动剂为溴隐亭，开始剂量 1.25mg 每天一次，睡前进食时口服，逐渐增加剂量，直到临床奏效。药物副作用包括恶心、鼻塞、抑郁、体位性低血压等。

催乳素瘤典型病例

患者温××，女，41 岁。

主诉：反复泌乳 2 年，月经紊乱 1 年。

现病史：患者于 2 年前无明显诱因出现泌乳，为乳白色液体，量少，挤压乳房后明显。1 年前出现月经紊乱，表现为经期延长，月经量少，伴有性欲减退。近 3 月无月经，无头痛、呕吐、视力减退。未诊治。

既往史：既往体健。否认药物、食物过敏史。

查体：BP 110/80mmHg。双肺呼吸音清，未闻及干湿性啰音。心界叩诊正常，心率 80 次/min，律齐，各瓣膜区未闻及杂音。腹平软，肝脾未触及，无压痛及反跳痛。双下肢无水肿。挤压乳房可见乳白色液体。

讨论

1. 请对该患者做出初步诊断。

初步诊断：催乳素瘤。

2. 为进一步明确诊断还应该完善哪些辅助检查？

血常规：WBC 6.63×10^9/L，Hb 141g/L，N 62.4%；粪常规、尿常规：正常。

生化：电解质、肝肾功能均正常。

血催乳素＞4258.47mIU/L(70.8～556.9)。

甲功：正常。

心电图：正常。

胸片：正常。

腹部彩超：轻度脂肪肝。

垂体 MRI：垂体右侧微腺瘤(图 6－1－1)。

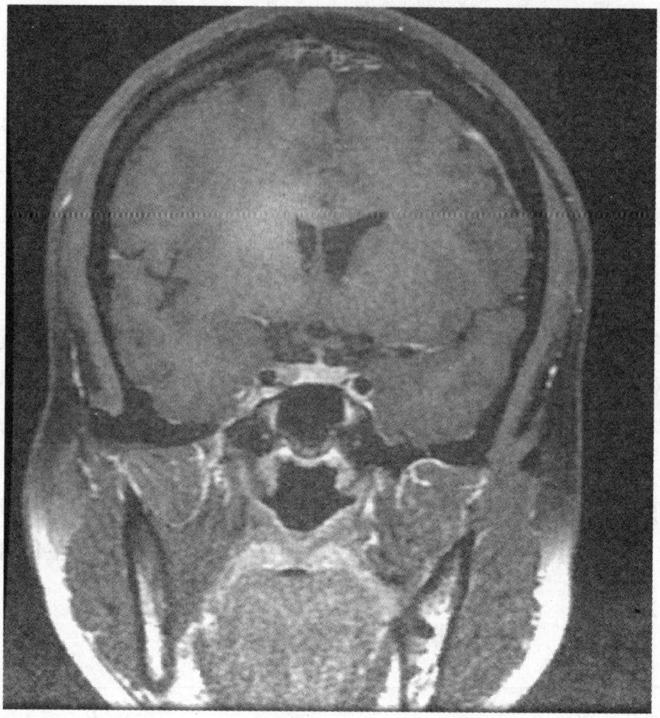

图 6-1-1　垂体 MRI 示垂体右侧微腺瘤

3. 请做出明确诊断。

催乳素瘤。

4. 需要和哪些疾病进行鉴别?

假性催乳素瘤:血 PRL 呈中度增高,一般<200μg/L,TRH 兴奋试验正常,多巴胺激动剂抑制试验不能抑制,临床上若垂体大腺瘤伴血 PRL 增高,一般行手术治疗,术后病理可鉴别。

5. 结合该病例,请制订合理的治疗方案。

溴隐亭片 1.25mg 每日一次,睡前进食时口服。逐渐增加剂量,直到临床奏效。

(王转锁　宋钦华)

第二章　腺垂体功能减退症

腺垂体功能减退症是指一种或多种垂体激素的缺乏，产生一系列内分泌功能减退的表现。

一、目的与要求

1. 熟悉腺垂体功能减退症的病因。
2. 掌握腺垂体功能减退症的临床表现。
3. 掌握腺垂体功能减退症的诊断和治疗。
4. 了解垂体危象的临床表现和治疗。

二、重要知识点

腺垂体功能减退症的临床表现、诊断和治疗。

三、思考和讨论

1. 腺垂体功能减退症腺垂体激素缺乏的顺序是什么？
2. 腺垂体功能减退症激素替代治疗的注意事项是什么？
3. 如何处理垂体危象？

腺垂体功能减退症

一、病因

垂体瘤、血管病变（产后垂体坏死）、垂体手术、蝶鞍区放疗、下丘脑病变、遗传因素。

二、临床表现

腺垂体功能减退症主要表现为靶腺（性腺、甲状腺、肾上腺）功能减退。

（一）性腺功能减退

1. 女性　产后无乳、性欲减退、不育、阴道干燥、性交痛、闭经、月经稀少、毛发脱落。
2. 男性　性欲减退、睾丸缩小、肌肉萎缩、骨密度降低。

（二）甲状腺功能减退

疲乏、便秘、畏寒、怕冷。

（三）肾上腺功能减退

疲乏、恶心、呕吐、体位性低血压、厌食、体重减轻、皮肤苍白。

（四）占位性病变

垂体瘤引起者可有头痛、视力障碍、颅内压增高的症状和体征。

三、实验室和特殊检查

(一)性腺功能测定

女性患者血雌二醇水平降低,男性患者血睾酮水平降低或正常低值。

(二)肾上腺皮质功能测定

晨起血皮质醇浓度降低。

(三)甲状腺功能测定

血清总 T_4、游离 T_4 均降低。

(四)腺垂体分泌激素

促卵泡激素(FSH)、促黄体激素(LH)、促肾上腺皮质激素(ACTH)、促甲状腺激素(TSH)、催乳素(PRL)、生长激素(GH)均降低。

(五)垂体 MRI

临床有生化检查异常或视野缺损的患者,考虑腺垂体-下丘脑病变时需行影像学检查,首选 MRI 检查。

四、治疗

(一)病因治疗

垂体瘤患者可考虑行手术、放疗和化疗。

(二)激素替代治疗

治疗过程中应先补充糖皮质激素,再补充甲状腺激素,以防肾上腺危象的发生。

腺垂体功能减退症典型病例一

患者陈××,女,47 岁。

主诉:恶心、呕吐 1 月余,加重 10 余天。

现病史:患者于 1 月余前无明显诱因出现恶心、呕吐,进食后明显,为胃内容物,伴有嗳气、呃逆。近 10 余天上述症状加重,伴晕厥一次。发病来体重减轻约 4kg。

既往史:18 年前曾有产后大出血史,具体不详。32 岁绝经。否认药物、食物过敏史。

查体:T 36.8℃,BP 110/70mmHg。身高 156cm,体重 41kg。全身皮肤粗糙。眉毛稀疏,腋毛、阴毛无脱落。双肺呼吸音清,未闻及干湿性啰音。心界叩诊正常,心率 100 次/min,律齐,各瓣膜区未闻及杂音。腹平软,肝脾未触及,无压痛及反跳痛。双下肢无水肿。

讨论

1. 请对该患者做出初步诊断。

初步诊断:席汉综合征。

2. 为进一步明确诊断还应该完善哪些辅助检查?

生化:血钾 4.0mmol/L(3.5～5.4),血钠 113.6mmol/L(135～148),血氯 79mmol/L(96～106),空腹血糖 3.55mmol/L,总胆固醇(TC)7.88mmol/L(3.9～5.7),甘油三酯(TG)0.51mmol/L(0.11～1.7),低密度脂蛋白胆固醇(LDL-C)6.26mmol/L(2.5～4.0)。

血常规:WBC 2.9×10^9/L,Hb 105g/L,N 73.5%。

血浆 ACTH(08:00)15.4pg/ml(12～56)，血皮质醇(08:00)79.21nmol/L(198.4～503)。

性激素：FSH 8.46IU/L(绝经期参考值 16.74～113.59)，LH 1.71IU/L(绝经期参考值 10.87～58.64)，雌二醇 14pmol/L(绝经期参考值 73.4～146.8)，孕酮 0.01nmol/L(绝经期参考值 0.25～2.48)，催乳素 28.2mIU/L(70.8～556.9)，睾酮 0.03nmol/L(0.56～2.98)。

甲功：促甲状腺激素(TSH)1.2mIU/L(0.35～4.94)，血清游离甲状腺素(FT_4)＜5.15pmol/L(9.01～19.05)，血清游离三碘甲状腺原氨酸(FT_3)＜1.54pmol/L(2.63～5.7)，血清总甲状腺素(TT_4)19.2nmol/L(62.68～150.84)，血清总三碘甲状腺原氨酸(TT_3)＜0.38nmol/L(0.89～2.44)。

心电图：窦性心律，ST-T 异常改变。

腹部彩超：未见异常。

妇科彩超：绝经后子宫。

3. 请做出明确诊断。

席汉综合征、继发性血脂异常。

4. 需要与哪些疾病进行鉴别？

垂体大腺瘤：约 1/3 患者有垂体功能减退，存在一种或多种腺垂体激素的缺乏，可有头痛、视力障碍，有时出现颅内压增高的症状和体征。该患者有明确的产后大出血病史，病史不支持。

5. 结合该病例，请制订合理的治疗方案。

强的松片 5mg 清晨睡醒时，2.5mg 下午 4 点。

左甲状腺素钠片 50μg 每天一次，空腹口服。

治疗过程中监测甲状腺功能、血脂、电解质。

腺垂体功能减退症典型病例二

患者梁××，女，31 岁。

主诉：反复乏力 7 年，再发 10 余天。

现病史：患者于 7 年前产后大出血后出现乏力，产后无乳，无月经，当地医院诊为“席汉综合征”，口服激素类药物治疗，具体用药不详，全身乏力好转，月经不规律，量少。多次在我院住院诊为“席汉综合征”，予糖皮质激素、甲状腺激素替代治疗，但患者平素用药不规律。近 4 年无月经。半年前自行停药。10 余天前乏力再发，伴食欲差。近 10 天未解大便。

既往史：既往体健。否认药物、食物过敏史。

查体：T 36.9℃，BP 101/68mmHg。全身皮肤粗糙。眉毛无脱落，腋毛、阴毛脱落。双肺呼吸音清，未闻及干湿性啰音。心界叩诊正常，心率 68 次/min，律齐，各瓣膜区未闻及杂音。腹平软，肝脾未触及，无压痛及反跳痛。双下肢无水肿。

讨论

1. 请对该患者做出初步诊断。

初步诊断：席汉综合征。

2. 为进一步明确诊断还应该完善哪些辅助检查？

生化：空腹血糖 3.63mmol/L，TC 6.72mmol/L(3.9～5.7)，TG 1.23mmol/L(0.11～

1.7)，LDL-C 4.88mmol/L(2.5～4.0)，血钾 4.19mmol/L(3.5～5.4)，血钠 141.6mmol/L(135～148)，血氯 99.9mmol/L(96～106)。

血常规：WBC 7.13×10^{9}/L，Hb 124g/L。

血浆 ACTH(08:00)21.9pg/ml(12～56)，血皮质醇(08:00)70.71nmol/L(198.4～503)。

性激素：FSH 6.46IU/L(绝经期参考值 16.74～113.59)，LH 3.04IU/L(绝经期参考值 10.87～58.64)，雌二醇 6pmol/L(绝经期参考值 73.4～146.8)，孕酮 0.05nmol/L(绝经期参考值 0.25～2.48)，催乳素 22.43mIU/L(70.8～556.9)，睾酮 0.01nmol/L(0.56～2.98)。

甲功：TSH 0.92mIU/L(0.35～4.94)，FT_4 ＜5.15pmol/L(9.01～19.05)，FT_3 2.06pmol/L(2.63～5.7)，TT_4 13.56nmol/L(62.68～150.84)，TT_3 0.61nmol/L(0.89～2.44)。

心电图：窦性心律。

胸片：正常。

腹部彩超：轻度脂肪肝，胆囊结石。

妇科彩超：盆腔积液。

心脏彩超：二尖瓣、三尖瓣轻度反流。

甲状腺彩超：未见异常。

头颅 CT：未见异常。

动态心电图：窦性心动过缓，T 波改变，心率变异性正常。

垂体 MRI：腺垂体变薄，考虑部分空蝶鞍(图 6-2-1)。

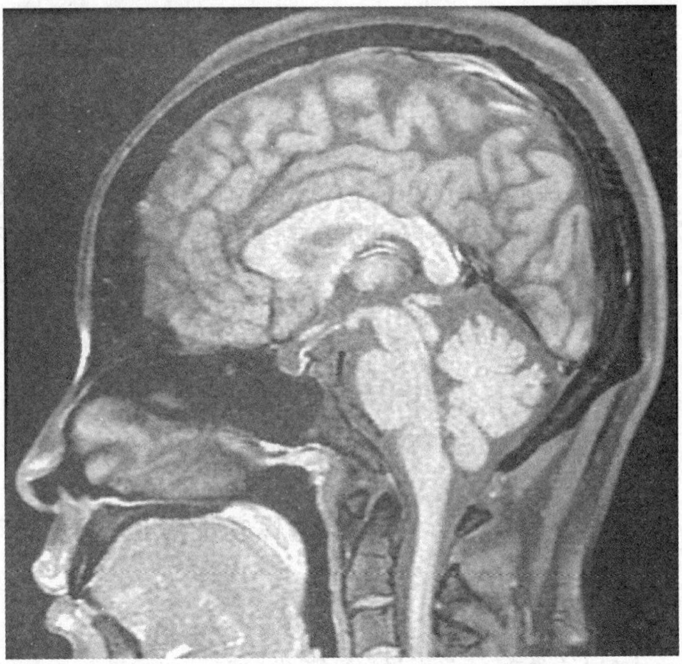

图 6-2-1 垂体 MRI 示腺垂体变薄

3. 请给出明确诊断。

席汉综合征。

4. 需要与哪些疾病进行鉴别。

垂体大腺瘤：约 1/3 患者有垂体功能减退，存在一种或多种腺垂体激素的缺乏，可有头痛、视力障碍，有时出现颅内压增高的症状和体征。该患者有明确的产后大出血病史，病史及垂体 MRI 均不支持。

5. 结合该病例，请制订合理的治疗方案。

强的松片 5mg 清晨睡醒时，2.5mg 下午 4 点。

左甲状腺素钠片 50μg 每天一次，空腹口服。

雌孕激素替代治疗：在撤药性流血的第 5～7 日开始口服雌激素制剂(如炔雌醇 0.0125mg/d 或共轭雌激素 0.625mg/d 或戊酸雌二醇 1mg/d)连服 20～25d，在最后 10d 加服孕激素(安宫黄体酮 8～10mg/d 或醋酸环丙孕酮 2mg/d)，停药后 3～7d 即有"月经"。

治疗过程中监测甲状腺功能、电解质。

(王转锁　宋钦华)

第三章　尿崩症

尿崩症(diabetes insipidus)是指抗利尿激素严重缺乏或部分缺乏，或肾脏对抗利尿激素不敏感，致肾小管重吸收水的功能障碍，从而引起多尿、烦渴、多饮与低比重尿和低渗尿为特征的一组综合征。

一、目的与要求

1. 熟悉尿崩症的病因。
2. 熟悉尿崩症的临床表现。
3. 掌握尿崩症的诊断和治疗。

二、重要知识点

尿崩症的诊断和治疗。

三、思考和讨论

部分性中枢性尿崩症和精神性烦渴如何鉴别?

尿崩症

一、病因

继发性尿崩症、特发性尿崩症、遗传性尿崩症。

二、临床表现

尿崩症的主要临床表现为多尿、烦渴与多饮。绝大多数患者 24h 尿量 6～12L。

三、实验室和特殊检查

(一)尿比重、尿渗透压

尿比重常低于 1.005，尿渗透压常为 50～200mOsm/kg。

(二)禁水-加压素试验

禁水使尿渗透压不再升高时，皮下注射加压素 5U，对比注射前后尿渗透压。

正常人：禁水后尿比重、尿渗透压明显升高，注射加压素后尿渗透压一般不升高，仅少数人稍升高。

完全性中枢性尿崩症：禁水后尿比重、尿渗透压升高不多，注射加压素后尿渗透压明显升高，较注射前增加 50%以上，常达 200%～400%。

严重肾性尿崩症：禁水后尿比重、尿渗透压升高不多，注射加压素后尿渗透压亦无明显增高。

部分性中枢性尿崩症：禁水后尿比重、尿渗透压升高，尿渗透压超过血渗透压，注射加压素后尿渗透压升高，较注射前增加10%以上。

（三）血浆精氨酸加压素测定

完全性中枢性尿崩症：禁水加压试验结束时血浆精氨酸加压素低下或测不出。

严重肾性尿崩症：禁水加压试验结束时血浆精氨酸加压素明显增高，常高于5pg/μl。

（四）中枢性尿崩症的病因诊断

包括蝶鞍摄片、视野检查、垂体MRI。

四、治疗

（一）激素替代治疗

去氨加压素是人工合成的加压素类似物，抗利尿作用强，为目前治疗尿崩症的首选药物。

（二）其他抗利尿药物

包括氢氯噻嗪、卡马西平、氯磺丙脲。

（三）病因治疗

继发性尿崩症：治疗原发病。

尿崩症典型病例

患者杜××，男，18岁。

主诉：多尿、烦渴、多饮20天。

现病史：患者于20天前无明显诱因出现烦渴、多饮，24h尿量大于10L，当地医院住院诊为中枢性尿崩症，予去氨加压素、氢氯噻嗪片治疗后，尿量减少，每日约1500ml，病情好转后出院。予醋酸去氨加压素针2ml每日一次，皮下注射。4天前自行停药，再次出现多尿、烦渴、多饮。

既往史：既往体健。否认药物、食物过敏史。

查体：BP 104/66mmHg。双肺呼吸音清，未闻及干湿性啰音。心界叩诊正常，心率73次/min，律齐，各瓣膜区未闻及杂音。腹平软，肝脾未触及，无压痛及反跳痛。双下肢无水肿。

讨论

1. 请对该患者做出初步诊断。

初步诊断：中枢性尿崩症。

2. 为进一步明确诊断还应该完善哪些辅助检查？

尿比重：1.002。

生化：血钠143.5mmol/L（135～148），肝肾功能正常。

甲状腺功能：正常。

性激素：正常。

08:00血皮质醇327.39nmol/L（198.4～503），08:00血浆促肾上腺皮质激素28.6pg/ml（12～56）。

心电图：正常。

垂体 MRI：神经垂体未显示（图 6－3－1）。

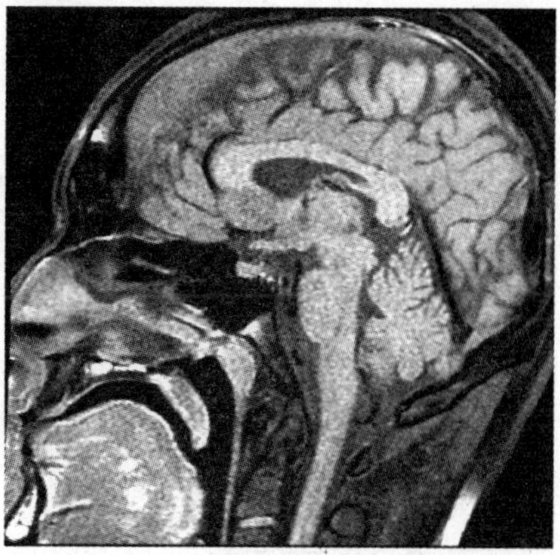

图 6－3－1　垂体 MRI 示神经垂体未显示

3. 请做出明确诊断。

中枢性完全性尿崩症。

4. 需要与哪些疾病进行鉴别？

（1）精神性烦渴：主要表现为烦渴、多饮、多尿、低比重尿，血钠水平偏低或正常低限，抗利尿激素并不缺乏，禁水加压素试验（表 6－3－1）可鉴别。

（2）肾性尿崩症：是遗传性疾病，肾脏集合管对抗利尿激素不敏感或无反应，注射加压素后尿量不减少，尿比重、尿渗透压不增加，血浆抗利尿激素浓度正常或升高。

表 6－3－1　禁水加压素试验

时间	体重（kg）	血压（mmHg）	脉搏（次/min）	尿比重	尿渗透压（mOsm/kg）	尿量（ml）	血渗透压（mOsm/kg）
20:00	72	140/80	78	1.001	39		303.26
22:00	71	138/80	73	1.002	50	1580	
23:40	70	120/80	72	1.002	48	600	
00:40	70	140/80	70	1.001	47	390	324.64
01:50	69.5	130/80	68	1.030	610	20	322.25
02:50	69.5	120/80	69	1.025	691	40	323.62

备注：20:00 开始行禁水加压试验，00:50 皮下注射垂体后叶素 6 单位。

5. 结合该病例，请制订合理的治疗方案。

醋酸去氨加压素片 0.1mg，每天 3 次，口服。

监测尿量、血钠。

（王转锁）

第四章　甲状腺功能亢进症

甲状腺功能亢进症(hyperthyroidism),简称甲亢,是指甲状腺腺体本身产生甲状腺激素过多而引起的甲状腺毒症。

一、目的与要求

1. 熟悉甲状腺功能亢进症的原因。
2. 了解 Graves 病的病因和发病机制。
3. 熟悉甲状腺功能亢进症的临床表现。
4. 掌握甲状腺功能亢进症的诊断和治疗。
5. 了解甲状腺危象、甲状腺毒症性心脏病、妊娠期甲状腺功能亢进症、Graves 眼病的临床表现及处理。

二、重要知识点

Graves 病的临床表现、诊断和治疗。

三、思考和讨论

1. Graves 病三种疗法的适应证和禁忌证。
2. 抗甲状腺药物的副作用。
3. 甲状腺危象如何处理?

甲状腺功能亢进症

一、病因

甲状腺功能亢进症的原因:弥漫性毒性甲状腺肿(Graves 病)、多结节性毒性甲状腺肿、甲状腺自主高功能腺瘤、垂体 TSH 腺瘤等。

Graves 病的病因和发病机制:遗传、自身免疫、环境因素。

二、Graves 病的临床表现

甲状腺毒症、弥漫性甲状腺肿、眼征、胫前黏液性水肿。

三、实验室和特殊检查

(一)血清促甲状腺激素(TSH)浓度

血清 TSH 浓度的变化是反映甲状腺功能最敏感的指标。sTSH 是甲亢筛查的第一线指标，甲亢时通常小于 0.1mU/L。

（二）血清甲状腺素（T_4）及三碘甲状腺原氨酸（T_3）水平

大多数甲亢患者，FT_4、TT_4、FT_3、TT_3 均增高。T_4 型甲亢仅 FT_4、TT_4 增高，T_3 型甲亢仅 FT_3、TT_3 增高。

（三）TSH 受体抗体（TRAb）

TRAb 测定有重要的临床意义。未经治疗的 Graves 病患者，TRAb 阳性率达 90%以上。

（四）眼部 CT 和 MRI

眼部 CT 和 MRI 用于评估眼外肌受累的情况，亦可排除其他原因所致的突眼。

（五）甲状腺放射性核素扫描

用于鉴别甲状腺自主高功能腺瘤还是多结节性甲状腺肿引起的甲亢。

（六）甲状腺彩超

Graves 病患者甲状腺弥漫性肿大。部分患者甲状腺无肿大。

四、Graves 病的治疗

（一）一般治疗

忌碘饮食，多食高热量、高蛋白、富含维生素的食品，精神放松，注意休息，避免过强体力活动。

（二）抗甲状腺药物

国内主要使用甲巯咪唑和丙基硫氧嘧啶。疗程 12～18 个月。抗甲状腺药物不良反应包括粒细胞减少、粒细胞缺乏、皮疹、药物性肝脏损害等。

（三）^{131}I 治疗

甲状腺功能减退症（甲减）是 ^{131}I 治疗的主要并发症，随访时间越长，甲减的发病率越高。

（四）手术治疗

通常采用甲状腺次全切除术。主要术后并发症包括甲状旁腺功能减退症和喉返神经损伤。

甲状腺功能亢进症典型病例一

患者周××，男，21 岁。

主诉：反复发作性乏力 3 年，再发伴心悸半天。

现病史：患者于 3 年前突发四肢无力，下肢尤重，诊为"甲亢、低血钾"，不规律口服甲巯咪唑片治疗。2 天前乏力再发，查血钾 2.7mmol/L，补钾后乏力缓解，复查血钾 4.5mmol/L。今晨起乏力再发，下肢不能移动，上肢抬举困难，伴心悸、恶心、呕吐，为胃内容物，共 5 次，无大小便失禁。急诊我院，查血钾 1.84mmol/L，心电图示心房扑动。

既往史：既往体健。否认药物、食物过敏史。

查体：T 36.5℃，BP 120/60mmHg。甲状腺Ⅱ度肿大，质软，可闻及血管杂音。双肺呼吸音清，未闻及干湿性啰音。心界叩诊正常，心率 120 次/min，律齐，二尖瓣区可闻及 2/6 级吹风样收缩期杂音。腹平软，肝脾未触及，无压痛及反跳痛。双下肢无水肿。双上肢肌力 3 级，双下肢肌力 1 级。肌张力减退。生理反射减弱，病理反射未引出。

讨论

1. 请对该患者做出初步诊断。

初步诊断：甲状腺功能亢进症、甲状腺毒症性周期性瘫痪。

2. 为进一步明确诊断还应该完善哪些辅助检查？

生化：血钾 2.46mmol/L(3.5～5.4)，血钠 144.9mmol/L(135～148)，血氯 109mmol/L(96～106)，总胆固醇(TC)3.03mmol/L(3.9～5.7)，甘油三酯(TG)0.81mmol/L(0.11～1.7)，低密度脂蛋白胆固醇(LDL-C)1.48mmol/L(2.5～4.0)。

血常规：WBC 5.81×10^9/L，Hb 122g/L，N 72.3%。

甲功：促甲状腺激素(TSH)0.01mIU/L(0.35～4.94)，血清游离甲状腺素(FT_4)42.28pmol/L(9.01～19.05)，血清游离三碘甲状腺原氨酸(FT_3)17.51pmol/L(2.63～5.7)，血清总甲状腺素(TT_4)210.44nmol/L(62.68～150.84)，血清总三碘甲状腺原氨酸(TT_3)5.24nmol/L(0.89～2.44)。

促甲状腺激素受体抗体(TRAb)：19.85U/L(0～12)。

心电图：窦性心动过速。

3. 请做出明确诊断。

甲状腺功能亢进症、Graves 病、甲状腺毒症性周期性瘫痪。

4. 需要与哪些疾病进行鉴别？

(1)Bartter 综合征：是常染色体隐性遗传疾病，表现为低血钾性碱中毒，高肾素高醛固酮血症，血压不高。

(2)原发性醛固酮增多症：典型表现为高血压、低血钾，血醛固酮增高，血浆肾素活性降低。

5. 结合该病例，请制订合理的治疗方案。

忌碘饮食，多食高热量、高蛋白、富含维生素的食品，精神放松，注意休息，避免过强体力活动。

甲巯咪唑片(进)20mg 每天一次，口服。

静脉补钾：0.9%氯化钠 500ml+10%氯化钾针 15ml，静脉点滴，注意复查血钾。

甲亢治疗过程中监测血常规、肝功能、甲状腺功能。

甲状腺功能亢进症典型病例二

患者贺××，女，40 岁。

主诉：怕热、多汗、心悸、消瘦 3 个月。

现病史：患者于 3 个月前无明显诱因出现怕热、多汗、心悸、手抖、多食、易饥，大便次数增多，每日约 3～5 次，脾气变坏。近 3 月月经量减少。3 月内体重减轻约 6kg。

既往史：既往体健。否认药物、食物过敏史。

查体：BP 120/60mmHg。甲状腺Ⅱ度肿大，质软，可闻及血管杂音。双肺呼吸音清，未闻及干湿性啰音。心界叩诊正常，心率 120 次/min，律齐，未闻及杂音。腹平软，肝脾未触及，无压痛及反跳痛。双下肢无水肿。生理反射减弱，病理反射未引出。

讨论

1. 请对该患者做出初步诊断。

初步诊断：甲状腺功能亢进症。

2. 为进一步明确诊断还应该完善哪些辅助检查？

生化：电解质正常，TC 3.33mmol/L(3.9～5.7)，TG 0.64mmol/L(0.11～1.7)，LDL-C 2.0 mmol/L(2.5～4.0)。

血常规：WBC 7.48×10^9/L，Hb 118g/L，N 47.2%。

甲功：TSH 0.01mIU/L(0.35～4.94)，FT_4 53.84pmol/L(9.01～19.05)，FT_3 > 46.08pmol/L(2.63～5.7)。

TRAb 26.44U/L(0～12)。

甲状腺彩超：甲状腺弥漫性肿大并血供明显增多、增快，考虑甲状腺功能亢进。

3. 请做出明确诊断。

甲状腺功能亢进症、Graves 病。

4. 需要与哪些疾病进行鉴别。

毒性多结节性甲状腺肿：有甲状腺毒症表现，甲状腺彩超可发现多个结节，甲状腺核素扫描可见核素分布不均，增强和减弱区呈灶性分布。该患者甲状腺彩超不支持。

5. 结合该病例，请制订合理的治疗方案。

忌碘饮食，多食高热量、高蛋白、富含维生素的食品，精神放松，注意休息，避免过强体力活动。

甲巯咪唑片(进)20mg 每天一次，口服。

甲亢治疗过程中监测血常规、肝功能、甲状腺功能。

甲状腺功能亢进症典型病例三

患者王××，女，63 岁。

主诉：怕热、多食 3 年，胸闷、气短 1 年，加重 3 周。

现病史：患者于 3 年前无明显诱因出现怕热、多汗、易饿、多食、消瘦、易怒，诊为甲亢，口服丙硫氧嘧啶片 3 月，症状减轻，自行停药，未监测甲功。1 年前出现活动后胸闷、气短，未引起重视，未诊治。3 周前胸闷、气短加重，有夜间阵发性呼吸困难，伴上腹饱胀，腹围渐增大，当地医院查心脏彩超示心脏扩大，胸腹腔少量积液，诊为“甲亢心、房颤、慢性心力衰竭”，予比索洛尔片 1.25mg 每天一次，丙硫氧嘧啶片 100mg 每天三次，症状有所缓解。

既往史：既往体健。否认药物、食物过敏史。

查体：T 37.4℃，P 52 次/min，BP 110/70mmHg。身高 148cm，体重 46kg。甲状腺Ⅱ度肿大。双肺呼吸音清，未闻及干湿性啰音。心界叩诊正常，心率 63 次/min，律齐，各瓣膜区均可闻及 3/6 级吹风样收缩期杂音。腹平软，肝脾未触及，无压痛及反跳痛。双下肢无水肿。

讨论

1. 请对该患者做出初步诊断。

初步诊断：甲状腺功能亢进症、甲状腺功能亢进性心脏病。

2. 为进一步明确诊断还应该完善哪些辅助检查？

生化：血钾 3.31mmol/L(3.5～5.4)，血钠 142.3mmol/L(135～148)，血氯 110.4mmol/L(96～106)，TC 2.6mmol/L(3.9～5.7)，TG 0.64mmol/L(0.11～1.7)，LDL-C 2.01mmol/L

(2.50～4.0)。

血常规：WBC 4.23×10^9/L，Hb 106g/L，N 58.1%。

血浆 B 型利钠肽(BNP)：1582.7pg/ml(2～100)。

甲功：TSH 0.01mIU/L(0.35～4.94)，FT_4 38.41pmol/L(9.01～19.05)，FT_3 6.62pmol/L(2.63～5.7)，TT_4 152.92nmol/L(62.68～150.84)，TT_3 3.23nmol/L(0.89～2.44)。

心电图：心房纤颤，T 波异常改变。

甲状腺彩超：甲状腺弥漫性肿大并血供明显增多、增快，考虑甲状腺功能亢进症(图 6-4-1、图 6-4-2)。

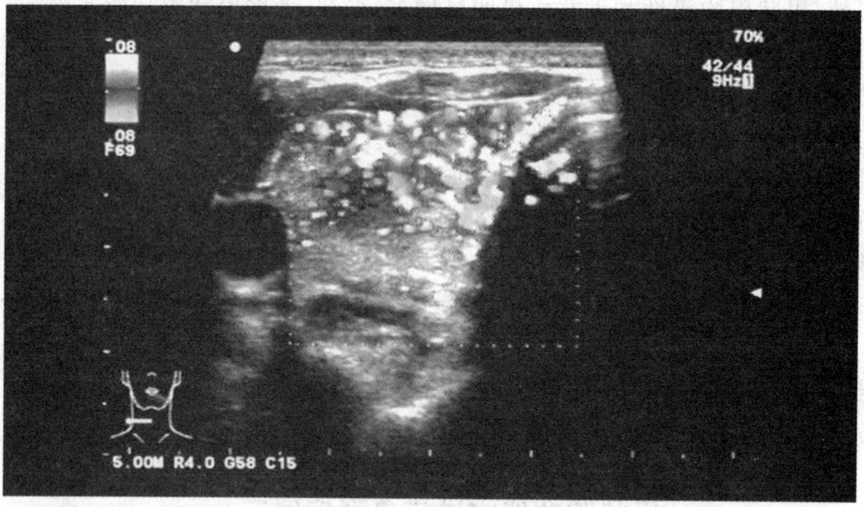

图 6-4-1　甲状腺右叶横断面彩色多普勒图像示血供明显增多

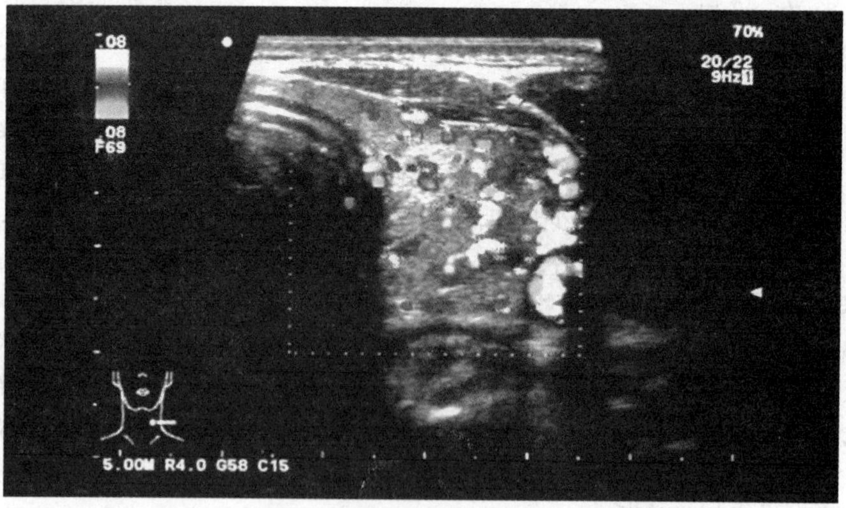

图 6-4-2　甲状腺左叶横断面彩色多普勒图像示血供明显增多

妇科彩超：绝经后子宫，盆腔积液。

腹部彩超：胆囊壁水肿增厚声像，右侧胸腔少量积液，腹腔中量积液。

胸片：心影增大。

心脏彩超：左房明显增大，右房、室增大，肺动脉增宽，轻度肺动脉高压，三尖瓣中大量反流，三尖瓣、主动脉瓣及肺动脉瓣轻度反流，少量心包积液，心律失常（图 6－4－3、图 6－4－4）。

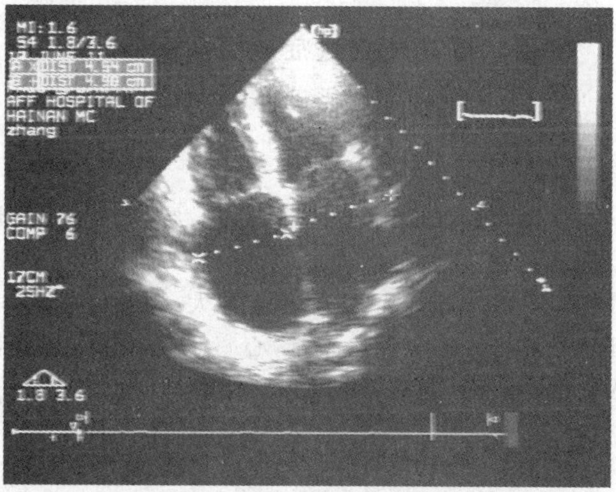

图 6－4－3　心尖四腔心切面示左房、右房增大

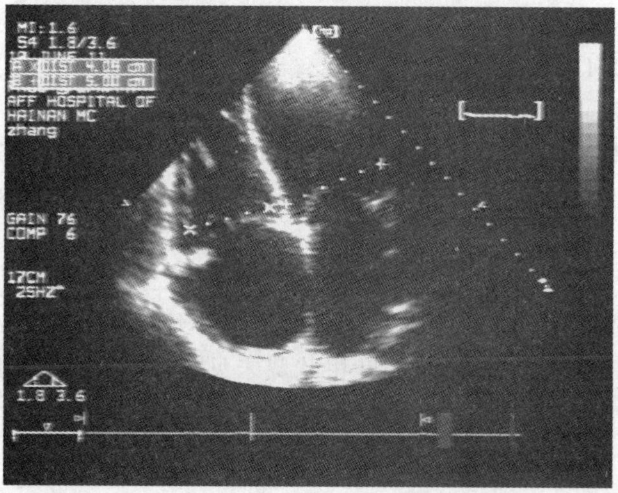

图 6－4－4　心尖四腔心切面示右室增大

3. 请做出明确诊断。

甲状腺功能亢进症、甲状腺功能亢进性心脏病、左、右房及右心室增大、心房颤动、心功能Ⅳ级。

4. 需要与哪些疾病进行鉴别？

高血压性心脏病：高血压病史多年，之后出现心脏肥厚或扩大。该患者无高血压病史，故可排除。

5. 结合该病例，请制订合理的治疗方案。

忌碘饮食，多食高热量、高蛋白、富含维生素的食品，精神放松，注意休息，避免过强体力活动。

甲巯咪唑片（进）20mg 每天一次，口服（4～6 周后复查甲状腺功能，甲功正常后亦可考虑放射碘治疗）。

比索洛尔片 1.25mg 每天一次，口服。

阿司匹林肠溶片 100mg 每天一次，口服。

甲亢治疗过程中监测甲状腺功能、血常规、肝功能。

甲状腺功能亢进症典型病例四

患者陈××，女，38 岁。

主诉：发现颈部肿物 2 月余。

现病史：患者于 2 月余前发现颈部增粗，无怕热、多汗、易饿、多食、消瘦、易怒，未诊治。

既往史：既往体健。否认药物、食物过敏史。

查体：T 36.4℃，BP 110/70mmHg。甲状腺Ⅱ度肿大，左叶可触及一结节，直径约 4cm。双肺呼吸音清，未闻及干湿性啰音。心界叩诊正常，心率 84 次/min，律齐，各瓣膜区未闻及杂音。腹平软，肝脾未触及，无压痛及反跳痛。双下肢无水肿。

讨论

1. 请对该患者做出初步诊断。

初步诊断：甲状腺肿查因。

2. 为进一步明确诊断还应该完善哪些辅助检查？

生化：电解质、肝肾功能均正常，TC 4.43mmol/L(3.9～5.7)，TG 1.06mmol/L(0.11～1.7)，LDL-C 2.63mmol/L(2.50～4.0)。

血常规：WBC 8.55×10^9/L，N 47.8%。

甲功：TSH 0.01mIU/L(0.35～4.94)，FT_4 22.8pmol/L(9.01～19.05)，FT_3 8.96pmol/L(2.63～5.7)，TT_4 151.73nmol/L(62.68～150.84)，TT_3 3.38nmol/L(0.89～2.44)。

心电图：窦性心动过速。

胸片：正常。

甲状腺彩超：甲状腺左叶混合性包块(性质待定)，大小约 52mm×32mm×22mm。

甲状腺显像：甲状腺左叶异常声像，右叶甲状腺未见显像，符合高功能腺瘤影像表现(图 6-4-5、图 6-4-6)。

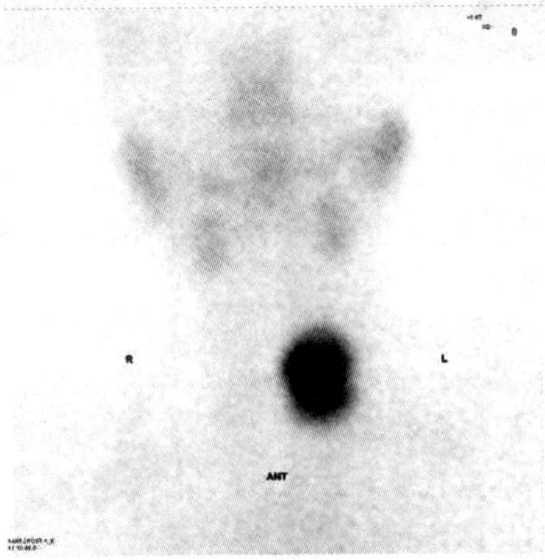

图 6-4-5　甲状腺显像示甲状腺左叶高功能腺瘤

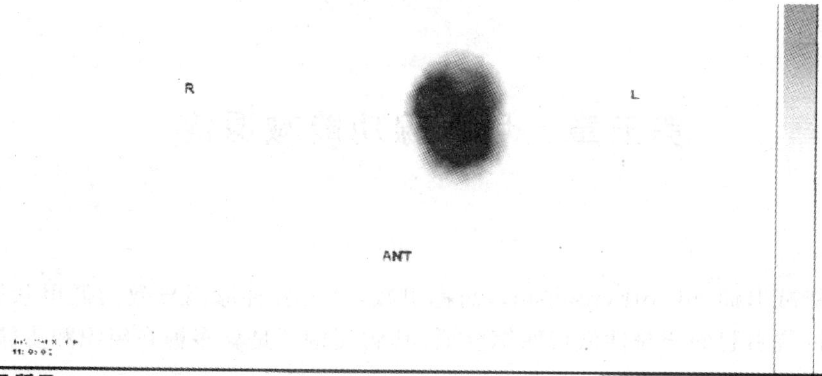

检查方法及所见：

静脉注射显像剂99mTc04-后，20分钟行甲状腺静态显像，可见：

在正常甲状腺区，左叶甲状腺呈团状，形态饱满，边界规整，大小约45.5mm×38.5mm，放射性摄取异常增强，其周边组织及右叶甲状腺未见明显放射性摄取。

印象：

甲状腺左叶异常显影，右叶甲状腺未见显影（抑制），符合高功能腺瘤影像表现。

图 6-4-6　甲状腺显像报告结果

3.请做出明确诊断。

甲状腺高功能腺瘤。

4.需要与哪些疾病进行鉴别。

Graves 病：多有怕热、多汗、手抖、心悸、多食、消瘦，可伴有突眼、胫前黏液性水肿、甲状腺弥漫性肿大。该患者甲状腺彩超不支持，可排除。

5.结合该病例，请制订合理的治疗方案。

忌碘饮食，多食高热量、高蛋白、富含维生素的食品，精神放松，注意休息，避免过强体力活动。

甲巯咪唑片（进）15mg 每天一次，口服。

监测血常规、肝功能。4～6 周后复查甲状腺功能，甲功正常后手术或放射碘治疗。

（王转锁）

第五章　甲状腺功能减退症

甲状腺功能减退症(hypothyroidism),简称甲减,是由各种原因导致的低甲状腺激素血症或甲状腺激素抵抗引起的全身性低代谢综合征,其病理特征是黏多糖在组织和皮肤堆积,表现为黏液性水肿。

一、目的与要求

1. 熟悉甲状腺功能减退症的分类和病因。
2. 熟悉甲状腺功能减退症的临床表现。
3. 掌握甲状腺功能减退症的诊断和治疗。
4. 了解黏液性水肿昏迷的临床表现和处理。

二、重要知识点

甲状腺功能减退症的临床表现、诊断和治疗。

三、思考和讨论

1. 如何鉴别甲状腺功能减退症和低 T_3 综合征?
2. 甲状腺功能减退症激素替代治疗应注意哪些事项?
3. 如何处理亚临床甲减?

甲状腺功能减退症

一、分类

1. 根据病变发生的部位分类　原发性甲减(primary hypothyroidism)、中枢性甲减(central hypothyroidism)、甲状腺激素抵抗综合征。

2. 根据病变的原因分类　药物性甲减、甲状腺手术后甲减、^{131}I 治疗后甲减、特发性甲减、垂体或下丘脑肿瘤手术后甲减等。

3. 根据甲状腺功能减低的程度分类　临床甲减和亚临床甲减。

二、病因

自身免疫损伤、甲状腺破坏、碘过量、抗甲状腺药物。

三、临床表现

易疲劳、怕冷、体重增加、记忆力减退、反应迟钝、嗜睡、厌食、便秘、声音嘶哑、皮肤萎黄、皮肤粗糙、表情淡漠、心动过缓、贫血、月经过多或闭经。

四、实验室和特殊检查

(一)血常规

多为轻度正细胞正色素性贫血,亦可出现巨细胞性贫血、小细胞低色素性贫血。

(二)血脂、心肌酶

血清总胆固醇、低密度脂蛋白胆固醇、甘油三酯增高,高密度脂蛋白胆固醇一般不受甲状腺功能影响。

血清高半胱氨酸、肌酸激酶、门冬氨酸转氨酶、乳酸脱氢酶增高。

(三)甲状腺功能

原发性甲减:促甲状腺激素(TSH)升高,游离甲状腺素(FT_4)降低,甲减早期三碘甲状腺原氨酸(T_3)正常,甲减严重时 T_3 亦降低。

中枢性甲减:TSH 正常或降低,FT_4 降低。有些中枢性甲减病人 TSH 轻度增高。

(四)甲状腺过氧化物酶抗体(TPOAb)

TPOAb 阳性提示桥本甲状腺炎,约 10%桥本甲状腺炎患者 TPOAb 阴性。

(五)X 线检查

严重甲减患者胸片检查可有心影增大、心包积液、胸腔积液。

五、治疗

左甲状腺素替代治疗。根据甲减程度、患者年龄及患者的总体情况决定起始剂量。青、中年患者,轻中度甲减(TSH 5~50mIU/L),无心血管疾病,每天每公斤理想体重 1.7μg 左甲状腺素。老年患者,有心血管疾病,起始剂量要小,每天 25μg 左甲状腺素,根据临床和实验室评估每 2~3 个月增加 12.5μg。

原发性甲减的治疗目标是使 TSH 恢复正常。中枢性甲减的治疗目标是使 FT_4 恢复到正常参考值的上 1/2 范围,TSH 不是判断替代足量的可靠指标。

原发性甲减典型病例一

患者王××,女,50 岁。

主诉:畏寒、乏力 1 年。

现病史:患者于 1 年前无明显诱因出现颈粗,感畏寒,乏力,说话声音变粗,记忆力减退,有便秘,约 5 天大便一次,近 1 年体重增加约 6kg。未诊治。

既往史:既往体健。否认药物、食物过敏史。

查体:BP 110/70mmHg。全身皮肤粗糙。颜面无浮肿。甲状腺Ⅱ度肿大,质韧,未触及结节。双肺呼吸音清,未闻及干湿性啰音。心界叩诊正常,心率 68 次/min,律齐,各瓣膜区未闻及杂音。腹平软,肝脾未触及,无压痛及反跳痛。双下肢无水肿。

讨论

1. 请对该患者做出初步诊断。

初步诊断:甲状腺功能减退症。

2. 为进一步明确诊断还应该完善哪些辅助检查？

甲功：促甲状腺激素（TSH）＞100mIU/L（0.35～4.94），血清游离甲状腺素（FT_4）＜5.15pmol/L(9.01～19.05)，血清游离三碘甲状腺原氨酸（FT_3）1.88pmol/L（2.63～5.7），甲状腺过氧化物酶抗体(TPOAb)＞1000IU/ml(0～14)，甲状腺球蛋白抗体(TGAb)523.6IU/ml (0～30)。

甲状腺彩超：甲状腺增大并回声不均，考虑桥本甲状腺炎（图 6－5－1、图 6－5－2）。

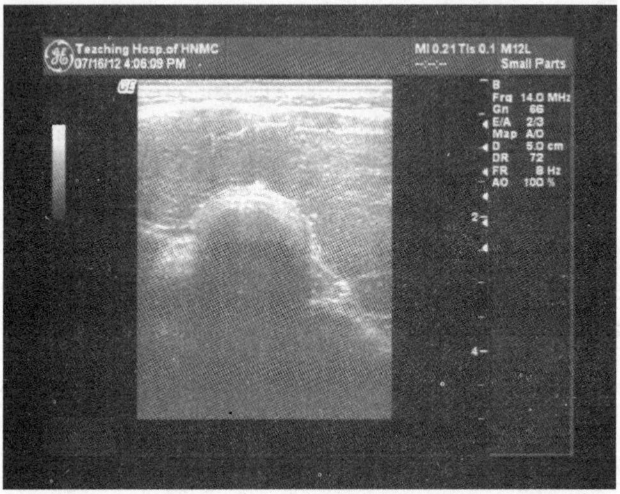

图 6－5－1　甲状腺彩超示甲状腺心尖部增厚并回声不均

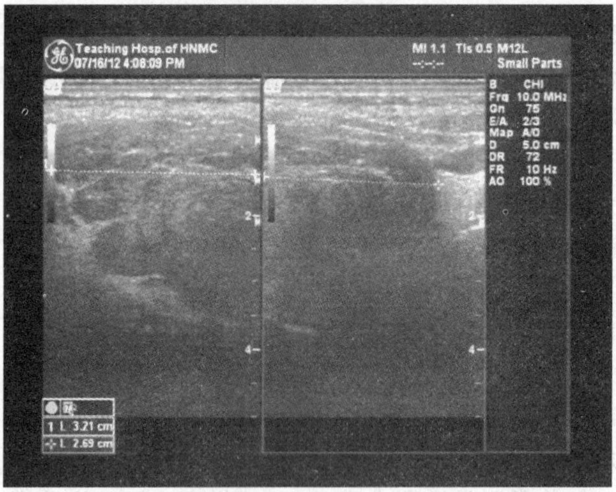

图 6－5－2　甲状腺彩超示甲状腺右叶增大并回声不均

3. 请做出明确诊断。

原发性甲状腺功能减退症、桥本甲状腺炎。

4. 需要与哪些疾病进行鉴别。

中枢性甲减：甲状腺功能检查示 TSH 正常或降低，FT_4 降低。该患者甲状腺功能检查 TSH 明显增高，可排除中枢性甲减。

5. 结合该病例，请制订合理的治疗方案。

左甲状腺素钠片 50μg 每天一次，空腹口服。治疗中监测甲状腺功能。

原发性甲减典型病例二

患者钟××，男，42 岁。

主诉：全身乏力伴间歇性浮肿 1 年。

现病史：患者于 1 年前无明显诱因出现全身乏力，浮肿，关节肌肉僵硬感，稍感怕冷。未诊治。

既往史：既往体健。否认药物、食物过敏史。

查体：T 37.4℃，BP 110/70mmHg。甲状腺无肿大。颜面浮肿。双肺呼吸音清，未闻及干湿性啰音。心界叩诊正常，心率 63 次/min，律齐，各瓣膜区未闻及杂音。腹平软，肝脾未触及，无压痛及反跳痛。四肢非凹陷性水肿。

讨论

1. 请对该患者做出初步诊断。

初步诊断：甲状腺功能减退症。

2. 为进一步明确诊断还应该完善哪些辅助检查？

生化：谷丙转氨酶（ALT）正常，谷草转氨酶（AST）73U/L（8～46），血尿素氮（BUN）5.05mmol/L，肌酐 84.5μmol/L，肌酸激酶（CK）2961U/L（38～174），肌酸激酶同工酶（CKMB）25U/L（0～25），乳酸脱氢酶（LDH）309U/L（109～245），总胆固醇（TC）9.33mmol/L（3.9～5.7），甘油三酯（TG）3.22mmol/L（0.11～1.7），低密度脂蛋白胆固醇（LDL-C）7.3mmol/L（2.5～4.0）。

血常规：血红蛋白（Hb）122g/L。

尿常规：正常。

甲功：TSH >40IU/ml（0.35～4.94），FT_4 1.06pmol/L（9.01～19.05），FT_3 1.89pmol/L（2.63～5.7），TT_4 6.67nmol/L（62.08～150.84），TT_3 0.00nmol/L（0.89～2.44），TPOAb 976.9IU/ml（0～14），TGAb 498.2IU/ml（0～30）。

甲状腺彩超：甲状腺偏小，血供减少。

腹部彩超：胆囊小息肉，胆囊壁稍毛糙。

心脏彩超：二、三尖瓣轻度反流。

3. 请做出明确诊断。

原发性甲状腺功能减退症、萎缩性甲状腺炎、继发性血脂异常。

4. 需要与哪些疾病进行鉴别。

桥本甲状腺炎：甲状腺多肿大，质地较韧，TPOAb 阳性。该患者甲状腺彩超无甲状腺肿大，不支持。

5. 结合该病例，请制订合理的治疗方案。

左甲状腺素钠片 50μg 每天一次，空腹口服。治疗中监测甲状腺功能、血脂。

（王转锁）

第六章　亚急性甲状腺炎

亚急性甲状腺炎(subacute thyroiditis),又称肉芽肿性甲状腺炎、巨细胞性甲状腺炎或 de Quervain 甲状腺炎,是一种与病毒感染有关的自限性甲状腺炎。

一、目的与要求

1. 熟悉亚急性甲状腺炎的病因。
2. 掌握亚急性甲状腺炎的临床表现和诊断。
3. 掌握亚急性甲状腺炎的治疗。

二、重要知识点

亚急性甲状腺炎的临床表现、诊断和治疗。

三、临床技能要点

亚急性甲状腺炎的甲状腺触诊。

四、思考和讨论

1. 亚急性甲状腺炎特征性的"分离现象"及其原因。
2. 亚急性甲状腺炎糖皮质激素用药的指征及疗程。
3. 亚急性甲状腺炎的临床分期。

亚急性甲状腺炎

一、病因

与病毒感染有关。

二、临床表现

(一)症状

1. 甲状腺区疼痛:放射到耳部,吞咽时加重。
2. 全身不适、食欲减退、肌肉疼痛、发热。
3. 甲状腺肿大。

(二)体征

甲状腺肿大,质地较硬,触痛明显。

三、实验室和特殊检查

(一)血常规

白细胞计数正常或稍高,中性粒细胞或淋巴细胞也可增多。

(二)血沉

急性发作期血沉明显增快,常>50mm/h。缓解期逐渐恢复正常。

(三)甲状腺摄碘率测定

初期常明显降低,一般<10%,甚至测不出。随着疾病好转逐渐恢复正常。

(四)甲状腺功能

急性发作期,甲状腺功能检查为一过性甲亢。缓解期表现为甲减。恢复期甲状腺功能正常。

四、治疗

1.特殊治疗

(1)轻症患者:口服非甾体解热镇痛药。

(2)中、重症患者:口服糖皮质激素。

2.针对甲亢治疗 β受体阻滞剂。

3.针对甲减治疗 甲减症状明显时予左甲状腺素钠片治疗。

亚急性甲状腺炎典型病例

患者黄××,女,38岁。

主诉:颈部疼痛、心悸、胸闷、消瘦1月余。

现病史:患者于1月余前无明显诱因出现颈部疼痛,颈前为主,吞咽时加重,且触痛明显,疼痛可放射到耳后部,有心悸、胸闷,自觉发热,未测体温,伴全身乏力,多汗,食欲减退,曾在××市人民医院诊为"甲亢",予甲巯咪唑片、头孢呋辛酯治疗。发病来体重减轻约4kg。

既往史:既往体健。否认药物、食物过敏史。

查体:T 37.0℃,BP 106/70mmHg。身高160cm,体重35kg。营养较差,消瘦体型。甲状腺Ⅱ度肿大,明显触痛。双肺呼吸音清,未闻及干湿性啰音。心界叩诊正常,心率97次/min,律齐,各瓣膜区未闻及杂音。腹平软,肝脾未触及,无压痛及反跳痛。双下肢无水肿。

讨论

1.请对该患者做出初步诊断。

初步诊断:亚急性甲状腺炎。

2.为进一步明确诊断还应该完善哪些辅助检查?

生化:电解质、肝肾功能正常,TC 3.77mmol/L(3.9~5.7),TG 1.09mmol/L(0.11~1.7),LDL-C 2.18mmol/L(2.50~4.0)。

血常规:WBC 7.61×10^9/L,Hb 117g/L,N 56.7%。

血沉:60mm/h。

甲功:促甲状腺激素(TSH)0.01mIU/L(0.35~4.94),血清游离甲状腺素(FT_4)

36.96pmol/L(9.01～19.05)，血清游离三碘甲状腺原氨酸(FT_3)9.89pmol/L(2.63～5.7)，血清总甲状腺素(TT_4)197.86nmol/L(62.68～150.84)，血清总三碘甲状腺原氨酸(TT_3)2.97nmol/L(0.89～2.44)。

心电图：窦性心律，P 波较高尖。

胸片：未见异常。

腹部彩超：未见异常。

心脏彩超：二尖瓣、三尖瓣轻度反流，心脏结构及心功能未见明显异常。

甲状腺摄碘率：甲状腺摄碘率明显低于正常(图 6-6-1)。

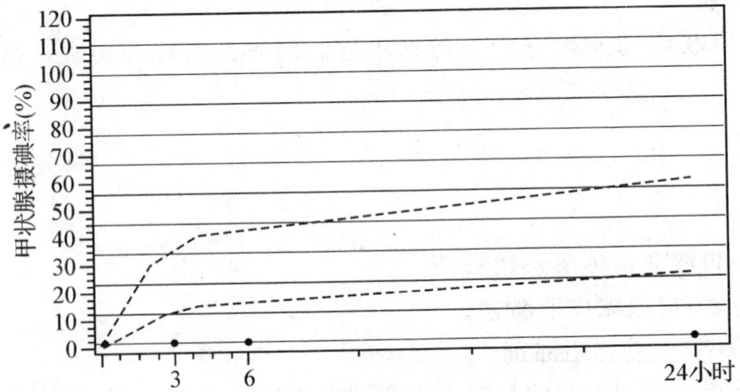

序号	计数/分	摄碘率(%)	日期	时间	注释
第 1 次	42138		2012-6-26	11:15:44	标准源
第 2 次	99		2012-6-26	11:17:27	病人本底
第 3 次	99	1.00	2012-6-26	11:17:27	病人本底
第 4 次	720	1.51	2012-6-26	14:53:29	3 小时
第 5 次	697	1.47	2012-6-26	17:13:45	6 小时
第 6 次	304	1.00	2012-6-27	8:23:52	24 小时

诊断意见：甲状腺摄碘率明显低于正常，请结合临床分析。

图 6-6-1　甲状腺摄碘率图及报告结果

3. 请做出明确诊断。

亚急性甲状腺炎。

4. 需要与哪些疾病进行鉴别？

(1)急性化脓性甲状腺炎：甲状腺肿痛常伴红肿，血白细胞及中性粒细胞增多，甲状腺功能正常，血沉增快不明显。若甲状腺化脓，局部触诊可有波动感，甲状腺穿刺可抽出脓液。

(2)桥本甲状腺炎：无甲状腺疼痛，血清甲状腺自身抗体高滴度，血沉正常或轻度升高，而亚急性甲状腺炎血清甲状腺自身抗体阳性少见，必要时可行甲状腺穿刺细胞学检查。

5. 结合该病例，请制订合理的治疗方案。

吲哚美辛片 25mg 每日 3 次，餐后口服。若疗效不佳，加用强的松片 10mg 每天 3 次，餐后口服。

治疗过程中监测甲状腺功能、血沉、甲状腺摄碘率。

(王转锁)

第七章　库欣综合征

库欣综合征(Cushing's syndrome),又称皮质醇增多症,是一组因各种原因引起肾上腺皮质分泌过多糖皮质激素而导致的以向心性肥胖、满月脸、多血质面容、紫纹、高血压、继发性糖尿病和骨质疏松为主要表现的临床综合征。

一、目的与要求

1. 掌握库欣综合征、库欣病的概念。
2. 掌握库欣综合征的临床表现、诊断。
3. 掌握库欣病的诊断、治疗。
4. 了解库欣综合征的病因分类。

二、重要知识点

1. 库欣综合征的临床表现、诊断。
2. 库欣病的诊断、治疗。

三、思考和讨论

1. 库欣综合征筛查试验包括哪些?
2. 小剂量地塞米松抑制试验的临床意义是什么?
3. 大剂量地塞米松抑制试验的临床意义是什么?

库欣综合征

一、分类与病因

(一)依赖 ACTH 的库欣综合征

包括库欣病、异位 ACTH 综合征、异位 CRH 综合征、大结节肾上腺增生(macronodular adrenal hyperplasia)。

(二)不依赖 ACTH 的库欣综合征

包括肾上腺皮质腺瘤、肾上腺皮质癌、原发性色素性结节性肾上腺增生、不依赖 ACTH 的大结节性肾上腺增生(ACTH-independent macronodular adrenal hyperplasia)等。

二、临床表现

向心性肥胖、满月脸、多血质面容、痤疮、多毛症、紫纹、月经不规则、性功能障碍、精神异常、血压增高、糖尿病、骨质疏松。

三、实验室和特殊检查

（一）生化

大于95%的异位 ACTH 综合征患者有低钾碱中毒，不足10%的库欣病有低钾碱中毒。

（二）皮质醇分泌节律（血清皮质醇、唾液皮质醇）

正常人：晨起血皮质醇最高，0:00 血皮质醇<50nmol/L（<2mg/dl）。

库欣综合征患者：昼夜节律消失，绝大多数患者晨起血皮质醇正常，夜间血浆皮质醇增高。晨起血皮质醇诊断价值不大，0:00 血皮质醇>200nmol/L (7.5mg/dl)提示库欣综合征。午夜唾液皮质醇 >2.0ng/ml (5.5nmol/L)提示库欣综合征。

（三）24h 尿游离皮质醇

血皮质醇增高，超过皮质醇结合球蛋白的结合能力，尿游离皮质醇增高。24h 尿游离皮质醇正常值：<220～330nmol/24h(80～120μg/24h)。

（四）小剂量地塞米松抑制试验

正常人超生理剂量的糖皮质激素可抑制 ACTH 和皮质醇。库欣综合征患者低剂量糖皮质激素不能抑制。

方法：

1. 口服地塞米松片 0.5mg，q6h，连续 2 天。

2. 午夜（23:00～24:00）地塞米松片 1mg。测定试验后晨起血皮质醇，以 50nmol/L (2mg/dl)作为诊断切点。

（五）大剂量地塞米松抑制试验

方法：

1. 口服地塞米松 2mg，q6h，连续 2 天。测定试验前及后第 2 天的 24h 尿游离皮质醇和血皮质醇。

2. 23:00 口服地塞米松 8mg，测定试验前及后 08:00 血皮质醇。

结果：与基础皮质醇比较，服药后 48h 的血、尿皮质醇抑制率大于 50%为阳性。90%库欣病患者，大剂量地塞米松可被抑制。异位 ACTH 综合征和肾上腺皮质肿瘤大多不能被抑制。10%异位 ACTH 综合征，大剂量地塞米松可被抑制。

（六）血浆 ACTH

库欣病：50%患者血浆 ACTH 正常（2～11pmol/L 或 9～52pg/ml）；50%患者血浆 ACTH 轻度增高。

异位 ACTH 综合征：通常血浆 ACTH >20pmol/L(90pg/ml)。

23:00～01:00 血浆 ACTH 最具鉴别诊断价值，血浆 ACTH >5pmol/L (22pg/ml)确诊依赖 ACTH 的库欣综合征。

肾上腺肿瘤：血浆 ACTH<1pmol/L。

（七）影像学检查

包括肾上腺 CT、垂体 MRI、放射性核素碘化胆固醇肾上腺扫描等。

（八）岩下静脉窦采血

是有创性检查，是鉴别 ACTH 依赖性库欣综合征最有价值的诊断试验。

四、治疗

根据病因治疗。

库欣病:经蝶垂体手术。

肾上腺腺瘤:患侧腺瘤手术摘除。

异位 ACTH 综合征:切除原发肿瘤,必要时双侧肾上腺切除以缓解症状。

库欣综合征典型病例

患者王××,女,41 岁。

主诉:反复头晕、头痛 2 年余,颜面及双下肢水肿 1 月。

现病史:患者于 2 年余前无明显诱因反复出现头晕、头痛,多次测血压增高,最高达 220/110mmHg,诊为“高血压病”,规则服用阿罗洛尔、替米沙坦片治疗,血压控制不理想。1 月前出现颜面部及双下肢水肿,颜面部明显。

既往史:既往体健。否认药物、食物过敏史。

查体:BP 170/110mmHg。身高 153cm,体重 57kg。神志清,自主体位。满月脸,多血质面容。全身皮肤未见紫纹。双肺呼吸音清,未闻及干湿性啰音。心界叩诊正常,心率 76 次/min,律齐,各瓣膜区未闻及杂音。腹平软,肝脾未触及,无压痛及反跳痛。双下肢轻度凹陷性水肿。

讨论

1. 对该患者做出初步诊断。

高血压查因:库欣综合征?

2. 为进一步明确诊断还应该完善哪些辅助检查?

血常规、尿常规、粪常规均正常。

生化:空腹血糖 5.07mmol/L,TG 1.09mmol/L(0.11～1.7),TC 5.16mmol/L(3.9～5.7),LDL-C 2.67mmol/L(2.50～4.0),电解质、肝肾功能正常。

血皮质醇:(08:00)1240.63nmol/L(198.4～503),(16:00)851.09nmol/L(74.6～182.4),(00:00)1055.44nmol/L(60.8～127.1)。

血浆 ACTH:(08:00)111pg/ml(12～56),(16:00)81.1pg/ml,(00:00)93.8pg/ml。

过夜 1mg 地塞米松抑制试验后血皮质醇(08:00)783.06nmol/L,血浆 ACTH(08:00)71.2pg/ml。

大剂量地塞米松抑制试验(2mg q6h×8)后血皮质醇(08:00)431.02nmol/L,血浆 ACTH(08:00)60.7pg/ml。〔注:试验前血皮质醇(08:00)783.06nmol/L〕

心电图:窦性心律,T 波异常改变。

胸片:心影增大。

腹部彩超:轻度脂肪肝。

心脏彩超:三尖瓣轻度反流,心脏结构及心功能未见异常。

动态血压:24h 血压平均值 174/100mmHg,收缩压最高值 222mmHg,收缩压最低值 138mmHg,舒张压最高值 120mmHg,舒张压最低值 83mmHg。

肾上腺 CT:左侧肾上腺体部及内侧支增生;左肾小结石(图 6-7-1)。

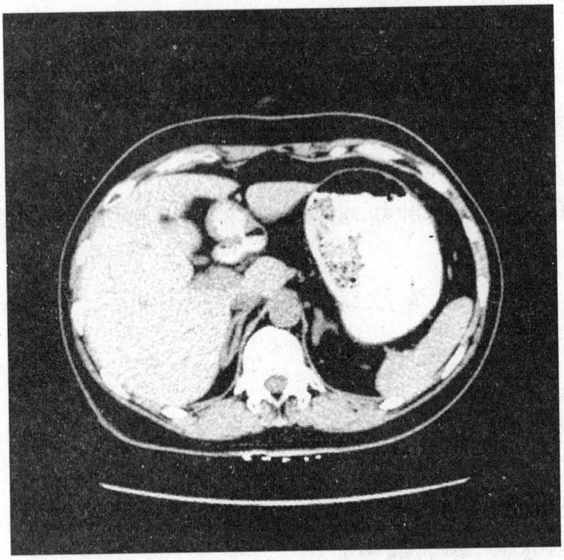

图 6－7－1　肾上腺 CT 示左侧肾上腺增生

垂体 MRI：垂体两个小结节，考虑为垂体微腺瘤（图 6－7－2、图 6－7－3）。

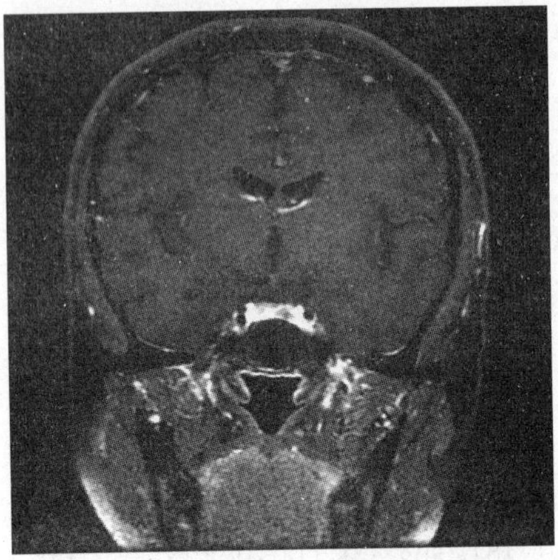

图 6－7－2　垂体 MRI 示垂体微腺瘤

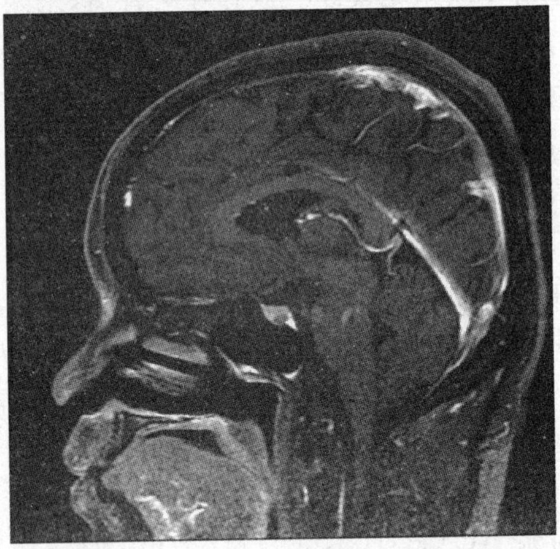

图 6－7－3　垂体 MRI 示垂体微腺瘤

3. 请做出明确诊断。

库欣病、继发性高血压。

4. 需要与哪些疾病进行鉴别？

异位 ACTH 综合征：血 ACTH 常明显增高，通常＞90pg/ml，有时可达 500 pg/ml，血浆 ACTH 水平＞300pg/ml 应高度怀疑，95％患者有低钾碱中毒，而 50％库欣病血 ACTH 增高，50％患者血 ACTH 正常（9～52pg/ml），低于 10％患者有低钾碱中毒。鉴别困难时行岩下静脉窦采血以明确诊断。

5. 结合该病例，请制订合理的治疗方案。

经蝶窦切除垂体微腺瘤。

（王转锁）

第八章　原发性醛固酮增多症

原发性醛固酮增多症(primary aldosteronism,PA),简称原醛症,是指肾上腺皮质病变导致醛固酮产生过多,自主分泌,导致潴钠排钾、血容量增多、肾素-血管紧张素系统的活性受抑制。

一、目的与要求

1. 熟悉原醛症的病因分类。
2. 熟悉原醛症的临床表现。
3. 掌握原醛症的诊断和治疗。

二、重要知识点

原醛症的临床表现、诊断和治疗。

三、思考和讨论

1. 原醛症患者易出现低血钾的原因是什么?
2. 原醛症的诊断步骤。
3. 原醛症筛查试验血浆醛固酮/肾素比值(ARR)的试验方法及影响药物。
4. 原醛症患者血钾可以正常吗?

原发性醛固酮增多症

一、病因

1. 醛固酮瘤。
2. 特发性醛固酮增多症。
3. 单侧肾上腺增生。
4. 糖皮质激素可治性醛固酮增多症。
5. 醛固酮癌。

二、临床表现

(一)高血压

血压多为中度升高,也可呈难治性高血压,极少数患者血压正常。

(二)低血钾

仅9%～37%原醛症患者有低血钾,多数患者血钾正常。

三、实验室和特殊检查

(一)尿常规

由于醛固酮的潴钠排钾作用,肾脏远曲小管中 Na^+-K^+ 交换被促进,Na^+-H^+ 交换被抑制,肾小管细胞泌氢减少,故尿呈碱性或弱碱性。

(二)血电解质、24h 尿钾

血钾<3.5mmol/L,24h 尿钾>30mmol/24h(或血钾<3.0mmol/L,24h 尿钾>25mmol/24h),提示患者存在尿钾不适当排出增多。

(三)血气分析

血 pH 值升高,标准碳酸氢盐、实际碳酸氢盐均升高。

(四)原醛症筛查试验

目前血浆醛固酮/肾素比值(plasma aldosterone-renin ratio,ARR)是原醛症最有效的筛查试验。

试验方法:ARR 应在早晨患者起床后(坐、站或行走)2h 后进行,抽血前应坐 5~15min,试验前不限制盐的摄入量。血标本送实验室离心前应室温保存,不建议冰浴保存。

(五)原醛症确认试验

包括口服钠负荷试验、静脉生理盐水试验、氟氢考的松抑制试验、卡托普利抑制试验。

(六)分型检查

包括肾上腺 CT、肾上腺静脉插管采血(adrenal venous sampling,AVS)、体位刺激试验。

四、病因治疗

1. 单侧原醛症(醛固酮瘤和单侧肾上腺增生) 腹腔镜单侧肾上腺切除术。
2. 特发性醛固酮增多症 盐皮质激素受体拮抗剂为主的药物治疗。
3. 糖皮质激素可治性醛固酮增多症 口服最小有效剂量糖皮质激素。

原发性醛固酮增多症典型病例一

患者李××,女,32 岁。

主诉:体检发现血压高 9 天,伴低血钾 8 天。

现病史:患者于 9 天前无明显诱因体检时发现血压高,具体不详,8 天前查血钾 2.08mmol/L,尿 pH 9.0,在外院住院,测血压 101~163/65~99mmHg,予静脉补钾及口服补钾,7 天前血钾升至 2.23mmol/L。发病来无肢体乏力、麻木及夜尿增多。

既往史:8 年前行剖宫产手术。否认药物、食物过敏史。

家族史:无高血压家族史。

查体:BP 150/95mmHg。双肺呼吸音清,未闻及干湿性啰音。心率 80 次/min,律齐,各瓣膜区未闻及杂音。腹平软,肝脾未触及,无压痛及反跳痛。双下肢无水肿。

讨论

1. 请对该患者做出初步诊断。

初步诊断:高血压、低血钾查因:原醛症?

2. 为进一步明确诊断还应完善哪些辅助检查？

生化：血钾 2.08mmol/L(3.5～5.4)，血钠 144.7mmol/L(135～148)，二氧化碳结合力 35.8mmol/L(22～27)。

24h 尿钾：55.2mmol。

血气分析：pH 7.51(7.35～7.45)，碳酸氢根 37.5mmol/L(22～27)。

卧位肾素活性 0.07ng/(ml·h)，卧位醛固酮 776.86ng/L；立位肾素活性 0.07ng/(ml·h)，立位醛固酮 540.81ng/L。

肾上腺 CT：左侧肾上腺结节影，多系腺瘤，约 1.9cm×2.4cm。

3. 请做出明确诊断。

原发性醛固酮增多症、醛固酮瘤。

4. 需要与哪些疾病进行鉴别？

(1)11β-羟化酶缺陷：可有高血压、低血钾，但临床上表现为男性性早熟，女性男性化，血、尿皮质醇降低，血浆促肾上腺皮质激素(ACTH)增高，雄激素、脱氧皮质酮、脱氧皮质醇增多，血、尿醛固酮减低。

(2)17α-羟化酶缺陷：可有高血压、低血钾，但临床上表现为男性性器官分化差，女性原发性闭经，血、尿皮质醇降低，血浆 ACTH 增高，雄激素、雌激素减少，孕酮、脱氧皮质酮、皮质酮产生增多。

(3)库欣综合征：异位 ACTH 综合征、肾上腺癌引起的库欣综合征，常伴高血压、低血钾，但血、尿皮质醇增高，且有原发病相应的临床表现。

5. 结合该病例，请制订标准治疗方案。

腹腔镜左侧肾上腺切除术。

原发性醛固酮增多症典型病例二

患者苏××，女，48 岁。

主诉：反复头痛 10 年，再发加重半年。

现病史：患者于 10 年前无明显诱因开始出现反复头晕、头痛，呈搏动性疼痛，双颞侧明显，伴乏力，多次测血压升高，最高达 210/120mmHg，伴有低血钾，具体不详，诊断为“高血压”，口服依那普利、特拉唑嗪及氯化钾片等治疗，血压控制在 150/100mmHg 左右。近半年头晕、头痛较前加重，无心悸、多汗、胸闷，门诊以“高血压查因”收入院。发病来，精神饮食好，睡眠欠佳，大小便正常，体重无明显改变。

既往史：既往体健。否认药物、食物过敏史。

家族史：无高血压家族史。

查体：BP 192/114mmHg。身高 143cm，体重 42kg。神志清，自主体位。双肺呼吸音清，未闻及干湿性啰音。心率 76 次/min，律齐，各瓣膜区未闻及杂音。腹平软，肝脾未触及，无压痛及反跳痛。双下肢无水肿。四肢肌力、肌张力正常。

讨论

1. 请对该患者做出初步诊断。

初步诊断：高血压、低血钾查因：原醛症？

2. 为进一步明确诊断还应完善哪些辅助检查？

生化：血钾 2.56mmol/L(3.5～5.4)，血钠 143.8mmol/L(135～148)，二氧化碳结合力 34.2mmol/L(22～27)，肝肾功能正常。

尿 pH：7.5。

24h 尿钾：100.33mmol。

血气分析：pH 7.5(7.35～7.45)，AB 28.5mmol/L(21.4～27.3)，SB 28.7mmol/L(22～27.8)，BE 4.6mmol/L(－3～＋3)。

卧位肾素活性 0.13μg/(L·h)，卧位醛固酮 274.3ng/L；立位肾素活性 0.34μg/(L·h)，立位醛固酮 255.8ng/L。

卡托普利抑制试验：(晨起坐或站至少 1h，服药前)肾素活性 0.16μg/(L·h)，醛固酮 420.5ng/L；(服用卡托普利 50mg 后保持坐位 1～2h)肾素活性 0.18μg/(L·h)，醛固酮 382.6ng/L。

血儿茶酚胺：正常。

动态血压：24h 血压平均值 162/102mmHg，收缩压最高值 212mmHg，收缩压最低值 117mmHg，舒张压最高值 142mmHg，舒张压最低值 48mmHg。

肾上腺 CT 增强：左侧肾上腺外支腺瘤，内支增生可能(图 6-8-1、图 6-8-2、图 6-8-3)。

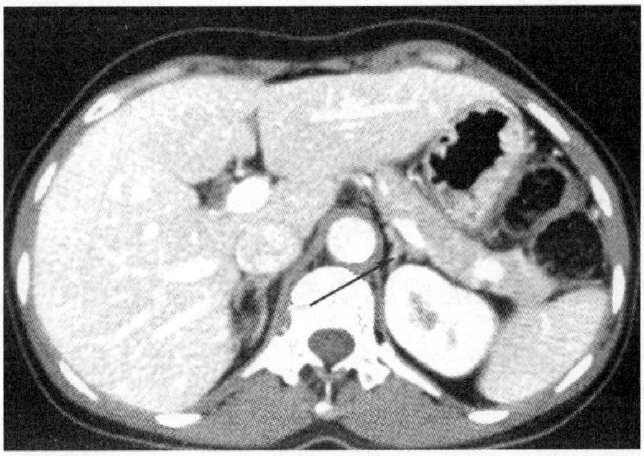

图 6-8-1　肾上腺 CT 示左侧肾上腺内支增生

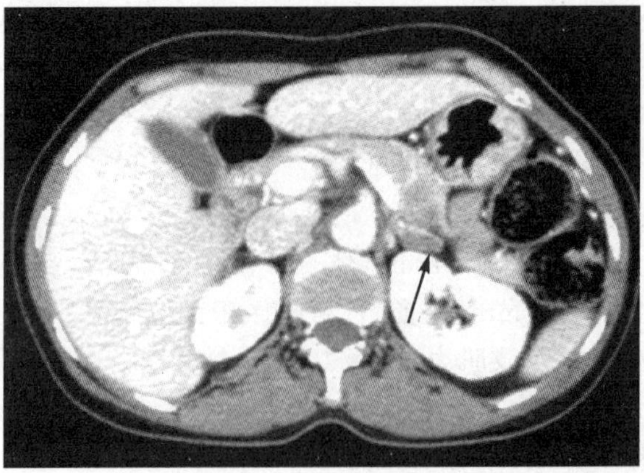

图 6-8-2　肾上腺 CT 示左侧肾上腺外支腺瘤

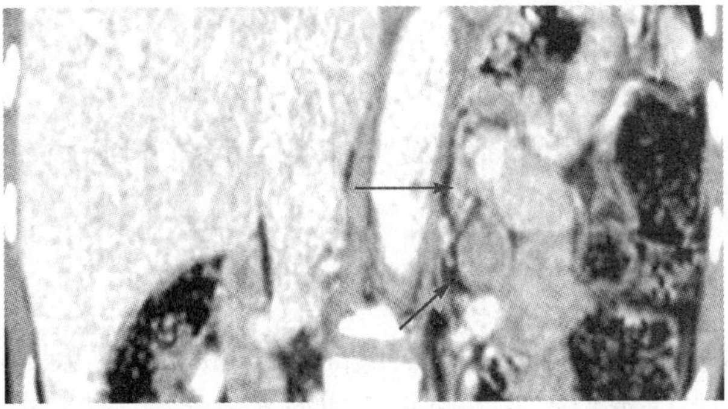

图 6-8-3　肾上腺 CT 示左侧肾上腺外支腺瘤，内支增生

3. 请做出明确诊断。

原发性醛固酮增多症。

4. 需要与哪些疾病进行鉴别？

嗜铬细胞瘤：常有头痛、心悸、多汗三联征，血尿儿茶酚胺及其代谢产物增高，85%位于肾上腺，其中绝大部分为单个腺瘤，大多数嗜铬细胞瘤体积较大。该患者病史、辅查均不支持，可排除。

5. 该患者不同意进一步行 AVS，且无手术治疗意愿。结合该病例，请制订治疗方案。

螺内酯片 25mg 每天一次，口服。根据血压、血钾逐渐增加剂量，最大剂量 100mg/d，必要时联合其他类型降压药物。

（王转锁）

第九章　原发性肾上腺皮质功能减退症

原发性肾上腺皮质功能减退症(primary hypoadrenalism),又称 Addison 病,是肾上腺疾病导致的糖皮质激素缺乏。继发性肾上腺皮质功能减退症(secondary hypoadrenalism)由于促肾上腺皮质激素(ACTH)缺乏所致。

一、目的与要求

1. 掌握 Addison 病的概念、临床表现、诊断和治疗原则。
2. 熟悉 Addison 病的病因。

二、重点知识点

Addison 病的诊断及治疗原则。

三、思考和讨论

1. Addison 病最具特征性的临床表现是什么?
2. Addison 病糖皮质激素替代治疗原则。
3. 如何判断 Addison 病患者糖皮质激素替代剂量是否合适?
4. Addison 病是否应补充盐皮质激素?

原发性肾上腺皮质功能减退症

一、病因

1. 肾上腺结核。
2. 自身免疫性肾上腺炎。
3. 其他原因。

二、临床表现

(一)症状

易疲劳、乏力、体重减轻、厌食、恶心呕吐、腹痛。

(二)体征

1. 最具特征性:全身皮肤黏膜色素沉着。
2. 体位性低血压。

三、实验室和特殊检查

(一)血常规

常有正细胞正色素性贫血,少数合并恶性贫血。

(二)生化

约90%患者有低血钠,65%患者有高血钾,6%患者有高血钙。部分患者可有空腹低血糖,糖耐量试验示低平曲线。

(三)清晨血皮质醇、血浆 ACTH

清晨血皮质醇降低或正常下限,血浆 ACTH 明显增高。必要时行 ACTH 兴奋试验。

(四)血醛固酮、血浆肾素活性

血醛固酮水平降低或正常低限,血浆肾素活性增高。

(五)肾上腺 CT

肾上腺 CT 显示肾上腺增大或钙化,提示感染性、出血性或恶性可能。若考虑肾上腺结核,应完善胸片、结核菌素试验等。

(六)自身抗体测定

21-羟化酶自身抗体阳性提示自身免疫性肾上腺炎。

四、治疗

1. 激素替代治疗　糖皮质激素替代治疗;盐皮质激素替代治疗。
2. 病因治疗。

原发性肾上腺皮质功能减退症典型病例

患者符××,女,50岁。

主诉:全身皮肤变黑3月。

现病史:患者于3月前无明显诱因出现全身皮肤变黑,伴食欲减退,乏力,时有腹部隐痛。未诊治。

既往史:4年前行子宫肌瘤切除术。否认药物、食物过敏史。

查体:BP 86/56mmHg。身高160cm,体重58kg。全身皮肤色素沉着,以暴露部位明显,舌表面有少许色素沉着。双肺呼吸音清,未闻及干湿性啰音。心界叩诊正常,心率88次/min,律齐,各瓣膜区未闻及杂音。腹平软,肝脾未触及,无压痛及反跳痛。双下肢无水肿。

讨论

1. 请对该患者做出初步诊断。

初步诊断:Addison 病。

2. 为进一步明确诊断还应该完善哪些辅助检查?

生化:甘油三酯(TG)1.01mmol/L(0.11～1.7),总胆固醇(TC)2.89mmol/L(3.9～5.7),低密度脂蛋白胆固醇(LDL-C)1.93mmol/L(2.5～4.0),血钠 116mmol/L(135～148),血氯 86mmol/L(96～106),肝肾功能均正常。

血常规:白细胞 4.55×10^9/L,血红蛋白 94g/L,中性粒细胞 33.9%;粪常规、尿常规:正常。

血皮质醇(08:00):47.19nmol/L(198.4～503)。

血浆 ACTH(08:00):>1250pg/ml(12～56)。

卧位血醛固酮 42.17ng/L(67.8～200.1),卧位血浆肾素活性 3.58μg/(L·h)(0.07～1.51)。

心电图:窦性心动过速。

胸片:右胸膜增厚、粘连。

腹部彩超:右肾囊肿,左肾尿盐结晶。

肾上腺 CT:双侧肾上腺多发结节及肿块,考虑双侧肾上腺结核可能性大(图 6-9-1、图 6-9-2)。

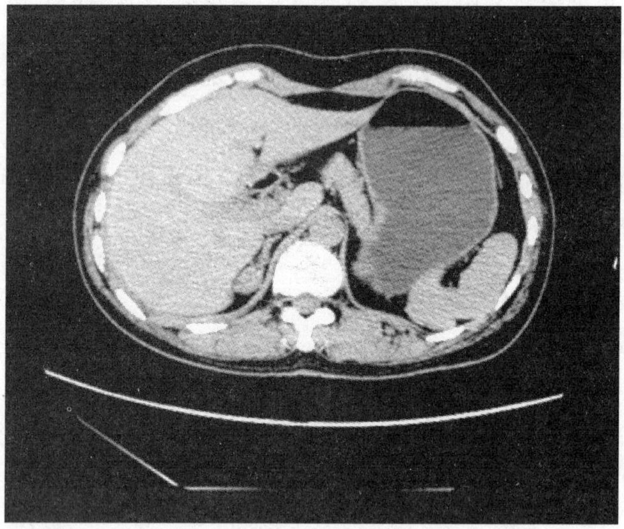

图 6-9-1　肾上腺 CT 示双侧肾上腺多发结节及肿块

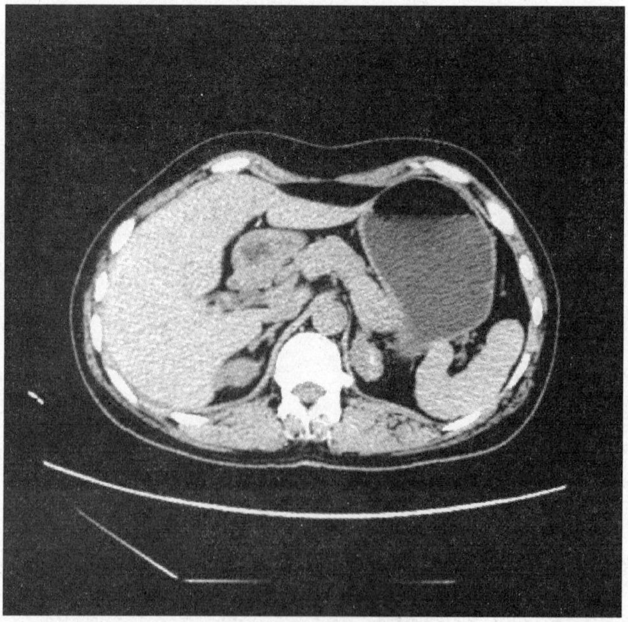

图 6-9-2　肾上腺 CT 示双侧肾上腺多发结节及肿块

3.请做出明确诊断。

Addison 病、肾上腺结核。

4.需要与哪些疾病进行鉴别?

(1)继发性肾上腺皮质功能减退症:血皮质醇可与正常差异不大,血 ACTH 亦可正常,血浆肾素活性、血醛固酮水平正常。延长的 ACTH 兴奋试验有助于诊断。诊断金标准是行胰岛素低血糖兴奋试验。

(2)胃肠道恶性肿瘤:可出现体重减轻、恶心呕吐、厌食等不适症状,胃肠镜检查可明确。

5.结合该病例,请制订合理的治疗方案。

(1)糖皮质激素替代治疗:强的松片 5mg 清晨睡醒时,2.5mg 下午 4 点。发热性疾病、意外事件、精神应激时剂量加倍。若患者呕吐不能口服,应及时静脉给药。

(2)食盐及盐皮质激素:食盐摄入至少 8～10g;9α-氟氢可的松 0.05～0.2mg 每天一次。注意监测电解质、卧位和立位血压、血浆肾素活性。

(3)病因治疗:抗结核治疗。

(王转锁)

第十章　嗜铬细胞瘤

嗜铬细胞瘤(pheochromocytomas)是来源于肾上腺髓质和肾上腺外嗜铬组织的肿瘤，这种瘤持续或间断地释放儿茶酚胺，引起持续性或阵发性高血压。

一、目的与要求

1. 熟悉嗜铬细胞瘤的临床表现和诊断。
2. 熟悉嗜铬细胞瘤的治疗。

二、重要知识点

1. 嗜铬细胞瘤的临床表现和诊断。
2. 嗜铬细胞瘤的术前准备。

三、思考和讨论

1. 嗜铬细胞瘤的"三联症"是什么?
2. 嗜铬细胞瘤出现体位性低血压的机制是什么?

嗜铬细胞瘤

一、临床表现

(一)高血压

血压增高是嗜铬细胞瘤患者最常见的症状，可表现为阵发性、持续性或在持续性高血压的基础上阵发性加重。阵发性高血压发作是嗜铬细胞瘤患者的特征性表现。高血压发作时，一般降压药物治疗无明显效果。24h 动态血压监测为诊断嗜铬细胞瘤提供了手段。

(二)头痛、心悸、多汗

嗜铬细胞瘤高血压发作时最常见的症状为头痛、心悸、多汗，可伴面色苍白、四肢发凉。

(三)体位性低血压

(四)代谢紊乱

可出现高血糖、糖尿病、高钙血症。

二、实验室和特殊检查

(一)血、尿儿茶酚胺及其代谢物测定

嗜铬细胞瘤的确诊必须有血、尿儿茶酚胺(包括肾上腺素、去甲肾上腺素、多巴胺)及其代谢产物甲氧基肾上腺素、甲氧基去甲肾上腺素增高。

(二)药理试验

1. 激发试验　胰升糖素激发试验。

2. 抑制试验　包括酚妥拉明试验和可乐定试验。

(三)影像学检查

嗜铬细胞瘤定性诊断明确后,应尽快明确定位诊断。约 90%嗜铬细胞瘤为良性,手术切除肿瘤可治愈。

影像学检查包括 CT 扫描、B 型超声、MRI、间碘苄胍闪烁扫描等。

三、治疗

手术切除。术前药物治疗很关键。术前 α 受体阻断剂和 β 受体阻断剂联合以控制血压和预防术中高血压危象。坐位和立位血压均应监测,坐位血压应低于 120/80mmHg,立位收缩压应高于 90mmHg。术前 7～10 天口服 α 受体阻断剂,首选酚苄明。术前 2～3 天在充分 α 受体阻断后开始口服 β 受体阻断剂。

嗜铬细胞瘤典型病例

患者王××,女,64 岁。

主诉:头晕 7 天。

现病史:患者于 7 天前无明显诱因出现头晕,1 天前来我院门诊,查血压 220/120mmHg,予氯沙坦氢氯噻嗪片口服,血压控制不佳。

既往史:十二指肠溃疡数年。否认药物、食物过敏史。

查体:BP 104/66mmHg。身高 150cm,体重 40kg。神志清,自主体位。双肺呼吸音清,未闻及干湿性啰音。心界叩诊正常,心率 104 次/min,律齐,各瓣膜区未闻及杂音。腹平软,肝脾未触及,无压痛及反跳痛。双下肢无水肿。

讨论

1. 请对该患者做出初步诊断。

高血压查因:嗜铬细胞瘤?

2. 为进一步明确诊断还应该完善哪些辅助检查?

生化:空腹血糖 9.74mmol/L,电解质、肝肾功能正常。

糖化血红蛋白(HbA1c):7.3%。

卧位血醛固酮 248.84ng/L(67.8～200.1),卧位血浆肾素活性 1.75μg/(L·h)(0.07～1.51)。

血肾上腺素 432.6pg/ml(＜100),血去甲肾上腺素 1480.11pg/ml(＜600),血多巴胺 217.21pg/ml(＜100)。

心电图:窦性心律,频发室早,左心室高电压,ST-T 异常改变。

胸片:主动脉弓迂曲。

心脏彩超:二尖瓣、三尖瓣及主动脉瓣轻度反流,心功能未见异常。

动态血压:24h 血压平均值 167/100mmHg,最高收缩压 280mmHg,最低收缩压 104mmHg,最高舒张压 145mmHg,最低舒张压 56mmHg。

动态心电图：窦性心律不齐；频发单发房早；偶发多源室性早搏，个别呈二联律、三联律；交界性逸搏；Q-T 间期延长；ST-T 异常改变；心率变异性轻度异常。

腹部彩超：肝内囊性占位性病变，考虑肝囊肿，右侧肾上腺区混合性占位性病变（肾上腺嗜铬细胞瘤？）（图 6－10－1）。

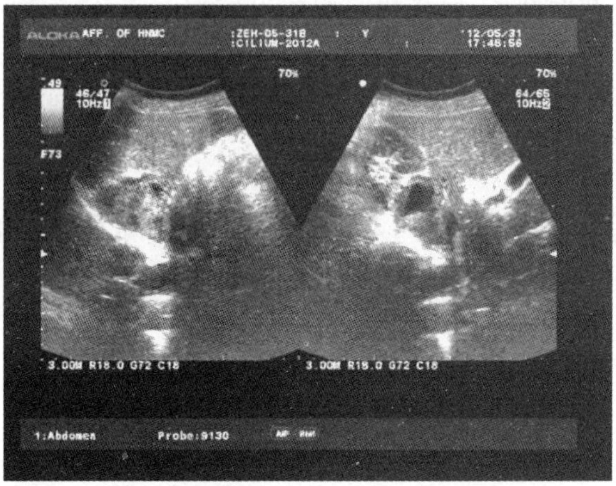

图 6－10－1　腹部彩超示右侧肾上腺区占位性病变（左侧为冠状切面，右侧为横断切面）

肾上腺 CT：右肾上腺肿块，考虑肾上腺嗜铬细胞瘤可能性大；肝右叶小囊肿（图 6－10－2）。

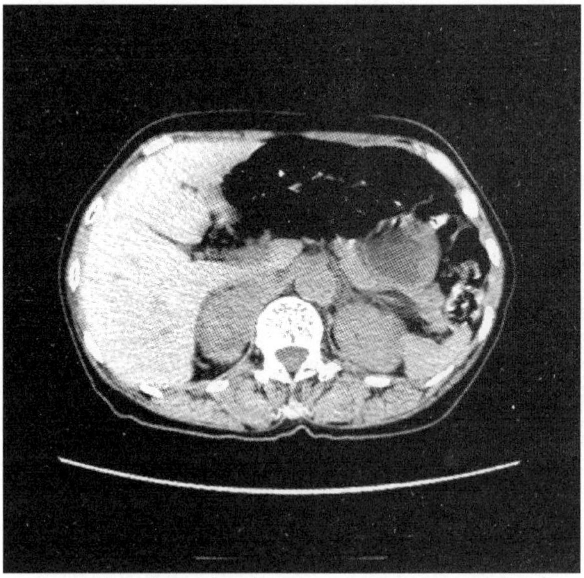

图 6－10－2　肾上腺 CT 示右侧肾上腺肿块

3. 请做出明确诊断。

（1）嗜铬细胞瘤。

（2）继发性糖尿病。

（3）肝囊肿。

（4）心律失常。

4. 需要与哪些疾病进行鉴别？

(1)原发性高血压：有些原发性高血压患者伴有交感神经兴奋症状，如心悸、多汗、焦虑，有些患者血压波动较大。临床上难与嗜铬细胞瘤鉴别时，行血、尿儿茶酚胺及其代谢产物测定，或做有关药理试验并行影像学检查，有助于鉴别。

(2)甲状腺功能亢进症：甲亢患者可有高血压及高代谢的表现。但甲亢患者血压仅轻度增高，且以收缩压升高为主，而绝大多数嗜铬细胞瘤发作时收缩压和舒张压均明显增高。测定甲状腺激素及血、尿儿茶酚胺及其代谢产物不难鉴别。

5. 结合该病例，请制订合理的治疗方案。

手术治疗。

术前酚苄明片 10mg 每日两次，口服，视血压控制情况逐渐加量。

（王转锁）

第十一章　甲状旁腺功能减退症

甲状旁腺功能减退症(hypoparathyroidism),简称甲旁减,是指甲状旁腺激素(parathyroid hormone,PTH)分泌缺少和(或)效应不足所引起的以低血钙、高血磷、手足搐搦、癫痫样发作为特征的临床综合征。

一、目的与要求

1. 熟悉甲状旁腺功能减退症的概念。
2. 了解甲状旁腺功能减退症的病因及发病机制
3. 熟悉甲状旁腺功能减退症的临床表现和诊断。
4. 熟悉甲状旁腺功能减退症的治疗。

二、重要知识点

1. 甲状旁腺功能减退症的临床表现和诊断。
2. 甲状旁腺功能减退症的治疗。

三、思考和讨论

1. 甲状旁腺功能减退症低血钙、高血磷的病理生理机制是什么?
2. Albright 遗传性骨营养不良(Albright hereditary osteodystrophy,AHO)包括哪些发育缺陷?

甲状旁腺功能减退症

一、病因及发病机制

从 PTH 合成、释放、与靶细胞受体结合的过程中,任何一个环节的障碍均可引起甲状旁腺功能减退症。病因分类如下:

(一)PTH 生成减少

先天性或遗传性甲状旁腺不发育、颈前部手术后、^{131}I 治疗甲亢后、浸润性病变、特发性甲状旁腺功能减退症(idiopathic hypoparathyroidism,IHP)。

(二)PTH 分泌受抑制

镁离子是分泌 PTH 所必需的,低镁血症可抑制 PTH 分泌,导致甲状旁腺功能减退症。

(三)PTH 作用障碍

由于 PTH 受体或受体后缺陷,导致 PTH 对靶细胞的作用受阻,从而导致 PTH 抵抗,称为假性甲状旁腺功能减退症(pseudohypoparathyroidism,PHP)。PHP 是一种罕见的遗传病,临床表现多样，有类似真性甲状旁腺功能减退症的表现，但血清甲状旁腺激素增高，可伴有先天性发育畸形。

二、临床表现

（一）神经肌肉应激性增加

口周感觉异常、肢端麻刺感、手足抽搐、癫痫样发作。

（二）钙沉积

基底节钙化和白内障。基底节钙化导致类似帕金森病或舞蹈病样的神经系统症状或体征。

（三）外胚层组织营养变性

牙齿发育不良、皮肤干燥、头发粗干、指甲脆等，常被忽视。

（四）心电图

QT 间期延长是低钙血症的主要表现。

（五）发育异常

多数 PHP 患者有特异的发育和骨骼缺陷。这些缺陷包括圆脸、身材矮胖、短指（趾）、异位钙化、智力障碍，总称为 Albright 遗传性骨营养不良（AHO）。

（六）其他

低钙血症亦可引起晕厥。

三、实验室和特殊检查

（一）血钙、血磷

低血钙、高血磷。

（二）24h 尿钙、尿磷

24h 尿钙、尿磷排出量减少。

（三）血 PTH

特发性甲旁减血 PTH 测量值很低或测不出。

PHP 血 PTH 增高。

（四）心电图

（五）影像学检查

转移性钙化多见于脑基底节，两侧对称，头颅 CT 较 X 线容易发现。

四、治疗

急性或严重的症状性低钙血症的治疗需要静脉输注钙剂，此时不需要维生素 D 制剂。目标是缓解症状、预防喉痉挛和癫痫发作。血钙水平应增至 1.75～1.875mmol/L 以上。

饮食中注意摄入高钙、低磷食物。

口服钙剂和维生素 D。口服钙剂一般每日需补充 1～3g 元素钙，分次服用。碳酸钙价格相对较低，元素钙含量高（40％），可考虑首选。血钙应维持在正常低限水平 2.0～2.25mmol/L，24h 尿钙不超过 250mg。

IHP 患者由于 1，25-$(OH)_2D_3$ 缺乏，应选用活性维生素 D，包括 1，25-$(OH)_2D_3$ 和

1α-(OH)D_3。

骨化三醇不仅增高血钙间接抑制 PTH 水平外，还可直接抑制 PTH 释放，为 PHP 患者维生素 D 制剂首选。

特发性甲状旁腺功能减退症典型病例

患者叶××，女，53 岁。

主诉：反复手足搐搦 10 年，突发肢体抽搐、意识不清 4h。

现病史：患者于 10 年前无明显诱因出现反复手足搐搦，呈痉挛性，可自行缓解，当地医院诊为“低钙”，平素不规则口服钙尔奇 D 治疗。4h 前突发肢体抽搐、意识障碍、面色发白、口吐白沫、牙关紧闭、跌倒在地，持续约 10min 自行缓解。

既往史：7 年前、3 年前分别行双眼白内障手术。无颈部手术、放射治疗及^{131}I 治疗史。否认药物、食物过敏史。

查体：BP 110/66mmHg。自主体位，神志清。双肺呼吸音清，未闻及干湿性啰音。心界叩诊正常，心率 76 次/min，律齐，各瓣膜区未闻及杂音。腹平软，肝脾未触及，无压痛及反跳痛。双下肢无水肿。面神经叩击试验（Chvostek 征）阳性，束臂加压试验（Trousseau 征）阳性。

讨论

1. 请对该患者做出初步诊断。

初步诊断：甲状旁腺功能减退症？继发性癫痫？

2. 为进一步明确诊断还应该完善哪些辅助检查？

生化：血钙 1.35mmol/L(2.1～2.7)，血磷 2.35mmol/L(0.81～1.45)，肝肾功能正常。

24h 尿钙：0.08mmol(2.5～7.5)。

24h 尿磷：4.57mmol(22～48)。

血 PTH：0.23pmol/L(1.9～6.9)。

心电图：窦性心律。

胸片：正常。

腹部彩超：胆囊结石。

头颅 CT：双侧小脑、额叶、顶叶、基底节对称性钙化。

3. 请做出明确诊断。

特发性甲状旁腺功能减退症、继发性癫痫、胆囊结石。

4. 需要与哪些疾病进行鉴别？

(1)假性甲状旁腺功能减退症：临床表现类似真性甲状旁腺功能减退症，但血 PTH 增高，可伴有先天性发育畸形。

(2)维生素 D 缺乏：有低钙血症，但血磷降低、血 PTH 增高、血 25(OH)D_3 水平降低，X 线检查有骨质软化的特征。

5. 结合该病例，请制订合理的治疗方案。

饮食中注意摄入高钙、低磷食物。

钙尔奇 D 片 600mg 每天两次，口服。

骨化三醇胶丸 0.25μg 每天一次，口服。

监测血钙、血磷、24h 尿钙。

假性甲状旁腺功能减退症典型病例

患者刘××，女，13 岁。

主诉：反复肢端麻木、手足搐搦 5 年。

现病史：患者于 5 年前无明显诱因出现反复手足搐搦，拇指内收，掌指关节屈曲，腕关节屈曲，持续数秒至数分钟，可自行缓解，时感肢端麻木，当地医院诊为“低钙”，平素不规则口服钙尔奇 D 治疗。1 年前下楼梯时突然大脑空白无法自控跌下楼梯，数分钟后缓解，记忆力恢复。3 月前在学校上体育课跑步时突然表情呆滞、双目凝视，绕老师环跑，呼之无反应，数分钟后恢复正常，但患者仍不知自己所为，事后不能回忆。

既往史：无颈部手术、放射治疗及 ^{131}I 治疗史。否认药物、食物过敏史。

查体：BP 90/60mmHg。身高 153cm，体重 40kg。自主体位，神志清。双肺呼吸音清，未闻及干湿性啰音。心界叩诊正常，心率 84 次/min，律齐，各瓣膜区未闻及杂音。腹平软，肝脾未触及，无压痛及反跳痛。双下肢无水肿。面神经叩击试验（Chvostek 征）阳性，束臂加压试验（Trousseau 征）阳性。

讨论

1. 请对该患者做出初步诊断。

初步诊断：甲状旁腺功能减退症？继发性癫痫？

2. 为进一步明确诊断还应该完善哪些辅助检查？

生化：血钙 1.51mmol/L(2.1～2.7)，血磷 3.18mmol/L(0.81～1.45)，肌酸激酶 758IU/L(19～226)，乳酸脱氢酶 436IU/L(72～182)，肝肾功能正常。

24h 尿钙：0.32mmol(2.5～7.5)。

24h 尿磷：11.48mmol(22～48)。

血 PTH：54.49pmol/L(1.9～6.9)。

心电图：QT 延长超正常上限 0.06s。

胸片：正常。

腹部彩超：正常。

头颅 CT：双侧基底节、侧脑室体旁及右额叶可见钙化灶。

3. 请做出明确诊断。

假性甲状旁腺功能减退症、继发性癫痫（复杂部分性发作）。

4. 需要与哪些疾病进行鉴别？

(1)肾功能不全：有血钙降低、血磷增高、血 PTH 增高，但肾功能异常、代谢性酸中毒。

(2)原发性癫痫：与 PHP 癫痫样大发作有相似表现，但血钙、血磷、血 PTH 均正常。

(3)维生素 D 缺乏：有低钙血症、血 PTH 增高，但血磷降低、血 25(OH)D_3 水平降低，X 线检查有骨质软化的特征表现。

5. 结合该病例，请制订合理的治疗方案。

饮食中注意摄入高钙、低磷食物。

钙尔奇 D 片 600mg 每天两次，口服。

骨化三醇胶丸 0.25μg 每天一次，口服。

监测血钙、血磷、血 PTH、24h 尿钙。

（王转锁）

第七篇　代谢性疾病

第一章　糖 尿 病

糖尿病(diabetes mellitus)是一组以慢性血葡萄糖水平增高为特征的代谢性疾病，是由于胰岛素分泌和(或)作用缺陷所引起。长期碳水化合物以及脂肪、蛋白质代谢紊乱可引起多系统损害，导致眼、肾、神经、心脏、血管等组织器官的慢性进行性病变、功能减退及衰竭；病情严重或应激时可发生急性严重代谢紊乱，如糖尿病酮症酸中毒、高渗性高血糖状态等。

一、目的与要求

1. 掌握糖尿病的基本概念、临床表现和常见并发症；糖尿病的治疗原则；糖尿病酮症酸中毒的临床表现、诊断依据和治疗原则。
2. 熟悉糖尿病的分型。
3. 熟悉糖尿病的实验室检查。
4. 熟悉高渗性高血糖状态的临床表现、诊断和治疗原则。
5. 了解糖尿病的病因、发病机制、病理生理。
6. 熟悉妊娠糖尿病诊断及治疗原则。
7. 熟悉糖尿病合并妊娠的治疗原则。

二、重要知识点

1. 糖尿病的临床表现、诊断及治疗原则。
2. 糖尿病酮症酸中毒的临床表现、诊断及治疗原则。

三、思考和讨论

1. 1 型糖尿病与 2 型糖尿病如何鉴别？
2. 口服降糖药物种类及作用机制。
3. 胰岛素常用剂型及作用特点。
4. 妊娠糖尿病的诊断标准。
5. 糖尿病患者血糖、血脂、血压控制目标。

第一节　糖尿病

一、糖尿病的分型

糖尿病可分为1型糖尿病、2型糖尿病、其他类型糖尿病、妊娠糖尿病。

糖尿病分型中最重要的是1型糖尿病和2型糖尿病的鉴别诊断。主要根据起病年龄、起病急缓、症状轻重、体重、酮症酸中毒倾向、是否依赖胰岛素维持生命等，结合胰岛B细胞功能检查（血清胰岛素、C肽）和胰岛B细胞自身抗体[谷氨酸脱羧酶抗体（GADAb），胰岛细胞抗体（ICA），胰岛抗原抗体（IA-2）]进行临床综合判断。有时糖尿病的分型的确很困难，尤其是年轻糖尿病患者的分型，此时可先做一个临时性分型，用于指导治疗，需定期随访明确分型。

二、病因和发病机制

糖尿病的病因和发病机制极为复杂，尚未完全阐明。总的来说，遗传因素及环境因素共同参与其发病过程。

1型糖尿病的病因是由胰岛B细胞受到破坏引起的胰岛素绝对缺乏。胰岛B细胞受到破坏主要由自身免疫反应所致，部分患者原因不明。

2型糖尿病的病因是胰岛素释放和胰岛素作用的缺陷，早期以胰岛素抵抗为主，晚期以胰岛素释放障碍为主。

三、临床表现

多尿、多饮、多食和体重减轻。可有皮肤瘙痒，尤其是外阴瘙痒。不少2型糖尿病患者无任何症状。

四、并发症

（一）急性并发症

糖尿病酮症酸中毒、高渗性高血糖状态、乳酸酸中毒、低血糖症。

（二）慢性并发症

糖尿病肾病、糖尿病视网膜病变、糖尿病周围神经病变、糖尿病自主神经病变、糖尿病足、糖尿病大血管病变。

五、实验室检查

（一）尿糖测定

大多采用葡萄糖氧化酶法，尿糖阳性是诊断糖尿病的重要线索。

（二）血糖测定和口服葡萄糖耐量试验（OGTT）

（三）糖化血红蛋白

反映2个月左右的血糖总水平，是糖尿病血糖控制情况的主要指标。我国糖化血红蛋白标准化的测定技术尚未普及，目前不推荐使用该指标诊断糖尿病。

（四）胰岛素B细胞功能检查

包括胰岛素释放试验、C肽释放试验。

（五）免疫学检测

主要用于确定1型糖尿病，包括谷氨酸脱羧酶抗体（GADAb）、胰岛细胞抗体（ICA）、胰岛素自身抗体（IAA）。

六、诊断

WHO 1999糖尿病的诊断主要根据空腹血糖（FPG）、随机血糖和OGTT2h血糖。OGTT采用无水葡萄糖粉75g（如用含一分子水的葡萄糖则为82.5g）。空腹指8～10h没有热量摄入。随机是指一天中的任何时间，与进餐无关。糖尿病的诊断标准为：糖尿病典型症状（多尿、多饮、多食、消瘦）加随机血糖≥11.1mmol/L（200mg/dl），或FPG≥7.0mmol/L（126mg/dl），或OGTT2h血糖≥11.1mmol/L（200mg/dl）。诊断时应注意高血糖的可重复性，需重复一次确认，诊断才能成立。对于无糖尿病症状，仅一次血糖值达到糖尿病诊断标准，必须在另日复查核实来确定诊断。

七、治疗

糖尿病健康教育、医学营养治疗、体育锻炼、病情监测、降糖药物治疗（磺脲类、格列奈类、双胍类、噻唑烷二酮类、α-葡萄糖苷酶抑制剂）。

1型糖尿病典型病例

患者谢××，女，43岁。

主诉：口干、多饮、多尿、消瘦5年。

现病史：患者于5年前无明显诱因出现口干、多饮、多尿、多食、消瘦，查血糖高，具体值不详，诊为“糖尿病”，予二甲双胍片口服治疗半年，血糖控制差，当地医院诊断为“1型糖尿病”，改为人胰岛素30R针20单位、14单位，分别于早、晚餐前30min皮下注射，血糖控制不佳。

既往史：无高血压、甲亢等病史。否认药物、食物过敏史。

查体：BP 120/80mmHg。身高155cm，体重48kg。神志清，自主体位。双肺呼吸音清，未闻及干湿性啰音。心界叩诊正常，心率78次/min，律齐，各瓣膜区未闻及杂音。腹平软，肝脾未触及，无压痛及反跳痛。双下肢无水肿。

讨论

1. 请对该患者做出初步诊断。

初步诊断：1型糖尿病。

2. 为进一步明确诊断还应该完善哪些辅助检查？

血常规、粪常规均正常。

尿常规：葡萄糖（++），蛋白质（-）。

糖化血红蛋白（HbA1c）：10.1%。

谷氨酸脱羧酶抗体（GADAb）：10.42U/L（0～1.0）。

空腹C肽0.12ng/ml（0.6～3.0），早餐后2h C肽0.26ng/ml。

生化：空腹血糖 16.01mmol/L，甘油三酯(TG)0.56mmol/L，总胆固醇(TC)4.67mmol/L，低密度脂蛋白胆固醇(LDL-C)2.67mmol/L，电解质、肝肾功能正常。

3. 请做出明确诊断。

1 型糖尿病。

4. 需要与哪些疾病进行鉴别?

2 型糖尿病：多中老年发病，起病隐匿，症状轻微或无症状，体型偏胖或肥胖，无酮症酸中毒倾向，血胰岛素、C 肽无分泌缺乏，谷氨酸脱羧酶抗体阴性。

5. 结合该病例，请制订合理的治疗方案。

生活方式干预：控制饮食、适当运动。

胰岛素强化治疗方案：甘精胰岛素 14 单位，每天一次，皮下注射，门冬胰岛素 6 单位，分别于三餐前 0～10min 皮下注射。

治疗过程中监测餐前、餐后 2h 血糖。每 3～6 月查糖化血红蛋白。每年检查眼底、24h 尿微量白蛋白、血脂。

2 型糖尿病典型病例

患者邵××，男，46 岁。

主诉：口干、多饮 14 年，视物模糊、肢端麻木 2 年。

现病史：患者于 14 年前无明显诱因出现口干、多饮、多尿、消瘦，诊为“2 型糖尿病”，长期口服降糖药物治疗。5 年前改为人胰岛素治疗。2 年前出现视物模糊，曾在外院行眼底造影检查示“双眼糖尿病视网膜病变(非增殖期)”。1 年前在外院行眼底检查示后极部网膜大量黄白色渗出、微血管瘤、小点状或圆形出血，诊断为“糖尿病视网膜病变(双眼)、眼底出血(双眼)”，予激光治疗。1 年前因蛋白尿行肾穿刺活检，病理结果符合糖尿病肾病。近半年使用人胰岛素 30R 针 16 单位、10 单位，分别于早、晚餐前 30min 皮下注射，监测空腹血糖多在 6～7mmol/L，餐后 2h 血糖多在 8～10mmol/L。

既往史：无高血压病史。否认药物、食物过敏史。

查体：BP 115/70mmHg。身高 168cm，体重 68kg。神志清，自主体位。双肺呼吸音清，未闻及干湿性啰音。心界叩诊正常，心率 78 次/min，律齐，各瓣膜区未闻及杂音。腹平软，肝脾未触及，无压痛及反跳痛。双下肢无水肿。肢端皮肤触觉减退。10g 尼龙丝试验阳性。

讨论

1. 请对该患者做出初步诊断。

初步诊断：2 型糖尿病，并发视网膜病变，并发糖尿病肾病，并发周围神经病变。

2. 为进一步明确诊断还应该完善哪些辅助检查?

血常规：正常。

尿常规：葡萄糖(－)，蛋白(＋)，隐血(＋＋)，镜检红细胞 1～3 个/HP。

粪常规：正常。

生化：电解质、肝肾功能正常，TC 4.15mmol/L，LDL-C 2.55mmol/L，TG 2.87mmol/L。

糖化血红蛋白(HbA1c)：6.8%。

24h 尿微量白蛋白：207.4mg。

谷氨酸脱羧酶抗体(GADAb):0.35U/L(0～1.0)。

空腹C肽:2.69ng/ml(0.6～3.0)。

心电图:正常。

胸片:正常。

腹部彩超:正常。

3. 请做出明确诊断。

2型糖尿病,并发视网膜病变,并发糖尿病肾病Ⅲ期,并发周围神经病变。

4. 需要与哪些疾病进行鉴别?

1型糖尿病:多青少年发病,起病急,症状明显,体型消瘦,血糖波动较大,有酮症酸中毒倾向,血胰岛素、C肽分泌缺乏,谷氨酸脱羧酶抗体阳性。

5. 结合该病例,请制订合理的治疗方案。

生活方式干预:控制饮食、低蛋白饮食、适当运动。

人胰岛素30R针16单位、10单位,分别于早、晚餐前30min皮下注射。

贝那普利片:10mg每天一次,口服。

营养神经药物:静脉使用甲钴胺针、前列地尔针、硫辛酸针。

治疗中监测血压、餐前及餐后2h血糖。每3～6月查糖化血红蛋白。每半年～1年检查眼底、24h尿微量白蛋白、血脂。

第二节　酮症酸中毒

酮症酸中毒(diabetic ketoacidosis,DKA)是一种危及生命的糖尿病急性并发症。胰岛素缺乏导致高血糖,脂肪分解加速,产生丙酮、乙酰乙酸、β-羟丁酸,导致代谢性酸中毒、脱水、电解质缺乏。

一、发病机制

有效胰岛素浓度不足和胰岛素拮抗激素(儿茶酚胺、皮质醇、胰高血糖素、生长激素)增加导致高血糖和酮症。糖异生增强、糖原分解增多、外周组织利用葡萄糖障碍导致高血糖。胰岛素缺乏和胰岛素拮抗激素分泌增多使脂肪组织释放游离脂肪酸到血循环增多,肝脏脂肪酸氧化增加,酮体产生增多,导致酮血症、代谢性酸中毒。

二、诱因

感染是最常见的诱因。其他诱因包括胰岛素中断治疗、胰岛素治疗不足、胰腺炎、心肌梗死、脑血管意外、药物(如糖皮质激素、噻嗪类利尿剂)等。有些患者无明显诱因。

三、临床表现

多尿、烦渴、多饮、体重减轻、恶心、呕吐、腹痛、脱水、乏力、精神萎靡、反应迟钝甚至昏迷。体检可发现皮肤弹性较差,呼吸深大,呈Kussmaul呼吸,心动过速,低血压,体温正常或降低。

四、实验室检查

(一)尿常规

尿糖强阳性、尿酮体强阳性。

(二)血糖

常＞13.9mmol/L(250mg/dl)。约10％患者血糖＜13.9mmol/L。

(三)血酮体

血清β-羟丁酸升高。一般使用的硝基氢氰酸盐半定量法仅能测定丙酮和乙酰乙酸，不能测定β-羟丁酸含量。酮症酸中毒酮体的主要成分是β-羟丁酸，测定血清β-羟丁酸诊断价值较大。

(四)阴离子间隙(AG)

$AG=[Na-(Cl+HCO_3)]$。酮症酸中毒时常＞10～12mmol/L。

(五)血气分析及二氧化碳结合力

代偿期血pH和二氧化碳结合力在正常范围。失代偿时血pH和二氧化碳结合力下降，血pH低于7.30，二氧化碳结合力小于18mmol/L。

(六)血常规

即使无感染，血白细胞总数也常高达$(10.0\sim15.0)\times10^9/L$。血白细胞总数$>25.0\times10^9/L$提示感染。

(七)电解质

血钾正常或偏低，亦可升高。血钾升高与胰岛素缺乏、酸中毒有关。

(八)血淀粉酶和脂肪酶

部分患者即使无胰腺炎存在，也可出现淀粉酶、脂肪酶增高，治疗后数天恢复正常。

五、治疗

(一)补液

补液是糖尿病酮症酸中毒首要、关键的治疗措施。酮症酸中毒失液量5～10L。严重脱水(低血压、皮肤弹性减退、黏膜干燥)、心肾功能正常者，第1个小时补充0.9％氯化钠1000ml。之后根据校正的血钠水平决定输入盐水浓度。若校正的血钠正常或升高，输入0.45％氯化钠，250～500ml/h。若校正的血钠减低，输入0.9％氯化钠，250～500ml/h。轻度脱水者，开始补液时可根据校正血清钠决定输入盐水浓度。心肾功能差者，最好监测中心静脉压来调节输液速度和输液量。第一个24h应补充估计的失液量，一般3000～6000ml。校正血清钠计算公式见下：

校正血清钠＝实测血清钠＋0.016×[血糖(mg/dl)－100]。

(二)胰岛素治疗

静脉小剂量短效胰岛素0.1U/(kg·h)控制血糖，是目前公认的有效治疗方式。亦可采用先给予短效胰岛素0.1U/kg负荷量静脉推注，之后短效胰岛素0.1U/(kg·h)持续静脉滴注。每小时监测血糖，理想的血糖下降速度为2.8～5.6mmol/L。血糖降至11.1mmol/L时，开始输入5％葡萄糖液，按每2～4g葡萄糖加入1U短效胰岛素，按0.02～0.05U/(kg·h)持续静脉滴注。血糖维持在8.3～11.1mmol/L，直到患者酮症纠正。病情稳定、食欲恢复后过渡到胰岛素皮下注射。

(三)补钾

患者有不同程度失钾，平均失钾 5～10mmol/kg。治疗之前不少患者血钾正常甚至升高，补液、胰岛素应用数小时后血钾常明显下降。若血钾低于 5.5mmol/L，心电图检查无高钾表现(T 波高尖、QRS 波群增宽)，患者无少尿，即可开始静脉补钾。若患者少尿，应暂缓补钾，除非血钾低于 4.0mmol/L 或心电图有低钾表现(U 波)。血钾低于 3.3mmol/L，不能使用胰岛素，应先补钾使血钾升至 3.5mmol/L 以上。治疗中应每 2h 查血钾，监测心电图形态。治疗目标是使血钾维持在 4.0～5.0mmol/L。

(四)补碱

补碱存在争议。补碱可引起低血钾、组织氧摄取减少、反常性中枢神经系统酸中毒。当血 pH 低于 6.9 时，静脉补充碳酸氢钠 100mmol，注意监测血气，血 pH 升至 7.0 停止补碱。

糖尿病酮症酸中毒典型病例一

患者陈××，男，51 岁。

主诉：口干、多饮、食欲减退 10 天，加重伴气促 3 天。

现病史：患者于 10 天前无明显诱因出现口干、多饮、多尿、食欲减退，无易饥、多食，伴乏力、精神疲倦。3 天前口干、食欲减退、乏力较前明显加重，近 3 天几乎未进食，并出现气促、恶心、头晕，无呕吐、腹痛，无发热、咳嗽。近期消瘦明显，未测体重。未诊治。

既往史：无高血压、糖尿病史。否认药物、食物过敏史。

家族史：父母均患 2 型糖尿病。

查体：T 36.0℃，R 41 次/min，BP 120/74mmHg。身高 168cm，体重 71kg。神志清，自主体位。双肺呼吸音粗，未闻及干湿性啰音。心界叩诊正常，心率 112 次/min，律齐，各瓣膜区未闻及杂音。腹平软，肝脾未触及，无压痛及反跳痛。双下肢无水肿。

讨论

1. 请对该患者做出初步诊断。

初步诊断：糖尿病。

2. 为进一步明确诊断还应该完善哪些辅助检查？

入院时血糖仪查随机血糖。

急查尿常规：葡萄糖(＋＋＋＋)，酮体(＋＋＋)，蛋白(＋)；血气分析：pH 7.026(7.35～7.45)，PCO_2 1.75kPa(4.65～5.98)，AB 3.4mmol/L(21.4～27.3)，SB 6.8mmol/L(22～27.8)，BE －25.6mmol/L(－3～＋3)；生化：随机血糖 35.63mmol/L，血 β-羟丁酸 9.08mmol/L(0.03～0.3)，二氧化碳结合力 7.0mmol/L(22.0～27.0)，尿素氮 6.8mmol/L(1.78～7.14)，肌酐 132.5μmol/L(44～133)，血钾 4.37mmol/L(3.5～5.4)，血钠 137.6mmol/L(135～148)，血氯 97.5mmol/L(96～106)，阴离子间隙 33.1mmol/L(10～14)，淀粉酶 33U/L(16～220)，肝功能正常；血常规：白细胞 26.8×10^9/L，中性粒细胞 93.7%；心电图：窦性心动过速(114 次/min)，T 波改变。

糖化血红蛋白(HbA1c)：15.9%。

谷氨酸脱羧酶抗体(GADAb)：0.52U/L(0～1.0)。

空腹C肽0.89ng/ml(0.6～3.0)，早餐后2h C肽0.91ng/ml。

血脂：TG 1.26mmol/L，TC 4.65mmol/L，LDL-C 2.63mmol/L。

胸片：右下肺感染。

腹部彩超：左肝内多发实性占位性病变，考虑血管瘤。

3.请做出明确诊断。

2型糖尿病合并酮症酸中毒、肺部感染。

4.需要与哪些疾病进行鉴别？

高渗性高血糖状态：常有不同程度的意识障碍和脱水。一般血糖＞33.3mmol/L，动脉血pH＞7.30，血二氧化碳结合力＞18mmol/L，血酮体轻度增高，尿酮体可阳性，血渗透压＞320mOsm/kg。

5.结合该病例，请制订合理的治疗方案。

(1)补液：补液是首要关键的治疗措施。第1个小时补充0.9％氯化钠1000ml。之后根据校正的血钠水平决定输入盐水浓度。第一个24h补液量3000～6000ml。

(2)胰岛素治疗：静脉小剂量短效胰岛素控制血糖，人胰岛素R针0.1U/(kg·h)，每小时监测血糖，血糖下降速度为2.8～5.6mmol/L。血糖降至11.1mmol/L时，开始输入5％葡萄糖液，每2～4g，葡萄糖加入1U短效胰岛素，按0.02～0.05U/(kg·h)持续静脉滴注。血糖维持在8.3～11.1mmol/L，直到患者酮症纠正。病情稳定后过渡到胰岛素皮下注射。

(3)补钾：治疗初期2～4h每小时静脉补钾13～20mmol/L(1.0～1.5g氯化钾)，同时口服补钾，1.0g，每天三次，第1日补钾总量6～10g。口服补钾持续5～7天。

治疗过程中监测血糖、电解质、血气分析。

(4)抗感染。

糖尿病酮症酸中毒典型病例二

患者杨××，女，21岁。

主诉：口干、多饮6年，咳嗽3天，意识改变7h。

现病史：患者于6年前无明显诱因出现口干、多饮、多尿、多食、消瘦，查血糖高，空腹血糖13.6mmol/L，诊为“1型糖尿病”。长期予人胰岛素30R针16单位，睡前控制血糖，未监测血糖。3天前出现咳嗽、咳痰，为白色黏痰，无发热，未诊治。1天前出现恶心、呕吐，为胃内容物，伴头晕，昨睡前自行将人胰岛素30R加量至30单位。7h前出现意识障碍，呼之不应，有尿失禁，遂急诊我院。

既往史：无高血压病史。否认药物、食物过敏史。

家族史：无糖尿病家族史。

查体：T 37.4℃，BP 122/86mmHg。身高158cm，体重40kg。神志模糊。双肺呼吸音清，未闻及干湿性啰音。心界叩诊正常，心率86次/min，律齐，各瓣膜区未闻及杂音。腹平软，肝脾未触及，无压痛及反跳痛。双下肢无水肿。

讨论

1.请对该患者做出初步诊断。

初步诊断：1型糖尿病合并酮症酸中毒、急性上呼吸道感染。

2. 为进一步明确诊断还应该完善哪些辅助检查？

入院时血糖仪查随机血糖 25mmol/L。

急查尿常规：葡萄糖(＋＋＋＋)，酮体(＋＋＋)，蛋白(＋)；血气分析：pH 7.207(7.35～7.45)，PCO_2 1.88kPa(4.65～5.98)，AB 5.5mmol/L(21.4～27.3)，SB 10.5mmol/L(22～27.8)，BE －19.7mmol/L(－3～＋3)；生化：随机血糖 24.91mmol/L，血 β-羟丁酸 7.71mmol/L(0.03～0.3)，二氧化碳结合力 1.0mmol/L(22.0～27.0)，血钾 3.7mmol/L(3.5～5.4)，血钠 124.2mmol/L(135～148)，血氯 96.1mmol/L(96～106)，渗透压 286.13mOsm/kg(280～320)，肝肾功能正常；血常规：白细胞 20.4×10^9/L，中性粒细胞 83.4%。

HbA1c：13.6%。

眼底检查：大致正常。

心电图：大致正常。

胸片：正常。

腹部彩超：右肝钙化灶。

3. 请做出明确诊断。

1 型糖尿病合并酮症酸中毒、急性上呼吸道感染。

4. 需要与哪些疾病进行鉴别？

高渗性高血糖状态：常有不同程度的意识障碍和脱水。一般血糖＞33.3mmol/L，动脉血 pH＞7.30，血二氧化碳结合力＞18mmol/L，血酮体轻度增高，尿酮体可阳性，血渗透压＞320mOsm/kg。

5. 结合该病例，请制订合理的治疗方案。

(1)补液：补液是首要关键的治疗措施。第 1 个小时补充 0.9%氯化钠 1000ml。之后根据校正的血钠水平决定输入盐水浓度。第一个 24h 补液量 3000～6000ml。

(2)胰岛素治疗：静脉小剂量短效胰岛素控制血糖，人胰岛素 R 针 0.1U/(kg·h)，每小时监测血糖，血糖下降速度为 2.8～6.1mmol/L。当血糖降至 11.1mmol/L 时，开始输入 5%葡萄糖液，每 2～4g 葡萄糖加入 1U 短效胰岛素，按 0.02～0.05U/(kg·h)持续静脉滴注。血糖维持在 8.3～11.1mmol/L，直到患者酮症纠正。病情稳定后过渡到胰岛素皮下注射。

(3)补钾：治疗初期 2～4h 每小时静脉补钾 13～20mmol/L(1.0～1.5g 氯化钾)，第 1 日补钾总量 6～10g。能进食时改为口服补钾，3～6g/d，持续 5～7 天。

治疗过程中监测血糖、电解质、血气分析。

(4)抗感染。

第三节　高渗性高血糖状态

高渗性高血糖状态(hyperosmolar hyperglycemic state，HHS)是一种危及生命的糖尿病急性并发症，主要表现为严重高血糖、高渗透压、脱水，无明显酮症。

一、发病机制

相对胰岛素不足使外周组织不能利用葡萄糖导致高血糖，但体内胰岛素水平足以阻止脂肪分解及酮体产生。

二、诱因

感染是最常见的诱因。其他诱因包括胰岛素中断治疗、胰岛素治疗不足、胰腺炎、心肌梗死、脑血管意外、药物（如糖皮质激素、噻嗪类利尿剂）、摄水减少等。

三、临床表现

多尿、烦渴、多饮、体重减轻、脱水、乏力、精神萎靡、反应迟钝甚至昏迷。偏盲、偏瘫、局灶性或全身性癫痫发作。体检可发现皮肤弹性较差、心动过速、低血压、体温正常或降低。

四、实验室检查

（一）尿常规

尿糖强阳性、尿酮体阴性或弱阳性。

（二）血糖

常＞33.3mmol/L(600mg/dl)。

（三）血酮体

一般正常或轻度增高。

（四）血气分析及二氧化碳结合力

血 pH 高于 7.30，二氧化碳结合力大于 18mmol/L。

（五）电解质

血钠常明显升高，大于 150mmol/L。

（六）血渗透压

有效血渗透压常大于 320mOsm/kg。

有效血渗透压＝2×血清钠(mmol/L)＋血糖(mmol/L)。

五、治疗

（一）补液

补液是高渗性高血糖状态首要、关键的治疗措施。高渗性高血糖状态失水比糖尿病酮症酸中毒更为严重，可达体重的10％～15％。治疗原则同糖尿病酮症酸中毒。

（二）胰岛素治疗

静脉小剂量短效胰岛素 0.1U/(kg · h)控制血糖，亦可先给予短效胰岛素 0.1U/kg 负荷量静脉推注，之后短效胰岛素 0.1U/(kg · h)持续静脉滴注。每小时监测血糖，理想的血糖下降速度为 2.8～5.6mmol/L。当血糖降至 16.7mmol/L 时，开始输入 5％葡萄糖液，每 2～4g 葡萄糖加入 1U 短效胰岛素，按 0.02～0.05U/(kg · h)持续静脉滴注直到病人神志恢复。血糖维持在 13.9～16.7mmol/L。血渗透压正常，神志清楚，能进食者可皮下注射胰岛素。

（三）补钾

患者有不同程度失钾。治疗之前不少患者血钾正常甚至升高，补液、胰岛素应用数小时后血钾常明显下降。若血钾低于 5.5mmol/L，患者无少尿，即可开始静脉补钾。若血钾低于 3.3mmol/L，不能使用胰岛素，应先补钾至 3.5mmol/L 以上。治疗中应每 2h 查血钾。治疗目标是使血钾维持在 4.0～5.0mmol/L。

糖尿病高渗性高血糖状态典型病例

患者林××，女，82 岁。

主诉：意识障碍 1 天。

现病史：患者于 1 天前突然意识障碍，呼之不应，肢体无力，起坐困难，昨未进食，曾在当地诊所输葡萄糖液 250ml。

既往史：3 年前患脑梗死，遗有右侧肢体活动不灵。否认糖尿病、高血压病史。否认药物、食物过敏史。

查体：T 37.4℃，BP 130/80mmHg。神志模糊。双瞳对光反射灵敏，直径约 3mm。双肺呼吸音粗，未闻及干湿性啰音。心界叩诊正常，心率 100 次/min，律齐，各瓣膜区未闻及杂音。腹平软，肝脾未触及，无压痛及反跳痛。双下肢无水肿。左侧肢体肌力 3 级，右侧肢体肌力 2 级。肌张力减退。腱反射减弱。病理征未引出。

讨论

1. 请对该患者做出初步诊断。

初步诊断：意识障碍查因。

2. 为进一步明确诊断还应该完善哪些辅助检查？

急查生化：随机血糖 46.21mmol/L，血 β-羟丁酸 0.55mmol/L（0.03～0.3），血钾 4.0mmol/L（3.5～5.4），血钠 150.2mmol/L（135～148），血氯 108.3mmol/L（96～106），尿素氮 16.57mmol/L（3.48～7.14），肌酐 225.4μmol/L（44～133），二氧化碳结合力 17.9mmol/L（22.0～27.0），渗透压 371.18mOsm/kg（280～320）；血常规：白细胞 15.22×10^9/L，中性粒细胞 91.6%；头颅 CT：双侧基底节区腔隙性脑梗死，脑白质疏松症，脑萎缩。

糖化血红蛋白（HbA1c）：11.5%。

生化：TC 7.12mmol/L，LDL-C 4.82mmol/L，TG 1.4mmol/L，肝功能正常。

痰培养：肺炎克雷伯菌。

心电图：窦性心动过速；ST-T 异常改变。

胸片：正常。

3. 请做出明确诊断。

(1)2 型糖尿病并高渗性昏迷并糖尿病肾病。

(2)急性上呼吸道感染。

(3)腔隙性脑梗死。

(4)脑萎缩。

4. 需要与哪些疾病进行鉴别？

糖尿病酮症酸中毒：三多一少症状明显，酸中毒失代偿后恶心、呕吐、疲乏、食欲减退，甚至腹痛，呼气中有烂苹果味，晚期可有意识障碍。一般血糖＞13.9mmol/L，动脉血 pH＜7.30，血二氧化碳结合力＜18mmol/L，血酮体明显增高，尿酮体阳性，阴离子间隙（AG）＞12mmol/L。

5. 结合该病例，请制订合理的治疗方案。

(1)补液：补液是首要、关键的治疗措施，第1个小时补充0.9%氯化钠1000ml。若血钠不能有效降低，可补充0.45%氯化钠。第一个24h补液量3000～6000ml。患者高龄，应注意心功能情况。严密监测血压、尿量、脉搏和神志情况。

(2)胰岛素治疗：静脉小剂量胰岛素控制血糖，人胰岛素R针0.1U/(kg·h)，每小时监测血糖，血糖下降速度为2.8～5.6mmol/L。当血糖降至16.7mmol/L时，开始输入5%葡萄糖液，每2～4g葡萄糖加入1U短效胰岛素，按0.02～0.05U/(kg·h)持续静脉滴注。血糖维持在13.9～16.7mmol/L，直到患者高渗状态纠正。病情稳定后过渡到胰岛素皮下注射。

(3)补钾：治疗初期每小时静脉补钾13～20mmol/L(1.0～1.5g氯化钾)，第1日补钾总量6～8g。能进食时改为口服补钾，4～6g/d。

治疗过程中监测血糖、电解质、血气分析、血常规、肾功能。

(4)抗感染。

(王转锁)

第二章　骨质疏松症

骨质疏松症(osteoporosis,OP)是一种以骨量减少,骨组织微结构破坏为特征,导致骨脆性增加和易于骨折的代谢性骨病。按病因分为原发性和继发性两类。继发性骨质疏松症(secondary osteoporosis)的原发病因明确,如甲状旁腺功能亢进症、库欣综合征、性腺功能减退症、甲状腺功能亢进症、泌乳素瘤、糖尿病、慢性肾功能衰竭等。原发性骨质疏松症(primary osteoporosis)包括Ⅰ型原发性骨质疏松症和Ⅱ型原发性骨质疏松症。Ⅰ型原发性骨质疏松症即绝经后骨质疏松症(postmenopausal osteoporosis)。

一、目的与要求

1. 熟悉骨质疏松症的临床表现。
2. 掌握骨质疏松症的诊断及治疗。
3. 了解骨质疏松症的危险因素。

二、重要知识点

骨质疏松症的诊断及治疗。

三、思考和讨论

1. 骨质疏松症的危险因素有哪些?
2. 骨质疏松症的诊断标准是什么?

骨质疏松症

一、发病机制

原发性骨质疏松症的发病机制与骨形成较少、骨吸收增加、骨峰值不足有关。

二、病因

(一)全身激素

雌激素缺乏、甲状旁腺激素水平增高、维生素D水平缺乏、甲状腺激素过多均可增加骨质疏松症发病风险。糖皮质激素过量可导致继发性骨质疏松症,但在原发性骨质疏松症中不起主要作用。

(二)局部因素

IL-1、TNF-α、PGE2、护骨素(osteoprogerin,OPG)、IGF、IGF结合蛋白等与骨质疏松症可能相关。

(三)营养和生活方式

钙或维生素D缺乏、蛋白质摄入不足、维生素K缺乏、吸烟等均可增加骨质疏松症的发病风险。

(四)非骨骼因素

低体重、体重减轻、肌肉强度降低或丧失、平衡受损、视力下降均可导致骨质疏松性骨折。

三、临床表现

(一)骨痛和肌无力

轻者无任何症状,较重患者常有腰背疼痛、乏力或全身骨痛。

(二)骨折

自发或轻微创伤均可引起椎体压缩性骨折是骨质疏松症常见的表现,常有背痛、身材缩短,有些无症状。亦可发生髋部骨折。

四、实验室和特殊检查

(一)双能X线骨密度测定

骨质疏松症的诊断标准是骨密度低于峰值骨量2.5标准差(SD)以上。严重骨质疏松症的诊断标准是骨密度低于峰值骨量2.5SD以上伴一处或多处骨折。骨量减少是指骨密度低于峰值骨量1.0SD以上但小于2.5SD。

(二)X线摄片、CT和MRI

CT和MRI对椎体骨折和细微骨折诊断价值较大。

五、治疗

骨质疏松症治疗的主要目标是预防骨折。

(一)一般治疗

摄入足量的蛋白质、矿物质、维生素C、维生素K,运动,戒烟忌酒,防跌倒,补充钙剂和维生素D。

(二)特殊治疗

双膦酸盐、雌激素、选择性雌激素受体调节剂、降钙素、甲状旁腺激素。

骨质疏松症典型病例

患者曾××,女,66岁。

主诉:反复全身骨痛4年,加重10天。

现病史:患者于4年前无明显诱因出现全身骨痛,活动、行走时加重,伴乏力。未诊治。

既往史:脑梗死病史2年。45岁绝经。无烟酒嗜好。否认药物、食物过敏史。

查体:BP 120/80mmHg。双肺呼吸音清,未闻及干湿性啰音。心界叩诊正常,心率80次/min,律齐,各瓣膜区未闻及杂音。腹平软,肝脾未触及,无压痛及反跳痛。双下肢无水肿。

讨论

1. 请对该患者做出初步诊断。

初步诊断:原发性骨质疏松症。

2. 为进一步明确诊断还应该完善哪些辅助检查？

三大常规：正常。

生化：电解质、肝肾功能正常。

心电图：正常。

胸片：左下肺少许纤维化灶，主动脉迂曲钙化。

腹部彩超：轻度脂肪肝。

腰椎片：腰椎及椎间盘退行性变，T_{12}椎体压缩性骨折，骨质疏松症（图 7-2-1）。

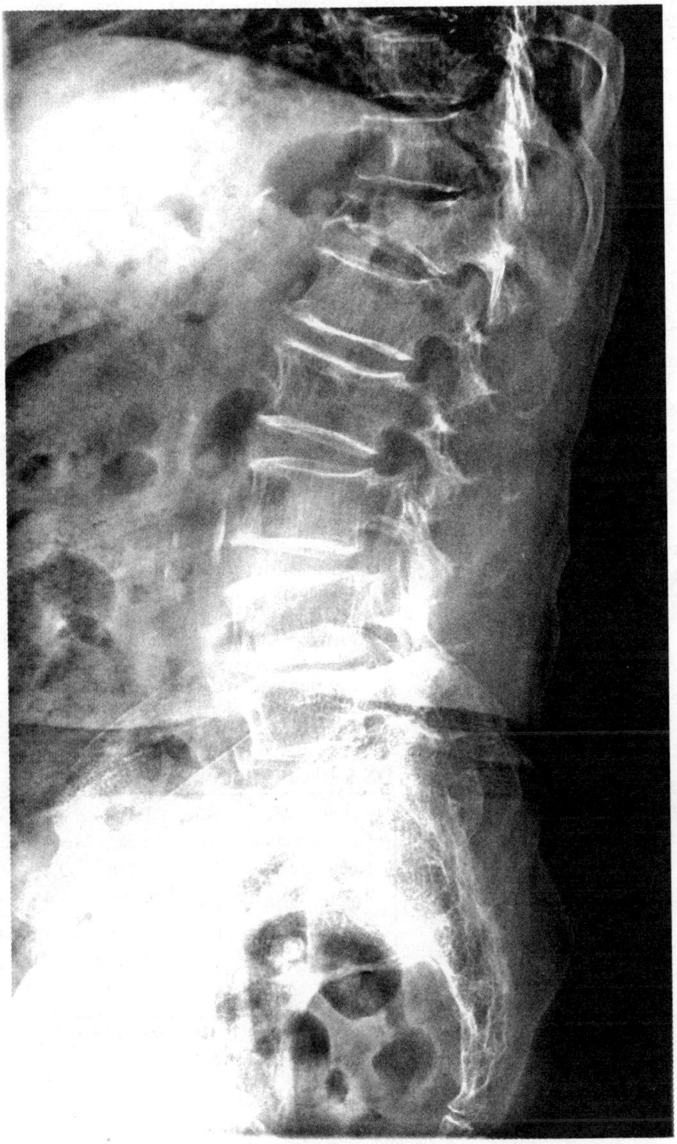

图 7-2-1　腰椎片示 T_{12}椎体压缩性骨折

骨密度：$L_1 \sim L_4$ 椎体和髋关节骨密度较正常成人峰值明显降低，以椎体 L_3（-4.3SD）最低，提示骨质疏松症（图 7-2-2、图 7-2-3）。

Referring physician:

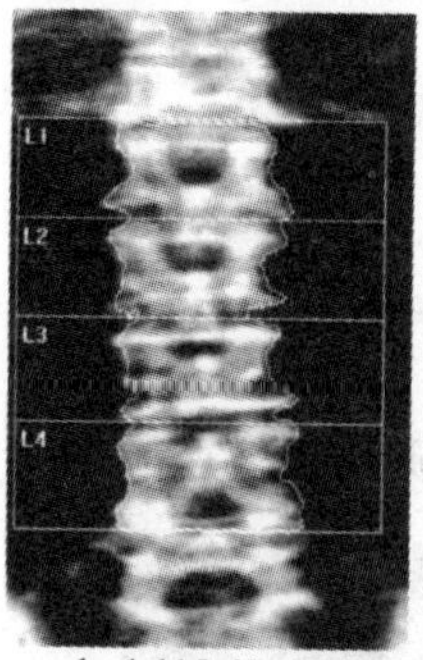

k=1.115,d0=46.2
116×30

Total

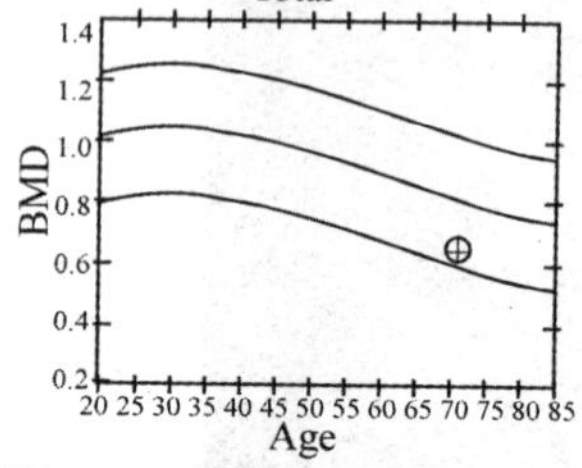

T-score vs.White Female;Z-score vs. White Female.Source:BMDCS/Hologic

Scan Information:

Scan Date:14 April 2012　　　ID:A04141205
Scan Type:fe Lumbar Spine
Analysis: 14 April 2012 10:17 Version 12.7.3.1:3
Lumbar Spine
Operator:
Model: Explorer(S/N 91650)
Comment:

DXA Results Summary:

Region	Area (cm^2)	BMC (g)	BMD (g/cm^2)	T-score	Z-score
L_1	15.23	9.84	0.646	-2.5	-0.6
L_2	15.31	10.29	0.673	-3.2	-1.1
L_3	15.97	9.72	0.608	-4.3	-2.1
L_4	19.12	12.71	0.665	-4.1	-1.8
Total	65.63	42.56	0.648	-3.6	-1.5

Total BMD CV 1.0%,ACF=0.998,BCF=0.978
TH=7.226 WHO Classification:Osteoporosis
Fracture Risk:High

Physician's Comment:
L_1—L_4椎体和髋关节骨密度较正常人峰值明显减低，以L_3椎体(-4.3)最低，提示骨质疏松症，请结合临床。
报告医生：

HOLOGIC

图 7-2-2　骨密度检查结果

Referring physician:

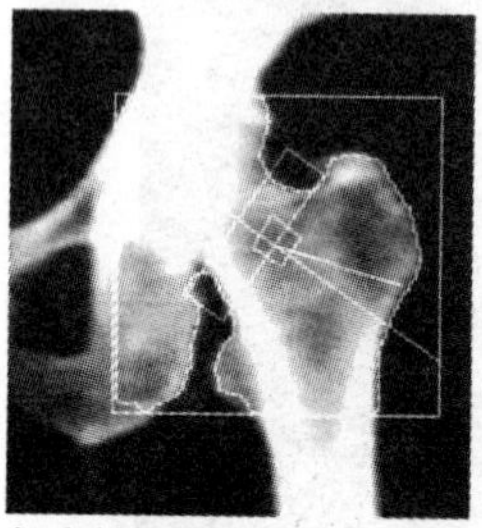

k=1.119, d0=49.3
90×88
NECK:49×13
HAL:90mm

Total

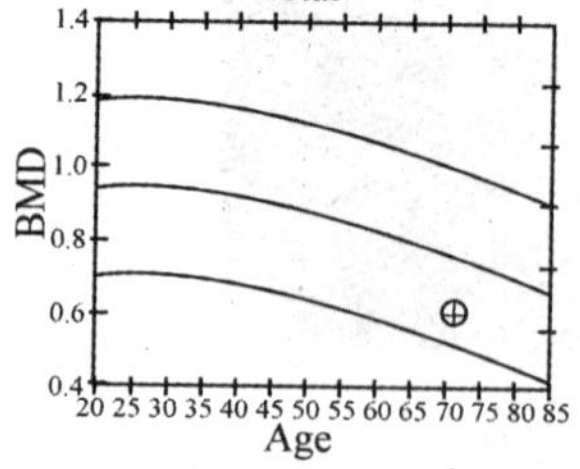

T-score vs.White Female;Z-score vs. White Female.Source:BMDCS/NHANES

Scan Information:

Scan Date:14 April 2012　　　ID:A04141204
Scan Type:fe Left Hip
Analyis: 14 April 2012 10:19 Version 12.7.3.1:3
Left Hip
Operator:
Model: Explorer(S/N 91650)
Comment:

DXA Results Summary:

Region	Area (cm^2)	BMC (g)	BMD (g/cm^2)	T-score	Z-score
Neck	4.22	2.44	0.578	-2.4	-0.6
Troch	9.18	3.87	0.422	-2.8	-1.4
Inter	16.52	11.82	0.715	-2.5	-1.2
Total	29.92	18.13	0.606	-2.8	-1.2
Ward's	1.06	0.38	0.354	-3.2	-0.6

Total BMD CV 1.0%,ACF=0.998,BCF=0.978,TH=5.363
WHO Classification:Osteoporosis
Fracture Risk:High

Physician's Comment:

HOLOGIC

图 7-2-3　骨密度检查结果

腰椎 MRI:腰椎及椎间盘退行性变,未见椎管狭窄征象;T_{12}椎体呈楔形变(图 7-2-4)。

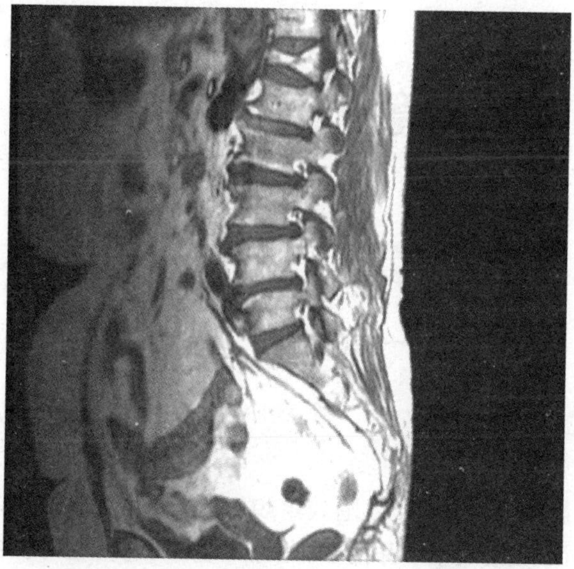

图 7-2-4　腰椎 MRI 示 T_{12}椎体压缩性骨折

3. 请做出明确诊断。

重度原发性骨质疏松症、T_{12}椎体压缩性骨折。

4. 需要与哪些疾病进行鉴别?

骨软化症:是一种由营养缺乏尤其是维生素 D 和钙的缺乏所致,也可由肾功能不全、肿瘤、药物引起,一般血钙、血磷降低,多数患者尿钙很低,血浆碱性磷酸酶增高。而骨质疏松症患者尿钙正常或升高,除非有骨折,血浆碱性磷酸酶很少增高。鉴别困难时行骨活检。

5. 结合该病例,请制订合理的治疗方案。

摄入足量的蛋白质、矿物质、维生素 C、维生素 K,运动,防跌倒。

钙尔奇 D 片 600mg 每天两次,口服。

骨化三醇胶丸 0.25μg 每天一次,口服。

阿仑膦酸钠片 70mg 每周一次,口服。

（王转锁）

第八篇　风湿性疾病

第一章　总　　论

风湿性疾病是泛指影响骨、关节及周围软组织，如肌腱、滑囊、筋膜等一组疾病，病因多样，如感染性、免疫性、代谢性、内分泌性、退化性、地理环境性、遗传性等。结缔组织病是风湿性疾病的一部分，它和风湿性疾病不可完全等同。

一、目的与要求

1. 熟悉风湿性疾病的概念和分类。
2. 熟悉风湿性疾病治疗常用的药物。
3. 熟悉风湿性疾病自身抗体检测的意义。
4. 了解风湿性疾病的病理特点。

二、重要知识点

1. 风湿性疾病、结缔组织病概念。
2. 风湿性疾病的范畴和分类。
3. 病理特点。
4. 实验室检查。
5. 药物治疗、辅助性治疗。

三、临床技能要点

关节的检查。

四、思考和讨论

1. 风湿性疾病治疗常用的药物有哪些？
2. 简述风湿性疾病自身抗体检测的意义。

（钟良宝　梁海琴　叶　凤）

第二章　类风湿关节炎

类风湿关节炎(RA)是以对称性多关节炎为主要临床表现的异质性、系统性、自身免疫性疾病，它是造成人类丧失劳动力和残疾的主要原因之一。

一、目的与要求

1. 掌握类风湿关节炎的临床表现、诊断标准。
2. 熟悉类风湿关节炎的鉴别诊断。
3. 熟悉类风湿关节炎的治疗原则和常用药物。
4. 了解类风湿关节炎的发病机制。

二、重要知识点

1. 类风湿关节炎的诊断标准(美国风湿病学会 1987 年制定的分类标准)。
2. 类风湿关节炎的治疗原则和常用药物。

三、临床技能要点

关节痛的问诊、关节的检查。

四、思考和讨论

1. 简述美国风湿病学会 1987 年制定的类风湿关节炎分类标准。
2. 简述类风湿关节炎的治疗原则和常用药物。

类风湿关节炎

一、临床表现

(一)关节表现

1. 疼痛及压痛　关节疼痛的最常见部位是双手近端指间关节、掌指关节、腕关节，特点为持续性和对称性关节疼痛和压痛。

2. 肿胀　以双手近端指间关节、掌指关节及腕关节最常受累。

3. 晨僵　是指关节部位的发紧和僵硬感。清晨起来时明显，活动关节后改善。

4. 关节畸形　晚期患者可出现关节破坏和畸形。关节畸形最常见于双手近端指间关节、掌指关节及腕关节。

5. 骨质疏松。

(二)关节外病变

1. 类风湿结节　多发于易受摩擦的骨突起部位，一般为直径数毫米至数厘米的硬性结节，不易活动，无疼痛及触痛。

2. 血管炎　临床上出现指(趾)坏疽、梗塞、皮肤溃疡、紫癜、角膜炎、视网膜血管炎或肝脾肿大。

3. 心脏　可出现心包炎、心内膜炎和心肌炎。

4. 胸膜和肺　常见肺间质纤维化和胸膜炎。

5. 肾损害　本病可出现膜性及系膜增生性肾小球肾炎、间质性肾炎、淀粉样变性等。

6. 神经系统损害。

7. 淋巴结病　可伴有淋巴结肿大。

8. 其他关节外表现　胃肠道、肝脏、脾及胰腺损害。

二、实验室和辅助检查

(一)血清及细胞学检查

1. 自身抗体。

(1)类风湿因子(RF)。

(2)其他自身抗体：抗核周因子、抗环状瓜氨酸抗体等。

2. HLA-DR4/DR1。

3. 急性时相反应物：CRP，ESR。

4. 血液学改变：可伴有贫血，多与病情活动程度有关。

(二)滑液

滑液多呈炎性特点，白细胞总数可达 $10\times10^9/L$。C3 多下降，可检测出 RF 阳性。

(三)影像学

1. X 线检查　典型表现为近端指间关节的梭形肿胀、关节面模糊或毛糙及囊性变。晚期出现关节间隙狭窄甚至消失，普遍骨质疏松(图 8－2－1)。

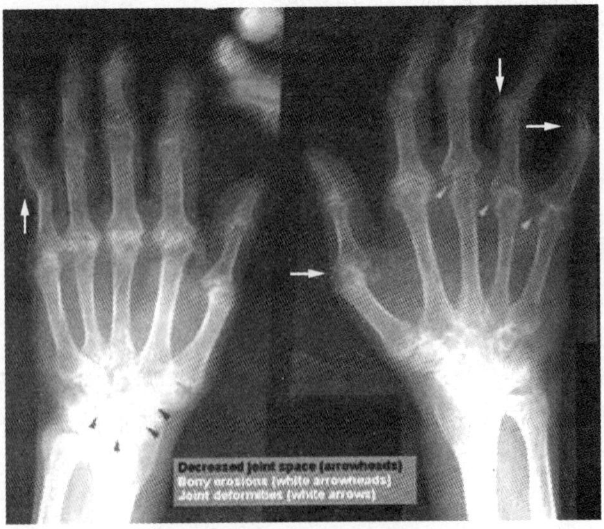

图 8－2－1　X 线检查

2. CT。

3. MRI。

(四)关节镜及针刺活检

三、诊断要点

美国风湿病学会 1987 年 RA 分类标准：①晨僵，持续至少 1h(≥6 周)；②至少 3 个关节区的关节炎(≥6 周)；③手关节炎(≥6 周)；④对称性关节炎(≥6 周)；⑤皮下结节；⑥类风湿因子阳性；⑦手和腕关节 X 线片显示受累关节骨侵蚀或骨质疏松。符合上述 7 项中至少 4 项者即可诊为 RA。

四、鉴别诊断

(一)骨关节炎

其特点包括：①中、老年人多发，起病缓慢；②膝、髋、手及脊柱关节易受累，而掌指、腕和其他关节较少受累；③活动后疼痛加重；④晨僵小于半小时；⑤无皮下结节及血管炎等关节外表现；⑥RF 阴性。

(二)反应性关节炎

其特点为：①青年男性多见；②起病急，发病前常有肠道或泌尿道感染史；③以外周大关节(尤其下肢关节)非对称性受累为主；④关节外表现为眼炎、尿道炎、龟头炎、溢脓性皮肤角化病及发热等；⑤HLA-B27 多阳性；⑥RF 阴性。

(三)强直性脊柱炎

主要特点为：①青年男性多发，起病缓慢；②以骶髂及脊柱关节受累为主；③常伴有肌腱病的表现；④关节外表现多为虹膜睫状体炎、心脏传导阻滞及主动脉瓣关闭不全等；⑤X 线可见骶髂关节侵蚀、破坏或融合；⑥HLA-B27 阳性；⑦RF 阴性；⑧有家族发病倾向。

(四)银屑病关节炎

本病患者 RF 阴性，关节受累比类风湿关节炎少，有特征性银屑疹和指甲病变。

(五)系统性红斑狼疮

SLE 关节外的系统性表现如蝶形红斑、脱发、蛋白尿等较突出。血清抗核抗体、抗双链 DNA 抗体多阳性，补体降低。

五、治疗原则

(一)一般治疗

关节肿痛明显时应注意休息与制动，缓解期应注意功能锻炼。

(二)药物治疗

1. 非甾体抗炎药。

2. 缓解病情抗风湿药及免疫抑制剂，如柳氮磺胺吡啶、甲氨蝶呤、羟氯喹等。

3. 糖皮质激素，一般不作为首选。

4. 免疫及生物治疗。

5. 植物药。

(三)外科治疗(见教科书)

类风湿关节炎典型病例

患者女性，55 岁。

主诉：多关节肿痛 4 月余。

现病史：4 个月前出现右手近端指间关节（PIP）（4、5）、掌指关节（MCP）（1、2）肿痛，晨僵 10min。此后右膝关节肿痛，逐渐加重，伸屈明显受限，局部皮温增高，抗感染治疗无效。2 个月前双腕、右踝及右足跖趾关节（MTP）肿痛，伴双肩、左足 MTP、左手 PIP(3)及颈部疼痛。无皮下结节、光过敏、雷诺现象及口眼干。

既往史：患“白癜风”6 年。

体格检查：一般状况可，颜面、颈背、四肢远端见多发大小不等片状色素沉着。心、肺及腹部未见异常。双腕关节肿（＋），压痛（＋＋），背伸受限；右手 PIP（4、5）、左手 PIP（3）关节肿（＋），压痛（＋）；右手 MCP(1、2)压痛（＋）；右膝关节肿（＋＋），压痛（＋＋），伸屈受限；右踝关节肿（＋＋），压痛（＋＋）；右足 MTP 肿（＋＋），压痛（＋＋）。

实验室检查：血常规、尿常规、肝肾功能正常；ESR 97mm/h；CRP 13.8mg/dl；RF 265.1U/ml。

讨论

1. 请对该患者作出初步诊断并列出诊断依据。

初步诊断：类风湿关节炎。

诊断依据：

(1)中老年女性，慢性病程，隐匿起病。

(2)患者多关节对称性、持续性肿胀、疼痛 4 个月，主要累及手足小关节。

(3)既往无皮下结节、光过敏、雷诺现象及口眼干。

(4)查体多关节肿胀、压痛，主要累及手足小关节。

(5)辅助检查 RF 明显升高，ESR、CRP 明显升高。

2. 需要与哪些疾病鉴别？

(1)骨性关节炎：主要累及膝、髋等负重关节，手以远端指间关节骨性膨大为特点，ESR、CRP 增高不明显，RF 阴性。

(2)系统性红斑狼疮：关节外表现较突出，血清抗核抗体、抗 ds-DNA、抗 ANA 抗体阳性。

(3)强直性脊柱炎：多见于青年男性，常有家族史，以脊柱炎和骶髂关节炎为特点，血清 RF 阴性。

3. 该患者需进一步检查什么？

(1)抗核周因子、抗环状瓜氨酸抗体。

(2)关节 X 线检查。

(3)关节液检查。

4. 结合病例，制订治疗方案。

(1)一般治疗：关节肿痛明显时应注意休息与制动，缓解期应注意功能锻炼。

(2)药物治疗：①非甾体抗炎药；②缓解病情抗风湿药及免疫抑制剂。

（钟良宝　梁海琴　叶　凤）

第三章 系统性红斑狼疮

系统性红斑狼疮(systemic lupus erythematosus,SLE)是自身免疫介导的,以免疫性炎症为突出表现的弥漫性结缔组织病。血清中出现以抗核抗体为代表的多种自身抗体和多系统累及是SLE的两个主要临床特征。SLE好发于生育年龄女性,临床表现复杂多样。病因未明,可能与遗传、环境和性激素有关。

一、目的与要求

1. 掌握系统性红斑狼疮的诊断标准。
2. 熟悉系统性红斑狼疮主要临床表现和实验室检查。
3. 熟悉系统性红斑狼疮的治疗原则、激素和免疫抑制剂的使用方法。
4. 了解系统性红斑狼疮的病因与发病机制。

二、重点知识点

美国风湿病学会(ACR)1997年推荐的SLE分类标准,SLE活动性评估以及病情轻重的评估。

三、临床技能要点

(一)病史询问要点

1. 起病时间,缓急,诱因,主要症状及伴随症状,着重在有无发热、关节痛、面部红斑、浮肿、神经系统症状、胸痛、咳嗽、腹痛、腹泻、口腔溃疡和雷诺现象等。
2. 询问家庭史、生育史、月经史。
3. 诊疗经过及治疗反应。

(二)体查要点

1. 体温、脉搏、呼吸、血压、神志。
2. 贫血,面部蝶形红斑,毛发质地及分布,浮肿,关节红肿,淋巴结大小。
3. 心、肺、肝、脾、双肾区压痛叩痛。

四、思考和讨论

1. SLE的诊断标准是什么?
2. 狼疮活动度的判断指标有哪些?
3. 狼疮活跃的患者应采取何种治疗方案?

系统性红斑狼疮

一、临床表现

多隐匿起病，缓慢进展，病情的加重与缓解交替。

1. 全身表现　如发热、乏力等。

2. 皮肤与黏膜　蝶形红斑、光敏感、脱发、盘状红斑、结节性红斑、网状青斑、雷诺现象等。

3. 关节和肌肉　常出现对称性多关节疼痛、肿胀，可出现肌痛和肌无力。

4. 肾脏损害　又称狼疮性肾炎（LN），表现为蛋白尿、血尿、管型尿甚至肾衰竭。免疫荧光检查表现为“满堂亮”。

5. 神经系统损害　轻者仅有偏头痛、记忆力减退；重者可表现为脑血管意外、昏迷、癫痫持续状态等。

6. 血液系统表现　常出现贫血和（或）白细胞减少和（或）血小板减少。

7. 肺部表现　常出现胸膜炎，亦可出现肺实质浸润、肺脏间质性病变、肺动脉高压、肺梗死、肺萎缩综合征等。

8. 心脏表现　常出现心包炎，表现为心包积液，还可有心肌炎、心律失常等。疣状心内膜炎为其特征性病理表现之一。

9. 消化系统表现　可出现恶心、呕吐、腹痛、腹泻或便秘，其中以腹泻较常见。

10. 其他　SLE可合并眼部受累，包括结膜炎、葡萄膜炎、眼底改变、视神经病变等。SLE常伴有继发性干燥综合征。

二、实验室和辅助检查

（一）常规检查

1. 血常规　一系或多系减少。

2. 尿常规　尿蛋白、尿红细胞、白细胞、管型（临床肾损害的指标）。

3. ESR　活动期增高。

4. 补体C3、C4　活动期下降。

5. 高 γ 球蛋白血症。

（二）抗核抗体谱（ANAs）和其他自身抗体

1. ANAs　抗ds-DNA抗体，敏感性较高，特异性很高，与疾病活动性及预后有关；抗Sm抗体的特异性非常高，但敏感性低，与活动性无明显关系；抗单链DNA、抗组蛋白、抗RNP、抗SSA、抗SSB等抗体也可出现，但特异性低。

2. 抗磷脂抗体　包括抗心磷脂抗体和狼疮抗凝物。

3. 抗红细胞抗体。

4. 抗血小板抗体。

5. 抗神经元抗体。

6. 类风湿因子可阳性。

(三)特殊检查

肾活检、肺部高分辨 CT(HRCT)、脑电图及脑部 MRI/CT、腹部增强 CT、肌电图。必要时行肺功能测定、骨髓穿刺涂片检查。

三、诊断标准

(一)分类标准

采用美国风湿病学会 1997 年修订的 SLE 分类标准,见表 8-3-1 所示。SLE 分类标准的 11 项中,符合 4 项或 4 项以上者,在除外感染、肿瘤和其他结缔组织病后,可诊断 SLE。其免疫学异常和高滴度抗核抗体更具有诊断意义。

表 8-3-1　美国风湿病学会 1997 年修订的 SLE 分类标准

颊部红斑	固定红斑,扁平或高起,在两颧突出部位
盘状红斑	片状高起于皮肤的红斑,黏附有角质脱屑和毛囊栓;陈旧病变可发生萎缩性瘢痕
光过敏	对日光有明显的反应,引起皮疹,从病史中得知或医生观察到
口腔溃疡	经医生观察到的口腔或鼻咽部溃疡,一般为无痛性
关节炎	非侵蚀性关节炎,累及 2 个或更多的外周关节,有压痛、肿胀或积液
浆膜炎	胸膜炎或心包炎
肾脏病变	尿蛋白＞0.5g/24h 或＋＋＋,或管型(红细胞、血红蛋白、颗粒或混合管型)
神经病变	癫痫发作或精神病,除外药物或已知的代谢紊乱
血液学疾病	溶血性贫血,或白细胞减少,或淋巴细胞减少,或血小板减少
免疫学异常	抗 ds-DNA 抗体阳性,或抗 Sm 抗体阳性,或抗磷脂抗体阳性(后者包括抗心磷脂抗体、或狼疮抗凝物阳性、或至少持续 6 个月的梅毒血清试验假阳性三者之一)
抗核抗体	在任何时候和未用药物诱发"药物性狼疮"的情况下,抗核抗体滴度异常

(二)SLE 病情活动性和病情轻重程度的评估

1. SLE 病情活动性的评估

采用国际上最为常用的 SLEDAI 积分,见表 8-3-2 所示。

表 8-3-2　临床 SLEDAI 积分表

积分	临床表现
8	癫痫发作:最近开始发作的,除外代谢、感染、药物所致
8	精神症状:严重紊乱,干扰正常活动,除外尿毒症、药物影响
8	器质性脑病:智力的改变伴定向力、记忆力或其他智力功能的损害并出现反复不定的临床症状,至少同时有以下两项:感觉紊乱、不连贯的松散语言、失眠或白天瞌睡、精神运动性活动↑或↓。除外代谢、感染、药物所致
8	视觉障碍:SLE 视网膜病变,除外高血压、感染、药物所致
8	颅神经病变:累及颅神经的新出现的感觉、运动神经病变
8	狼疮性头痛:严重持续性头痛,麻醉性止痛药无效

（续　表）

积分	临床表现
8	脑血管意外：新出现的脑血管意外。应除外动脉硬化
8	脉管炎：溃疡、坏疽、有触痛的手指小结节、甲周碎片状梗塞、出血或经活检、血管造影证实
4	关节炎：2 个以上关节痛和炎性体征（压痛、肿胀、渗出）
4	肌炎：近端肌痛或无力伴 CPK↑，或肌电图改变或活检证实
4	管型尿：HB、颗粒管型或 RBC 管型
4	血尿：＞5RBC/HP，除外结石、感染和其他原因
4	蛋白尿：＞0.5g/24h，新出现或近期↑
4	脓尿：＞5WBC/HP，除外感染
2	脱发：新出现或复发的异常斑片状或弥散性脱发
2	新出现皮疹：新出现或复发的炎症性皮疹
2	黏膜溃疡：新出现或复发的口腔或鼻黏膜溃疡
2	胸膜炎：胸膜炎性胸痛伴胸膜摩擦音、渗出或胸膜肥厚
1	发热：体温大于或等于 38℃，排除感染原因
1	血小板减少：小于 $100\times10^{9}/L$
1	白细胞减少：小于 $3.0\times10^{9}/L$，排除药物原因

SLEDAI 积分对 SLE 病情的判断：0～4 分，基本无活动，5～9 分，轻度活动，10～14 分，中度活动，≥15 分，重度活动。

2. SLE 病情轻重程度的评估

（1）轻型 SLE：SLE 诊断明确或高度怀疑，临床病情稳定，SLE 可累及的靶器官功能正常或稳定，呈非致命性，无明显 SLE 治疗药物的毒副反应。

（2）重型 SLE 包括：①心脏：冠状动脉血管受累，Libman-Sacks 心内膜炎，心肌炎，心包填塞，恶性高血压；②肺脏：肺动脉高压，肺出血，肺炎，肺梗塞，肺萎缩，肺间质纤维化；③消化系统：肠系膜血管炎，急性胰腺炎；④血液系统：溶血性贫血，粒细胞减少（$WBC<1\times10^{9}/L$），血小板减少（$<50\times10^{9}/L$），血栓性血小板减少性紫癜，动静脉血栓形成；⑤肾脏：肾小球肾炎持续不缓解，急进性肾小球肾炎，肾病综合征；⑥神经系统：抽搐，急性意识障碍，昏迷，脑卒中，横贯性脊髓炎，单神经炎/多神经炎，精神性发作，脱髓鞘综合征；⑦其他：包括皮肤血管炎，弥漫性严重的皮损、溃疡、大疱，肌炎，非感染性高热有衰竭表现等。

狼疮危象是指急性的危及生命的重症 SLE，包括急进性狼疮性肾炎、严重的中枢神经系统损害、严重的溶血性贫血、血小板减少性紫癜、粒细胞缺乏症、严重心脏损害、严重的狼疮性肺炎、严重的狼疮性肝炎、严重的血管炎等。

(三)SLELN的病理分型和评估(参见《临床风湿病学》,吴东海主编)

表8-3-3 国际肾脏病学会/肾脏病理学会(ISN/RPS)2003年LN分型

分型	疾病名称	病理改变
Ⅰ型	微小系膜性LN	光镜正常,但免疫荧光和电镜下可见系膜区免疫复合物沉积
Ⅱ型	系膜增生性LN	光镜下单纯的系膜区细胞或基质增生,伴系膜区免疫复合物沉积;免疫荧光或电镜下可有少量上皮下或内皮下沉积,但光镜下上述区域无异常发现
Ⅲ型	局灶性LN	活动性或非活动性之局灶性,节段性或球性血管内皮或血管外肾小球肾炎(<50%的小球受累),通常伴有局灶性内皮下免疫复合物沉积,伴或不伴系膜改变
	Ⅲ(A)	活动性病变:局灶增生性LN
	Ⅲ(A/C)	活动性+慢性病变:局灶增生性+硬化性LN
	Ⅲ(C)	慢性非活动性病变伴肾小球瘢痕:局灶硬化性LN
Ⅳ型	弥漫性LN	活动性或非活动性之弥漫性,节段性或球性血管内皮或血管外肾小球肾炎(>50%的小球受累),通常伴有弥漫性内皮下免疫复合物沉积,伴或不伴系膜改变。其中弥漫节段性LN(Ⅳ-S)是指有≥50%的小球存在节段性病变,节段性是指<1/2的小球血管襻受累;弥漫性球性LN(Ⅳ-G)是指≥50%的小球存在球性病变,包括弥漫的“金属圈”而无或少有小球增生改变者
	Ⅳ-S(A)	活动性病变:弥漫性节段性增生性LN
	Ⅳ-G(A)	活动性病变:弥漫性球性增生性LN
	Ⅳ-S(A/C)	活动性+慢性病变:弥漫性节段性增生性+硬化性LN
	Ⅳ-G(A/C)	活动性+慢性病变:弥漫性球性增生性+硬化性LN
	Ⅳ-S(C)	慢性非活动性病变伴肾小球瘢痕:弥漫性节段性硬化性LN
	Ⅳ-G(C)	慢性非活动性病变伴肾小球瘢痕:弥漫性球性硬化性LN
Ⅴ型	膜性LN	球性或节段性上皮下免疫复合物沉积的光镜及免疫荧光或电镜表现,伴或不伴系膜改变。Ⅴ型LN可合并于Ⅲ型或Ⅳ型LN,应予分别诊断;Ⅴ型LN可有严重的硬化表现
Ⅵ型	晚期的硬化性LN	≥90%的小球表现为球性硬化,且不伴残余的活动性病变

注:应列出小管萎缩、间质炎症和纤维化的程度(轻、中、重),以及动脉硬化或其他血管病变的程度。

四、鉴别诊断

1. SLE存在多系统累及,每种临床表现均须与相应的各系统疾病相鉴别,如狼疮。肾炎须与原发性肾小球肾炎鉴别;血液系统累及须与自身免疫性溶血性贫血、特发性血小板减少性紫癜、再生障碍性贫血等鉴别。

2. SLE尚须与其他风湿性疾病鉴别

(1)类风湿关节炎(RA):多表现为关节持续性、对称性疼痛、压痛,伴关节肿胀和晨僵,RF可阳性,但抗ds-DNA抗体、抗Sm抗体一般阴性,影像学检查可见骨质疏松,关节破坏。

(2)系统性血管炎:常有多系统受累表现,但以血管的炎症与破坏为主要表现,一般ANA阴性,部分类型ANCA阳性。

(3)多发性皮肌炎：以对称性肌无力为主要表现，血清肌酶谱增高，肌电图有肌源性损害，肌活检有助于诊断。

(4)混合性结缔组织病：血清中有很高滴度的斑点型抗核抗体和抗 U_1RNP 抗体，肾脏受累相对少见。

五、治疗

(一)一般治疗

患者宣教，对症治疗和去除各种影响疾病预后的因素。

(二)药物治疗

1. 轻型 SLE 的治疗　治疗药物包括非甾类抗炎药(NSAIDs)、抗疟药(常用羟氯喹)、激素。权衡利弊后必要时可用硫唑嘌呤、甲氨蝶呤或环磷酰胺等免疫抑制剂。

2. 重型 SLE 的治疗　治疗主要分两个阶段，即诱导缓解和巩固治疗。

(1)糖皮质激素：标准剂量是泼尼松 1mg/kg，每日 1 次，病情稳定后 2 周或疗程 8 周内，开始以每 1～2 周减 10%的速度缓慢减量，减至每日泼尼松 0.5mg/kg 后，减药速度可按病情适当调慢；维持治疗的激素剂量尽量小于泼尼松 10mg/d。有重要脏器累及的 SLE，乃至出现狼疮危象的情况下，可以使用较大剂量[≥2mg/(kg·d)]甚至使用甲基泼尼松龙(Methylprednisolone，MP)冲击治疗，MP 可用至 500～1000mg，每天 1 次，加入 5%葡萄糖 250ml，缓慢静脉滴注 1～2h，连续 3～5 天为 1 疗程，疗程间隔期 5～30 天，间隔期和冲击后需每日口服泼尼松 0.5～1mg/kg。疗程和间隔期长短视具体病情而定。

激素的副作用除感染外，还包括高血压、高血糖、高血脂、低钾血症、骨质疏松、无菌性骨坏死、白内障、体重增加、水钠潴留等。

(2)环磷酰胺(Cyclophosphamide，CYC)：标准环磷酰胺冲击疗法是：0.75～1.0g/m^2 体表面积，加入生理盐水 200ml 中静脉滴注，每 3～4 周 1 次。多数患者 6～12 个月可以缓解病情而进入巩固治疗阶段，还常需要继续环磷酰胺冲击治疗，逐渐延长用药间歇期，至约三个月一次维持数年。治疗中应注意避免导致白细胞过低，一般要求白细胞低谷不小于 3.0×10^9/L。

副作用除白细胞减少和诱发感染外，其他副作用主要包括：性腺抑制(尤其是女性的卵巢功能衰竭)、胃肠道反应、脱发、肝功能损害，少见远期致癌作用(主要是淋巴瘤等血液系统肿瘤)、出血性膀胱炎、膀胱纤维化和膀胱癌。

(3)硫唑嘌呤：用法为每日 1～2.5mg/kg，常用剂量 50～100mg/d，即 50mg 每日口服1～2次。副作用包括骨髓抑制、胃肠道反应、肝功能损害等。少数对硫唑嘌呤极敏感者用药短期就可出现严重脱发和造血危象，引起严重粒细胞和血小板缺乏症，轻者停药后血象多在 2～3 周内恢复正常，重者则需按粒细胞缺乏或急性再障处理。

(4)甲氨蝶呤：剂量 10～15mg，每周 1 次。主要副作用有胃肠道反应、口腔黏膜糜烂、肝功能损害、骨髓抑制，偶见甲氨蝶呤导致肺炎和肺纤维化。

(5)环孢素：对狼疮性肾炎(特别是Ⅴ型 LN)有效，可用环孢素每日剂量 3～5mg/kg，分两次口服。用药期间注意肝、肾功能及高血压、高尿酸血症、高血钾等，有条件者应测血药浓度，调整剂量，血肌酐较用药前升高 30%，需要减药或停药。环孢素对 LN 的总体疗效不如环磷酰胺冲击疗法，而且价格昂贵、毒副作用较大、停药后病情容易反跳。

(6)霉酚酸酯:霉酚酸酯治疗狼疮性肾炎有效,能够有效控制Ⅳ型 LN 活动。每日剂量 10～30mg/kg 体重,分 2 次口服。

3.狼疮危象的治疗　治疗目的在于挽救生命、保护受累脏器、防止后遗症。通常需要大剂量甲基泼尼松龙冲击治疗,针对受累脏器的对症治疗和支持治疗,以帮助患者度过危象。后继的治疗可按照重型 SLE 的原则,继续诱导缓解和维持巩固治疗。

(1)急进性肾小球肾炎:应积极使用激素[泼尼松≥2mg/(kg·d)],并可使用大剂量 MP 冲击疗法。亦可加用 CYC 冲击治疗。

(2)神经精神狼疮:弥漫性神经精神狼疮在控制 SLE 的基础药物上强调对症治疗,包括抗精神病药物(与精神科医生配合),癫痫大发作或癫痫持续状态时需积极抗癫痫治疗,注意加强护理。ACL 相关神经精神狼疮,应加用抗凝、抗血小板聚集药物。有全身血管炎表现的明显活动证据,应用大剂量甲基泼尼松龙冲击治疗。中枢狼疮包括横贯性脊髓炎在内,可试用地塞米松 10mg 加甲氨蝶呤 10mg 鞘内注射每周一次治疗,共 2～3 次。

(3)重症血小板减少性紫癜:血小板$<20\times10^9$/L,有自发出血倾向,常规激素治疗无效[1mg/(kg·d)],应加大激素用量至 2mg/(kg·d)以上。还可静脉滴注长春新碱(VcR)1～2mg/周,总量一般不超过 6mg。静脉输注大剂量人体免疫球蛋白(IVIG)对重症血小板减少性紫癜有效,标准的 IVIG 疗法是:每日剂量 0.4g/kg 体重,静脉滴注,连续 5 天为 1 个疗程。无骨髓增生低下的重症血小板减少性紫癜还可试用其他免疫抑制剂,如 CYC、环孢素等。其他药物包括达那唑、三苯氧胺、维生素 C 等。内科保守治疗无效,可考虑脾切除。

(4)弥漫性出血性肺泡炎和急性重症肺间质病变:治疗方面包括氧疗,必要时机械通气,控制感染和支持治疗。可试用大剂量 MP 冲击治疗、IVIG、血浆置换等。

(5)严重的肠系膜血管炎:常须 2mg/(kg·d)以上的激素剂量方能控制病情。应注意水电解质酸碱平衡,加强肠外营养支持,防治合并感染,避免不必要的手术探查。一旦并发肠坏死、穿孔、中毒性肠麻痹,应及时手术治疗。

4.特殊治疗　血浆置换等治疗 SLE,不宜列入诊疗常规,应视患者具体情况选择应用。

5.妊娠生育　在无重要脏器损害、病情稳定一年或一年以上、细胞毒免疫抑制剂(环磷酰胺、甲氨蝶呤等)停药半年、激素仅需小剂量时方可怀孕,多数能安全地妊娠和生育。非缓解期的 SLE 妊娠,存在流产、早产、死胎和诱发母体 SLE 病情恶化的危险。因此病情不稳定时不应怀孕。SLE 患者妊娠后,需要产科和风湿科双方共同随访。妊娠期出现 SLE 病情活动时,每日泼尼松≤30mg 对胎儿影响不大,还可以根据病情需要加大激素剂量,泼尼松龙经过胎盘时被灭活,但是地塞米松和倍他米松可以通过胎盘屏障,影响胎儿。

妊娠前 3 个月至妊娠期禁用环磷酰胺、甲氨蝶呤等免疫抑制剂。对于有习惯性流产病史和抗磷脂抗体阳性的孕妇,主张口服低剂量阿司匹林(50mg/d)和(或)小剂量肝素抗凝防止流产或死胎。

系统性红斑狼疮典型病例

患者女性,32 岁。

主诉:关节疼痛 2 年,水肿 16 个月,干咳 1 个月,神志欠清 20 天。

现病史:2 年前无诱因出现双手近端指间关节疼痛。16 个月前出现上眼睑水肿、脱发,外院查尿蛋白(+)。14 个月前出现发热,体温最高 40℃,外院查尿蛋白(+++),诊断"肾炎"(具体不详),予泼尼松 30mg/d, 2 天后症状消失, 10 天后激素减量,每 2 周减 2.5mg,至 12.5mg/d 维持。2 个月余前劳累后再次出现高热伴四肢近端肌肉疼痛无力,泼尼松增量至 30mg/d,症状略有好转。1 个月前出现失眠焦虑,并咳嗽无痰,先后予红霉素、头孢呋新、头孢他啶(复达欣)等抗感染治疗,咳嗽无好转。20 天前出现躁狂,无故打人骂人。

既往史:无面部蝶形红斑、口腔溃疡、光过敏、雷诺现象。

体格检查:T 39.4℃,P 130 次/min,R 28 次/min,BP 125/70mmHg。神志欠清,躁狂,有强迫观念及控制妄想;皮肤黏膜未见皮疹出血点,浅表淋巴结不大,双瞳孔等大,光反射存在,颈无抵抗。心律齐,未闻及病理杂音;双肺呼吸音对等,未闻及干湿啰音;腹(一);四肢近端肌肉压痛,肌力Ⅱ～Ⅲ级,远端肌力Ⅴ级。

实验室检查:血红蛋白 78g/L,白细胞 5.2×10^9/L,血小板 120×10^9/L。尿常规:蛋白 5g/L。血白蛋白 18g/L,肝肾功能未见异常。肌酶谱:肌酸激酶(CK)、天冬氨酸氨基转移酶(AST)正常。红细胞沉降率 98mm/h。补体 C3 409mg/L。抗核抗体(ANA)1∶640 (+),均质型,抗双链 DNA (ds-DNA)抗体 (+)。抗 Sm、RNP、rRNP 及类风湿因子(RF)、抗中性粒细胞胞浆抗体(ANCA)、抗心磷脂抗体(ACL)均阴性。

讨论

1. 请对该患者作出初步诊断并列出诊断依据。

初步诊断:系统性红斑狼疮(重型,活动期)。

狼疮脑病。

狼疮肾炎肾病综合征。

贫血(中度)。

诊断依据:

(1)中年女性,慢性病程,隐匿起病。

(2)患者关节疼痛 2 年,渐出现眼睑浮肿,脱发。曾因发热,尿蛋白阳性予激素治疗好转。2 月前出现肌无力,继而出现失眠,干咳,20 天前突然出现神志异常。

(3)既往无殊。

(4)查体:T 39.4℃, P 130 次/min, R 28 次/min,BP 125/70mmHg,神志欠清,躁狂,有强迫观念及控制妄想。四肢近端肌肉压痛,肌力Ⅱ～Ⅲ级,远端肌力Ⅴ级。

(5)辅助检查:血红蛋白 78g/L,尿常规:蛋白 5g/L。血白蛋白 18g/L。红细胞沉降率 98mm/h。补体 C3 409mg/L。抗核抗体(ANA)1∶640 (+),均质型,抗双链 DNA (ds-DNA)抗体 (+)。

2. 需要与哪些疾病鉴别?

(1)慢性肾小球肾炎:多以肾脏疾病为首发表现,表现为血尿、蛋白尿、高血压、水肿,一般早期无关节疼痛、脱发表现,除非进展至尿毒症期,神志异常一般并不常见,ANA,抗 ds-DNA 抗体一般阴性,肾功能常有异常。考虑本患者可能性较小,可行肾穿刺行病理检查,免疫荧光染色进一步除外。

(2)类风湿关节炎:多表现为关节持续性、对称性疼痛、压痛,伴关节肿胀和晨僵,RF 可阳性,抗 ds-DNA 抗体一般阴性,考虑患者可能性小,可完善影像学检查进一步排除。

(3)多发性肌炎:患者表现为对称性近端肌无力,应考虑本病,但本病多以肌受累为首要表现，严重肾脏、神经系统受累较少见，伴肌酶升高，考虑可能性小，可进一步查肌电图，必要时肌活检以进一步除外。

3. 该患者需进一步检查什么？

(1)胸部 X 线片；

(2)痰找结核菌，痰培养；

(3)脑电图；

(4)头颅 CT；

(5)肌电图；

(6)脑脊液检查。

4. 结合病例，制订治疗方案。

治疗原则：

(1)一般治疗：注意休息；

(2)防治各种感染；

(3)糖皮质激素；

(4)免疫抑制剂；

(5)对症治疗。

（钟良宝　梁海琴　叶　凤）

第九篇　神经系统疾病

第一章　周围神经疾病

周围神经(peripheral nerve)是指位于脊髓和脑干的软膜外的所有神经结构,即从脊髓腹侧和背侧发出的脊神经根组成的脊神经,以及从脑干腹外侧发出的脑神经,但不包括嗅神经和视神经。周围神经疾病指原发于周围神经系统结构或功能损害的疾病。

一、目的与要求

1. 熟悉周围神经病常见的病理类型。
2. 熟悉周围神经病常见的临床表现。
3. 掌握特发性面神经麻痹的临床表现及其治疗。
4. 掌握格林巴利综合征常见的临床表现和治疗。

二、重要知识点

1. 特发性面神经麻痹的病因和发病机制、临床表现、诊断、鉴别诊断和治疗。
2. 格林巴利综合征的病因和发病机制、临床表现、诊断、鉴别诊断和治疗。

三、临床技能要点

1. 周围性面瘫和中枢性面瘫的区别。
2. 迟缓性瘫痪和痉挛性瘫痪的区别。

四、思考和讨论

1. 面瘫的常见病因是什么?
2. 特发性面神经麻痹如何治疗?
3. 迟缓性瘫痪常见的病因包括哪些疾病?

第一节　特发性面神经麻痹(Bell 麻痹)

一、病因

尚未完全阐明，由面神经缺血、水肿、脱髓鞘等所致，可能与受凉、急性病毒感染有关。

二、病理

早期表现为面神经水肿和脱髓鞘，严重者可出现轴突变性，以茎乳孔和面神经管内部尤为显著。

四、临床表现

1. 任何年龄均可发病，男性略多，多为单侧性，偶见双侧。

2. 通常急性起病，症状于数小时至数天内达到高峰。病初可伴有麻痹侧耳后乳突区、耳内或下颌角的疼痛。

3. 主要表现为一侧表情肌完全性瘫痪(周围性面瘫)。

4. 在鼓索参与面神经处以上的病变，可出现同侧舌前 2/3 味觉丧失；如在发出镫骨肌支以上受损时，可出现同侧舌前 2/3 味觉丧失和听觉过敏；病变在膝状神经节时，除有周围性面瘫、舌前 2/3 味觉障碍、听觉过敏外，尚有患侧乳突部疼痛、耳廓和外耳道感觉减退，外耳道或鼓膜出现疱疹，称亨特综全征(Hunt syndrome)。

五、诊断与鉴别诊断

与继发性面神经麻痹、中枢性面瘫相鉴别。

六、治疗

急性期使用皮质类固醇、理疗以及神经营养药物进行治疗。恢复期加强面肌训练、针灸。

特发性面神经麻痹典型病例

患者女性，35 岁，左耳后不适疼痛 5 天，左眼闭合不严，口角左偏 2 日，无耳鸣，肢体活动正常。

既往无高血压、糖尿病史。

神经系统查体：左侧耳后乳突区压痛，左耳听觉过敏，左耳廓和外耳道感觉减退。左侧额纹消失，左侧不能皱额蹙眉，左侧眼裂变大、闭合不全，闭眼时左侧眼球向上外方转动、显露白色巩膜。左侧鼻唇沟变浅，口角下垂，示齿时口角歪向右侧，鼓气时左侧漏气。舌前 2/3 右侧味觉减退，面部感觉无异常(图 9－1－1)，四肢肌力、感觉正常；脑 MRI 未见异常。

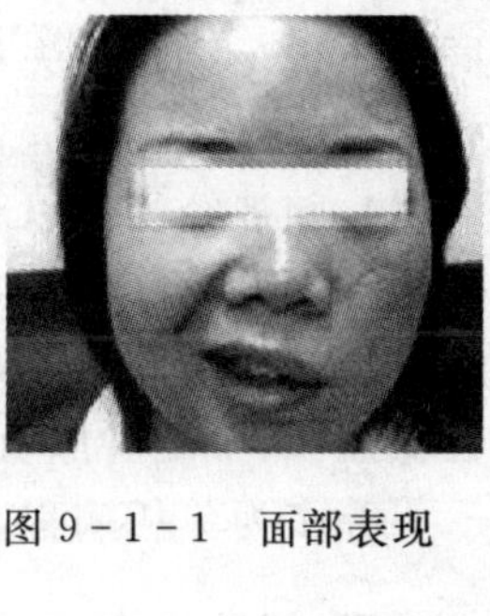

图 9－1－1　面部表现

讨论

1. 该患者面瘫属于周围性还是中枢性？

属于周围性面瘫。

2. 该患者诊断为何种疾病？

初步诊断为特发性面神经麻痹。

3. 该患者如何治疗？

治疗：(1)改善局部血液循环。

(2)消除面神经局部水肿、炎症。

(3)可做理疗，促进面神经功能恢复。

第二节　急性炎症性脱髓鞘性多发性神经病

急性炎症性脱髓鞘性多发性神经病又称格林-巴利综合征(Guillain-Barre syndrome, GBS)。

一、病因

目前认为本病是一种自身免疫性疾病。

二、病理

主要病理改变的部位在脊神经根(尤以前根为多见且明显)、神经节和周围神经。病理变化为水肿、充血，局部血管周围淋巴细胞、巨噬细胞浸润，神经纤维出现节段性脱髓鞘和轴突变性。

三、临床表现

1. 急性或亚急性起病，病前1～3周常有呼吸道或胃肠道感染症状或疫苗接种史。

2. 首发症状多为肢体对称性无力，自远端渐向近端发展或自近端向远端加重，常由双下肢开始逐渐累及躯干肌、脑神经。多于数日及2周达高峰。严重病例可累及肋间肌和膈肌至呼吸肌麻痹。四肢腱反射常减低。

3. 发病时患者多有肢体感觉异常，如烧灼感、麻木、刺痛和不适感等，可先于或与运动症状同时出现。感觉缺失相对轻，呈手套-袜子样分布。少数患者肌肉可有压痛，尤其腓肠肌压痛较常见。

4. 脑神经受累以双侧面神经麻痹最常见，其次为舌咽、迷走神经，动眼、展、舌下、三叉神经瘫痪较少见。

5. 自主神经功能紊乱症状较明显，表现为皮肤潮红、出汗增多、心动过速、心律失常、体位性低血压、手足肿胀及营养障碍、尿便障碍等。

6. 多为单相病程，病程中多有短暂波动。

四、辅助检查

1. 脑脊液检查　发病2周后脑脊液特征性表现为蛋白-细胞分离，即蛋白含量增高而细胞数目正常。

2. 肌电图　其改变与病情严重程度及病程有关。早期改变仅有 F 波或 H 反射延迟或消失，运动单位动作电位降低，神经传导波减慢，远端潜伏期延长。

3. 腓肠神经活检　可作为 GBS 辅助诊断方法。活检可见炎症细胞浸润及神经脱髓鞘。

五、诊断和鉴别诊断

诊断要点：急性或亚急性起病，病前有感染史；对称性下运动神经元性肢体瘫痪；可有颅神经损伤；脑脊液蛋白细胞分离。

主要与急性脊髓灰质炎、全身型重症肌无力、周期性麻痹鉴别。

六、治疗

对症支持治疗，急性期采用血浆置换、免疫抑制剂、维生素等。瘫痪(包括球麻痹和呼吸肌麻痹)呼吸机辅助治疗。

格林-巴利综合征典型病例

患者男性，28 岁，因四肢麻木、双下肢无力 10 天，吞咽困难 3 天入院。患者 3 周前出现咽痛、低热和流鼻涕，10 天前出现双侧手指、足趾麻木异样感和刺痛，前臂和小腿刺痛，伴双下肢无力，行走费力，症状渐有加重。近 3 天需扶持才能站立，行走拖曳，并出现双眼闭合无力，双口角流涎，食物易滞留于双面颊部，吞咽困难、饮水呛咳，无呼吸和大小便功能障碍。最近无疫苗等接种史，未服用特殊药物，否认毒物、杀虫剂接触史，否认糖尿病或酒精中毒史。

查体：神清，言语含糊，发育良好，倦容，生命体征正常，皮肤无皮疹，一般体检正常。双眼睑闭合不全，口含唾液，示齿、鼓腮不能完成，咽反射明显减弱，伸舌居中，四肢对称性瘫痪，远端为重，肌张力减低，肌力 3 级。双小腿中部以下及双肘以下针刺觉减退，位置觉正常，四肢腱反射消失，巴彬斯基征阴性。脑膜刺激征阴性。

实验室检查：血白细胞 12×10^9/L，中性粒细胞 0.78，空腹血糖 5.4mmol/L，血清电解质和尿素氮正常。脑脊液检查：白细胞 6×10^6/L，糖 3.8mmol/L，氯化物 124mmol/L，蛋白 1.0g/L。

讨论

1. 该患者是迟缓性瘫痪还是痉挛性瘫痪？

迟缓性瘫痪。

2. 该患者诊断为何种疾病？

格林-巴利综合征(急性)。

3. 该患者如何治疗？

治疗：(1)支持治疗，包括辅助呼吸、营养支持。

(2)对症治疗各种并发症。

(3)病因治疗，包括使用免疫球蛋白、血浆置换等。

(王淑荣　赵振强)

第二章 脊髓疾病

脊髓是中枢神经系统的重要组成部分,是脑干向下延伸的部分,上端于枕骨大孔水平与延髓相连,下端至第一腰椎下缘形成脊髓圆锥。脊髓病变是指能导致运动、感觉、自主神经功能障碍或这些系统功能障碍组合的一组疾病。

一、目的与要求

1. 熟悉急性脊髓炎的治疗及护理。
2. 掌握急性脊髓炎的临床表现。
3. 掌握脊髓压迫症的临床表现,诊断和鉴别诊断,治疗原则。

二、重要知识点

1. 非细菌性的急性脊髓炎的一般病因及有关的病理改变。
2. 横贯性脊髓炎的临床表现(包括急性休克期、恢复期)及脑脊液的特点。
3. 脊髓压迫症的临床表现。
4. 脊髓压迫症的诊断和鉴别诊断,治疗原则。

三、临床技能要点

脊髓髓内和髓外病变的区别。

四、思考和讨论

脊髓病变与颅内疾病引起的肢体瘫痪有何区别?

第一节 急性脊髓炎

一、病因

可能是因病毒感染或疫苗接种后引起自身免疫反应,外伤和过度疲劳可能为其诱因。

二、病理

可累及任何脊髓节段,但以胸 3～5 节段最常受累。血管周围以淋巴细胞和浆细胞为主的浸润和水肿,灰质内神经细胞肿胀,尼氏小体溶解,白质内髓鞘脱失和轴突变性,大量吞噬细胞和胶质细胞增生。其病理损害的部位及范围决定着临床症状的轻重和预后。

三、临床表现

1. 运动障碍　急性起病，进展迅速。早期软瘫，2～4 周后出现痉挛性瘫痪。可有束带感。

2. 感觉障碍　病变节段以下所有感觉减退或消失。

3. 自主神经功能障碍　尿潴留、无张力性神经元膀胱、反射性神经元膀胱。

4. 横贯性脊髓炎以受损平面以下运动障碍、感觉障碍和自主神经功能障碍包括大小便潴留、皮肤干燥等为主要表现。

四、辅助检查

脑脊液检查：压力升高，白细胞计数正常或增高，淋巴细胞为主；蛋白含量正常或轻度增高，糖、氯化物正常。

电生理检查：肌电图呈失神经改变。

五、影像学检查

脊髓 MRI 典型改变是病变部脊髓增粗，病变节段髓内斑点状或片状长 T1、长 T2 信号，常为多发，或有融合，强度不均；恢复期可恢复正常。但也有脊髓 MRI 始终未显示异常者。

六、治疗

急性期治疗应用皮质类固醇，并处理排尿障碍和呼吸肌麻痹。防治各种并发症：泌尿道感染、呼吸道感染、褥疮等。恢复期处理：痉挛状态的处理以及功能锻炼。

急性脊髓炎典型病例

患者男性，38 岁，因“吞咽困难、四肢乏力、眼睑闭合不能 1 周”入院。患者 10 天前出现“感冒”症状，发烧，自行使用头孢类和板蓝根治疗。8 天前开始出现腿部热、痒等感觉异常，未予重视。7 天前开始出现吞咽困难、四肢乏力伴酸痛、眼睑闭合不能，症状逐渐加重。4 天前在当地医院就诊治疗无明显好转，为求进一步诊治昨来我院神经内科门诊。患者诉：枕后部、双上肢近端疼痛，四肢乏力。

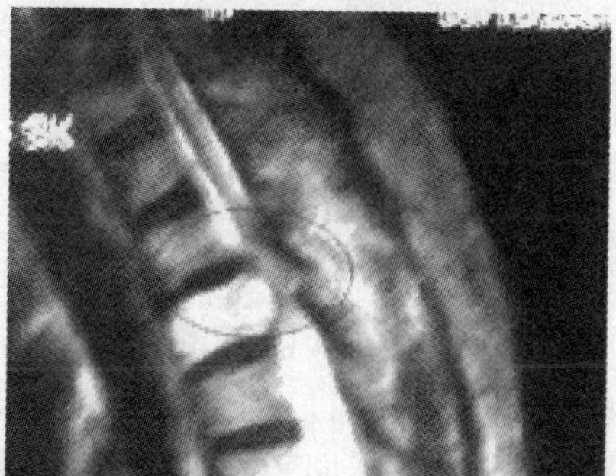
图 9－2－1　磁共振图像

查体：神清，精神尚可，高级神经活动无异常。T 37.5℃，HR 76 次/min，R 18 次/min，BP 148/98mmHg。双侧鼻唇沟、额纹变浅，眼睑下垂、闭合不能，Bell 征阳性。伸舌居中，悬雍垂居中，咽反射存在，吞咽困难，饮水略有呛咳。双眼球各向活动可，双侧瞳孔等大等圆，对光反射灵敏，双下肢肌张力、腱反射减退，肌力 4 级，双 Babinski(－)，双 Hoffmann(－)，Brudzinski 征(－)，Kernig 征(＋)，直腿抬分试验/Lasegue(＋)。双上肢近端肌肉压痛，余肢体痛温触觉消失。两肺呼吸音清，未闻及明显干湿性啰音，心脏听诊心率 76 次/min，律齐，各瓣膜听诊区未闻及明显病理性杂音。腹软，无压痛及反跳痛。患者发病来 4 天未进食，小便无力，大便 4 天未解。磁共振(图 9－2－1)提示：胸段脊髓信号中断。

讨论

1.结合病史、体征,提出可能诊断?

初步诊断:急性脊髓炎。

2.此类患者应做哪些检查?

血常规、脑脊液检查、影像学检查等。

3.该患者如何治疗?

治疗:(1)急性期治疗应用皮质类固醇。

(2)防治各种并发症。

(3)恢复期处理:痉挛状态的处理以及功能锻炼。

第二节　脊髓压迫症

一、病因

肿瘤、炎症、外伤、退行性变、先天疾病等占位病变引起的脊柱、脊膜、脊髓和神经根病变。

二、临床表现

神经根症状,传导束型感觉障碍,运动障碍,反射异常,植物神经功能障碍,脊膜刺激症状。

三、诊断和鉴别诊断

判断脊髓损害是否为压迫性,注意脑脊液动力学改变。

判断受压的节段以及病灶在髓内或髓外。

判断脊髓受压的病因或病变性质。

四、治疗

(手术与非手术)病因治疗,对症治疗,瘫痪肢体的治疗。

脊髓压迫症典型病例

患者,女性,64 岁。因双下肢麻木、乏力 1 天入院。

患者于 4 天前无诱因出现双肩关节疼痛,呈针刺样,在当地医院予以止痛等对症处理后症状逐渐好转。1 天前患者突然出现双下肢麻木、乏力,站立、呼吸费力,行走较困难,同时自觉麻木不适逐渐向上发展,直至完全不能站立行走,瘫痪在床,遂转入我院诊治。

患者否认既往特殊病史,发病前无上呼吸道感染、腹泻史。

入院查体:T 36.5℃,P 85 次/min,R 15 次/min,BP 120/80mmHg。神清,精神差,双侧瞳孔等大等圆,对光反射灵敏,口角无歪斜,伸舌居中,颈软。心肺听诊阴性,腹平软,无压痛、反跳痛,未扪及包块,肝脾肋下未及,移动性浊音阴性,双下肢不肿。神经系统检查:双下肢肌力 0 级，肌张力低，双上肢肌力 4 级，左手握力差。双下肢至颈部平面痛、温觉均减退，触觉、深感觉、复合觉正常。双侧跟、膝腱反射消失，双侧巴氏征、克氏征、布氏征均阴性。入院后查生化全套提示电解质水平正常，余阴性。

讨论

1. 写出临床定位和定性诊断。

胸 2 平面、脊髓压迫症。

2. 需要何种辅助检查确诊？

需要做胸髓磁共振确诊。

3. 磁共振检查如图 9-2-2 所示，请定位脊髓压迫平面。

定位于颈部第三颈髓平面。

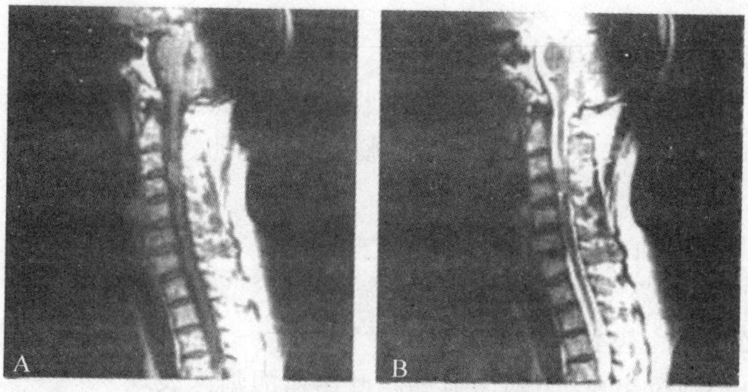

MRI显示髓外硬膜下肿物压迫颈髓
A.T1加权像　B.T2加权像

图 9-2-2　磁共振检查图像

（王淑荣　赵振强）

第三章　脑血管疾病

脑血管疾病(cerebrovascualar disease,CVD)是由各种原因导致的急慢性脑血管病变。脑卒中(stroke)是指由于急性脑循环障碍所致的局限或全面性脑功能缺损综合征或称急性脑血管病事件。发病率、患病率、致残率、死亡率高,是危害人类最常见的神经系统疾病。

一、目的与要求

1. 掌握脑血栓形成的概念、病理生理、基本临床特征及类型、辅助检查等。
2. 掌握脑梗死常见的临床综合征(颈内动脉闭塞综合征、大脑中动脉闭塞综合征、椎-基底动脉闭塞综合征)。
3. 掌握脑梗死与脑出血的鉴别诊断。
4. 掌握脑血栓形成的急性期治疗。
5. 掌握脑出血的概念、基本临床特征和 CT 特点。
6. 掌握丘脑出血、脑桥出血、小脑出血和脑叶出血的临床表现。
7. 掌握脑出血的急性期治疗。
8. 了解脑血管病因及发病机制、病理、外科治疗和预后。

二、重要知识点

脑血栓形成和脑出血基本临床特征及类型、辅助检查。

三、临床技能要点

脑梗死和脑出血的 CT 及磁共振表现。

四、思考和讨论

脑出血和脑梗死的鉴别及治疗上的差异。

第一节　脑血栓形成

一、病因

高血压病和动脉粥样硬化,是脑血管病最主要和常见的病因。

二、病理

脑动脉闭塞致供血区缺血,超过 5min 后就发生脑梗死。梗死病灶系由其缺血中心区和其周围的缺血半暗带组成。缺血中心区由于脑血流量严重不足或完全缺血致脑细胞死亡。

三、临床表现

1. 一般特点　多见于中老年人，安静状态下发病，可有 TIA 前驱症状，一般意识清楚，大面积脑梗死可出现意识障碍。

2. 不同脑血管闭塞临床特点　颈内动脉系统(前循环)病变对侧偏瘫、偏身感觉障碍，优势半球病变有失语。颈内动脉近端血栓影响眼动脉，出现同侧一过性视力障碍和 Horner 征。椎-基底动脉系统(后循环)病变可出现眩晕、眼颤、复视、构音障碍、吞咽困难、共济失调、交叉瘫痪症状。

四、辅助检查

常用检查包括颅脑 CT 及磁共振。常用血管检查包括颈部血管超声、经颅多普勒(TCD)、磁共振血管成像(MRA)、CT 血管成像(CTA)、数字减影血管造影(DSA)、SPECT 和 ECT 等。

五、诊断

本病的诊断要点为：(1)急性起病；(2)局灶性神经功能缺损，少数为全面神经功能缺损；(3)症状和体征持续数小时以上(溶栓可参照适应证选择患者)；(4)脑 CT 或 MRI 排除脑出血和其他病变；(5)脑 CT 或 MRI 有引起此次病变的脑梗死病灶。询问症状出现的时间最为重要。

六、治疗

超早期(发病 3～6h 内)进行溶栓治疗，包括动脉、静脉溶栓、血管介入等。急性期可抗氧自由基、抗血小板聚集药物治疗。恢复期可改善脑循环，营养脑细胞及康复治疗。

脑血栓形成典型病例

患者，男，65 岁，因右侧肢体无力伴言语不清 3h 入院。患者晨行走过程中突发右侧肢体无力，跌坐于地，伴言语不清，被他人发现，身旁无呕吐物，无二便失禁及抽搐，送来我院。急查头颅 CT 未见异常(病后半小时，见图 9-3-1)。

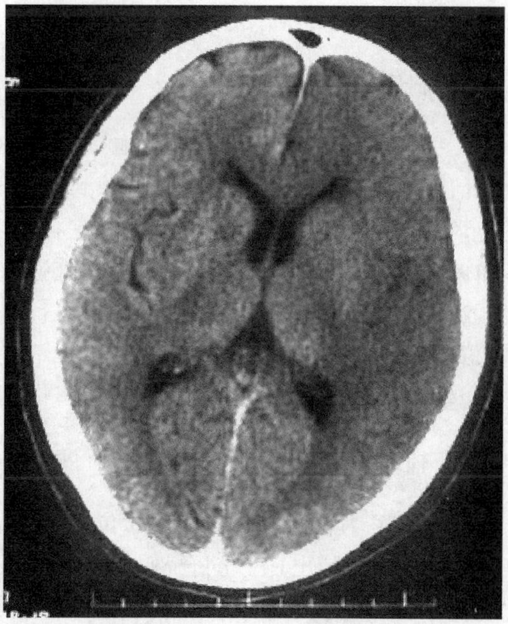

图 9-3-1　CT 图像

既往史：高血压病史 10 余年，最高血压 160/100mmHg，口服尼群地平，血压控制在 130～140/70～80mmHg 之间；高脂血症史多年，具体不详。入院前 2 年在外院行冠脉造影，未置入支架。否认糖尿病史。

入院查体：BP 140/85mmHg，神清，不全运动性失语，颈软，双侧瞳孔等大等圆约 3mm，对光反射灵敏。右上肢肌力 4^+ 级，右下肢 5^- 级。双侧腱反射（＋＋），右侧 Chaddock 征（＋）。右侧偏身痛觉减退。共济运动查不确切，脑膜刺激征（－）。

讨论

1. 结合病史、体征，提出可能诊断。

初步诊断：脑血栓形成。

2. 下一步应完善哪些检查？哪项检查对确诊有最重要的意义？

血常规、血生化、心电图、磁共振等。磁共振有确诊意义。

3. CT 图像如图 9－3－1 所示，该患者应采取何种治疗方案最佳？

结合发病时间在 6h 内，应采取溶栓治疗。

第二节　脑出血

一、病因

高血压合并小动脉硬化是脑出血的最常见病因，血管瘤或血管畸形、脑淀粉样血管变性亦可造成脑出血。

二、病理

高血压性脑出血症状的产生，主要由于血肿形成占位效应和由此所引起的脑水肿，使脑组织受压、软化、坏死等。

三、临床表现

1. 一般表现　高血压性脑出血以 50～70 岁左右高血压患者发病最多。起病急，通常在活动和情绪激动时发病，往往在数分钟到数小时内病情发展到高峰。常突然感到头部剧烈疼痛、呕吐，重者昏迷，大、小便失禁。临床症状因出血部位及出血量不同而异，可有偏瘫、偏感觉障碍和偏盲，昏迷、呕吐、四肢瘫痪、去大脑强直发作等症状。

2. 局限性定位表现　基底节区出血：出现病灶对侧偏瘫、偏感觉障碍和同向性偏盲，优势半球有失语。脑叶出血：额、顶、颞、枕叶不同脑叶出血临床特点不一。脑干出血：意识障碍、四肢瘫、生命指征变化，死亡率高。

四、辅助检查

头颅 CT 为首选检查，出血部位呈高密度变化。头颅 MRI 检查，能分辨病程 4～5 周后 CT 不能辨认的脑出血。脑脊液检查，只在无 CT 检查条件且临床无明显颅高压表现时进行，常洗肉水样，压力较高。数字减影脑血管造影有助于查找原因，如血管畸形、动脉瘤、异常血管网等。

五、治疗

急性期的治疗原则：保持安静，防止继续出血；积极抗脑水肿，减低颅高压；调整血压，改善脑灌注；加强护理，防治并发症。其后注重康复治疗

脑出血典型病例

患者，男，53 岁，工人。因右侧肢体麻木、乏力、失语 2h 入院。患者与人争吵时突然出现右侧肢体发麻、乏力，活动不灵，伴轻度头痛。无意识障碍，无肢体抽搐，无大小便失禁，无胸痛，无发热。既往患高血压史 5 年，不规则服降压药物治疗。有酗酒史。

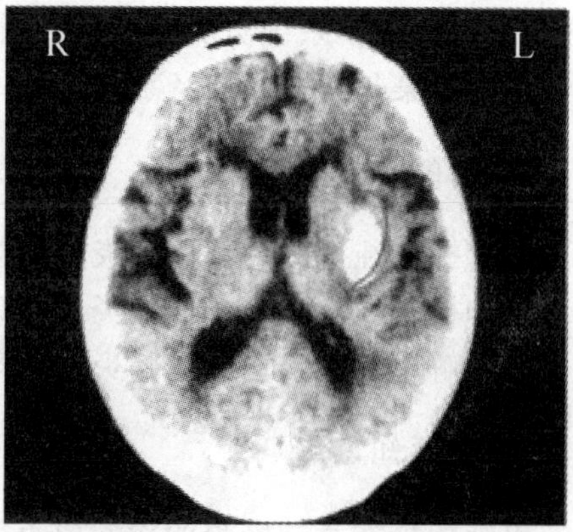

图 9－3－2　头颅 CT

入院查体：BP 180/95mmHg，心界向左扩大，心尖区可闻及 SM 2/6 杂音，肺、腹无异常。神经系统检查：神清语晰，右侧鼻唇沟变浅，右侧肢体肌张力稍高，右侧肌力 2 级，左侧正常。右侧偏身痛，触觉较左侧差。右侧腱反射较左侧增高，右侧巴氏征阳性。脑膜刺激征阴性。

辅助检查：血常规、血生化正常，心电图示左室高电压。头颅 CT（图 9－3－2）示左侧内囊外侧见较规则圆形 3cm×3cm×4cm 的高密度影，中线无偏，无占位效应。

讨论

1. 结合病史、体征，提出可能诊断。

初步诊断：脑出血。

2. 哪项检查对此类疾病确诊有最重要的意义？

头颅 CT。

3. 与脑梗死临床特征有哪些不同？

（1）脑出血病人多有高血压和脑动脉硬化病史，而脑梗死病人多有短暂性脑缺血发作或心脏病史。

（2）脑出血多在情绪激动或用力的情况下发病，而脑梗死多在安静休息时发病。

（3）脑出血发病急、进展快，常在数小时内达到高峰，发病前多无先兆。而脑梗死进展缓慢，常在 1～2 天后逐渐加重，发病前常有短暂性脑缺血发作病史。

（4）脑出血病人发病后常有头痛、呕吐、颈项强直等颅内压增高的症状，且血压高、意识障碍重。脑梗死发病时血压多较正常，神志清醒。

（5）脑出血病人腰穿脑脊液压力高，多为血性。而脑梗死病人脑脊液压力不高，清晰无色。

（6）脑出血病人中枢性呼吸障碍多见，瞳孔常不对称，或双瞳孔缩小，眼球同向偏斜、浮动。脑梗死病人中枢性呼吸障碍少见，瞳孔两侧对称，眼球少见偏斜、浮动。

（王淑荣　赵振强）

第四章 中枢神经系统感染

中枢神经系统感染系指各种生物性病原体(如病毒、细菌、螺旋体、寄生虫、立克次体和朊蛋白等)侵犯中枢系统实质、被膜及血管等引起的急性或慢性炎症性(或非炎症性)疾病。中枢神经系统感染是常见的神经系统疾病,需掌握单纯疱疹病毒性脑炎,其他内容可一般了解。

一、目的与要求

1. 掌握单纯疱疹病毒性脑炎的概念、病因、辅助检查、诊断。
2. 掌握单纯疱疹病毒性脑炎的临床表现、治疗方法。
3. 了解单纯疱疹病毒性脑炎的病理、鉴别诊断和预后。

二、重要知识点

单纯疱疹病毒性脑炎的诊断要点。

三、临床技能要点

各种颅内感染脑脊液的表现。

四、思考和讨论

单纯疱疹病毒性脑炎如何与其他颅内感染鉴别?

单纯疱疹病毒性脑炎

一、病因

单纯疱疹病毒是一种嗜神经 DNA 病毒,分为Ⅰ型和Ⅱ型,近 90%的人类单纯疱疹病毒性脑炎是由Ⅰ型引起,6%～15%系由Ⅱ型所致。

二、病理

颞叶、额叶等部位出血性坏死,大脑皮质的坏死常不完全,以皮质浅层和第 3、5 层的血管周围最重。可见病变脑神经细胞和胶质细胞坏死、软化和出血,血管壁变性、坏死,血管周围可见淋巴细胞、浆细胞浸润。急性期后可见小胶质细胞增生。

三、临床表现

任何年龄均可患病,50%以上病例发生于 20 岁以上的成人,四季均可发病。原发感染的潜伏期为 2～21 天,平均 6 天。前驱期可有发热、全身不适、头痛、肌痛、嗜睡、腹痛和腹泻等症状。多急性起病，约1/4患者可有口唇疱疹史。发病后患者高热，并有头痛、轻微的意识和人格改变，有时以全身性或部分性运动性发作为首发症状。随后病情缓慢进展，精神症状表现突出。

四、辅助检查

1. 脑电图　双侧脑电波不对称，以单侧或双侧颞、额区异常更明显，甚至可出现颞区的尖波与棘波。

2. 头颅CT　可正常，也可见一侧或双侧颞叶、海马及边缘系统局灶性低密度区及局灶性出血性脑软化灶。MRI早期T_2加权像在颞叶、额叶底面高信号区。

3. 脑脊液检查　压力正常或轻度增高，重症者可明显增高，细胞数明显增多，以单个核细胞为主。

五、诊断

口唇或生殖器疱疹史，或本次发病有皮肤、黏膜疱疹；发热、明显的精神行为异常、抽搐、意识障碍及早期出现的局灶性神经系统定位体征；脑脊液红、白细胞数增多（WBC$\geqslant 5\times 10^6$/L），糖和氯化物正常；脑电图以颞、额区损害为主的脑弥漫性异常波；头颅CT或MRI发现颞叶局灶性出血性脑软化灶；特异性抗病毒药物治疗有效可间接支持诊断。脑脊液分离到病毒可确诊。

六、治疗

早期诊断和治疗是降低本病病死率的关键，主要包括特异性的抗病毒治疗，辅以免疫抑制剂治疗和对症支持治疗。

病毒性脑炎典型病例

患者，男性，36岁，头痛、发热、恶心3天，伴有抽搐1次入院。3天前受凉后出现头昏沉重感，持续性，渐发展为头痛，为前额部胀痛，阵发性加剧，自行休息和服“止疼药”未见明显缓解。头痛呈阵发性加重，伴频繁恶心，呕吐一次，为胃内容物，非喷射状，自测体温达38℃左右。在当地医院就诊，按“上感”用药不见好转，入院当天抽搐1次，为进一步诊治入住我院。

既往体健，否认传染病史。

查体：T 38.6℃，P 91次/min，R 18次/min，BP 110/72mmHg。

检查：神志清楚，查体合作，双肺呼吸音清，未闻及干湿性啰音；心律齐，心脏各瓣膜听诊区未闻及明显杂音；腹平软，无压痛、反跳痛；肝区无叩痛，肝脾肋下未触及，双下肢无水肿。

神经系统查体：神清语明，双侧瞳孔等大、等圆，直径3mm，对光反射灵敏，双眼球运动自如，无眼震。双侧额纹鼻唇沟对称，伸舌居中，咽反射正常。四肢肌力、肌张力正常，双侧深浅感觉及共济运动检查无异常。左侧上下肢腱反射较右侧活跃，病理征（—）。颈强3横指，克氏征（—）。

辅助检查：脑CT无异常，MRI情况见后；血液分析：WBC 7.8×10^9/L，NE 3.5×10^9/L，RBC 5.13×10^{12}/L，Hb 146g/L，PLT 196×10^9/L；肝功能：ALT 27IU/L，AST 15IU/L，γ-GT

18IU/L 正常；查脑脊液示：压力 260mmH_2O，细胞总数 60×10^6/L，WBC 50×10^6/L，单核细胞数百分比 60%，CL 118.1mmol/L，GLU 4.49mmol/L，Pro 0.67g/L；抗酸染色（－）。

讨论

1. 青年男性，急性起病，头痛、恶心、呕吐、发热，脑膜刺激征阳性。你认为可能的诊断是什么？

初步诊断：病毒性脑炎。

2. 还需要做哪些检查？

脑电图、磁共振等。

3. 患者脑磁共振图像如图 9-4-1 所示，考虑哪部分皮质受损？

横断面T2 FLAIR

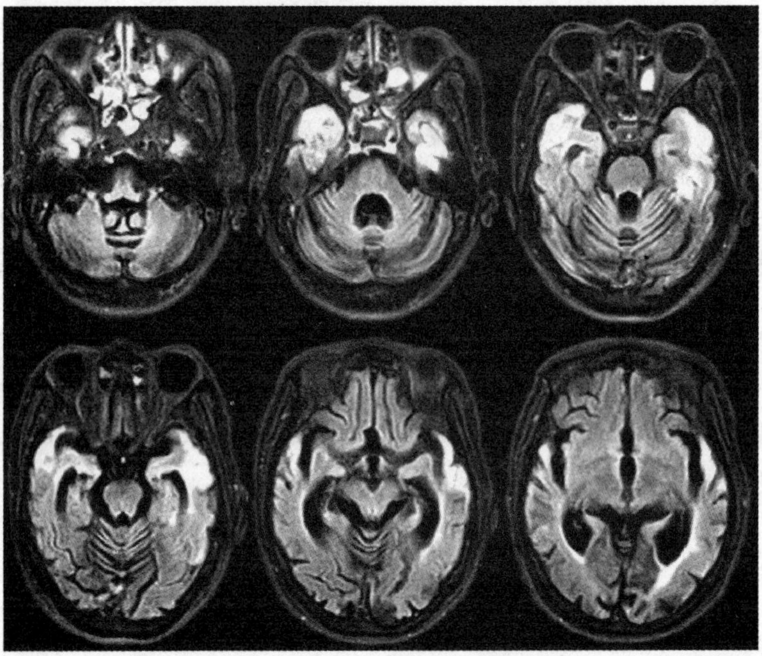

图 9-4-1　脑磁共振图像

双侧颞叶受损。

（王淑荣　赵振强）

第五章　运动障碍性疾病

运动障碍性(锥体外系)疾病重点掌握帕金森病,其他内容可熟悉和了解。

一、目的与要求

1. 掌握帕金森病的概念、病因、生化病理、诊断标准及鉴别诊断。
2. 掌握帕金森病的临床表现、治疗。
3. 了解肝豆状核变性的概念、诊断要点和治疗。
4. 了解特发性震颤、Huntington 舞蹈病、抽动秽语综合征的概念、临床特点。

二、重要知识点

帕金森病的临床表现、治疗。

三、临床技能要点

帕金森病的四大主征及特点。

四、思考和讨论

如何鉴别帕金森病和继发性帕金森综合征?

帕金森病

一、病因

帕金森病的病因仍不清楚。目前的研究倾向于与年龄老化、遗传易感性和环境毒素的接触等综合因素有关。

二、病理

中脑黑质、脑桥的蓝斑及迷走神经背核等处脱色,其中尤以黑质最为显著,外观颜色变浅甚至完全无色。光镜下特征性病理改变是黑质多巴胺能神经元大量变性丢失,残留的神经元胞浆中有 Lewy 小体形成。病变区还有胶质细胞增生。

三、临床表现

1. 静止性震颤　一侧肢体从开始的静止出现不自主震颤,“搓丸样”动作,逆“N”字形进展。
2. 肌强直　被动运动关节时阻力增大,“铅管样强直”、“齿轮样强直”。
3. 运动迟缓　随意运动减少、动作缓慢笨拙,“面具脸”、“小字征”。

4.姿势步态异常　步态不稳、易摔倒,“慌张步态”。

四、诊断

典型帕金森病根据发病年龄,隐袭起病、缓慢进展的病程特征以及静止性震颤、肌张力增高、运动迟缓、姿势异常四大主征,诊断并不困难。

五、治疗

以达到有效改善症状,提高生活质量为目标。坚持“剂量滴定”、“以最小剂量达到满意效果”。治疗既应遵循一般原则,也应强调个体化特点,不同患者的用药选择不仅要考虑病情特点,还要考虑患者的年龄、就业状况、经济承受能力等因素。尽量避免或减少药物的副作用和并发症。药物治疗时特别是使用左旋多巴不能突然停药,以免发生左旋多巴撤药恶性综合征。

帕金森病典型病例

患者男性,56 岁。因四肢不自主抖动伴活动不灵活 5 年,加重半年入院。该患者于 5 年前无明显诱因出现左上肢轻微震颤。2 年后左下肢亦出现震颤,特别是在静止时明显,伴左侧肢体活动欠灵活,动作迟缓。入院前半年患者右侧上、下肢亦相继出现震颤,并逐渐加重,以至终日震颤不止,情绪紧张时加剧,入睡后消失。与此同时,患者感到四肢僵硬,步距小而蹒跚,生活不能自理。并有记忆力下降,出汗多,流涎。

既往史:身体健康,无头部外伤史,无药物过敏、煤气中毒史,无结核、肝炎、脑炎及脑膜炎等病史。无烟酒嗜好,否认家族中有类似疾病者。

神经系统检查:神志清楚,面具脸,讲话语音低,构音不清,口角有时流涎。脑神经检查未见异常。四肢肌力正常,肌张力呈齿轮样增高,深、浅反射及感觉系统正常,无病理反射。全身震颤,双手呈“搓丸样”动作,患者保持头部与躯干向前倾的特殊姿态。动作迟缓,起步艰难,有典型的“慌张步态”。

辅助检查:头颅 CT 左基底节腔隙性脑梗死。血常规检查正常。类风湿因子阴性。肝功、血脂及血清铜、铜蓝蛋白检查无异常发现。脑脊液细胞学及生化检查正常。

讨论

1.根据患者提供的病史、住院后检查的体征,可能的诊断是什么?

初步诊断:帕金森病。

2.还要完善哪些检查?

血常规、血生化、心电图、颅脑磁共振等。

3.患者步态如图 9-5-1 所示,应称为何种步态?

应该称为慌张步态。

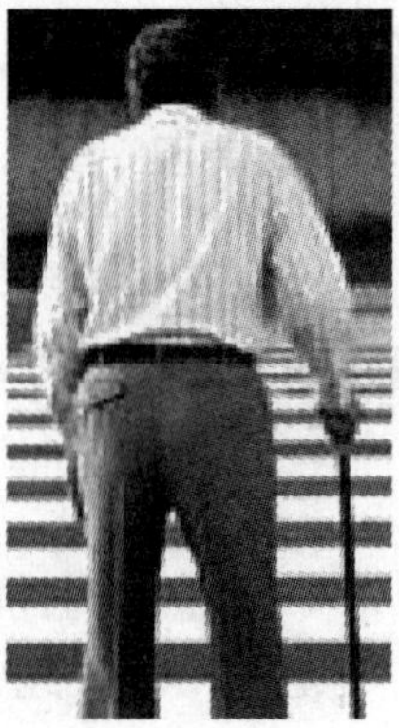

图 9-5-1　患者步态

(王淑荣　赵振强)

第六章　癫　　痫

癫痫是一组由不同病因引起，脑部神经元高度同步化，常具有自限性的异常放电导致，以发作性、短暂性、重复性及通常为刻板性的中枢神经系统功能失常为特征的综合征。具有特征性临床及脑电图表现，多数患者药物治疗反应良好。应重点掌握全面性癫痫发作的分类、临床特点、药物治疗原则、癫痫持续状态诊断及治疗等。

一、目的与要求

1. 掌握癫痫的概念、临床分类。
2. 了解癫痫的病因及影响因素。
3. 掌握部分性发作的概念、病因。
4. 掌握单纯部分性发作和复杂部分性发作的临床表现。
5. 了解部分性发作的诊断及鉴别诊断。

二、重要知识点

癫痫的分类及治疗。

三、临床技能要点

脑电图的识读。
部分性癫痫和全面性癫痫的临床表现。

四、思考和讨论

各种癫痫治疗的首选药物是什么？

全面性发作

一、病因

癫痫不是一个独立的疾病，而是一组疾病。引起癫痫的病因非常复杂，按病因将癫痫分为原发性（特发性）、继发性（症状性）和隐源性癫痫。原发性癫痫是指病因尚未清楚，暂时未能确定脑内有器质性病变者。反之，脑内已有明确的致病因素则称为继发性癫痫。随着影像学和分子遗传学的发展，发现越来越多原来诊断为原发性癫痫的患者脑内存在器质性病变，因而原发性癫痫的比例将越来越少。

二、病理

癫痫病理灶是指脑内形态学异常，可间接或直接导致神经元痫性放电及临床痫性发作的病灶，是癫痫发作的基础。病理灶在CT和MRI上多可显示，但有的需在显微镜下尚能发现。

三、临床表现

发作最初的临床症状表明，在发作开始时即有双侧半球受累，往往伴有意识障碍。运动性症状是双侧性的。发作期EEG(脑电图)最初为双侧半球广泛性放电。主要发作形式有：强直-阵挛性发作、失神发作、强直发作、阵挛发作、肌阵挛发作、痉挛、失张力发作、肌阵挛失神、负性肌阵挛、眼睑肌阵挛。

四、辅助检查

常见的有：脑电图、颅脑CT、磁共振波谱、功能核磁共振、脑磁图、单光子发射计算机断层扫描(SPECT)与正电子发射，通过上述检查来寻找原发灶。还有诱发电位、脑脊液检查等。

五、诊断

癫痫的诊断原则：①明确是否是癫痫；②明确癫痫发作类型及是否是癫痫综合征；③明确癫痫的病因。

六、治疗

癫痫是可治性疾病，大多数患者预后较好。有明确病因者应首先行病因治疗，如颅内肿瘤，需用手术方法切除新生物，寄生虫感染则需要用抗寄生虫的方法进行治疗。癫痫治疗仍以药物治疗为主，药物治疗应达到三个目的：控制发作或最大限度地减少发作次数；长期治疗无明显不良反应；使患者保持或恢复其原来的生理、心理和社会功能状态。

全面性发作典型病例

李××，男性，32岁，农民，因“突发意识丧失、全身间断抽搐7h”入院。

患者入院前7h在劳动时突发意识丧失、倒地、全身抽搐，后自行清醒(具体时间不详)。醒后发现右侧面部皮肤破损，四肢酸痛，无肢体无力、头痛、头晕、言语不清等。2h前晚饭时饮酒后再发意识丧失、全身抽搐，双眼上串，口吐白沫，牙关紧闭，面色发紫，持续2min左右。之后意识未恢复，连续发作3次，发作间隙意识不清，遂被家人送到当地医院就诊。行头颅CT检查未见异常，考虑“癫痫大发作”，予安定针静推，甘露醇脱水治疗。在输液过程中再次出现类似发作3次，为进一步明确诊断来我院。

既往史：无类似发作病史，发病前一周有感冒病史，近期无头痛、发热、恶心、呕吐病史。

查体：T 37.4℃，P 78次/min，R 24次/min，BP 110/60mmHg。咽无充血，双肺呼吸音清，未闻及干湿性啰音。心率78次/min，各瓣膜区未闻及杂音。腹平软，无压痛及反跳痛，肝脾肋下未扪及。神经系统检查：神志清楚，精神疲倦，反应稍迟钝，构音清楚，颅神经无异常。四肢肌力5级，肌张力、腱反射对称，双侧Babinski征(+)，双侧深浅感觉对称存在。颈阻抗

(+),克氏征(+),布氏征阴性。

辅助检查:头颅 CT 未见异常;头颅 MRI 双侧颞叶内侧 Flair 加权像可见片状高信号病灶。脑脊液:压力 $300mmH_2O$,WBC $30\times10^6/L$,蛋白定性(±),生化:CL 113.9mmol/L,蛋白 790mg/L,糖 3.86mmol/L。眼底检查大致正常。ECG:窦性心动过缓。

讨论

1. 根据如上病史、体征,可能的诊断有哪些?

症状性癫痫;全面性发作。

2. 还需要进一步做哪些检查?

血常规、血生化、脑电图、功能核磁共振等。

3. 该患者脑电图如图 9-6-1 所示,提示原发性病灶位于什么部位?

右侧颞叶。

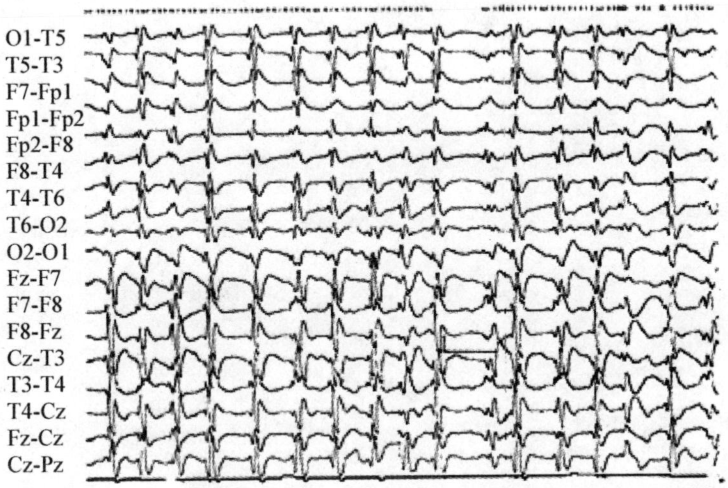

图 9-6-1　原发灶位于右侧颞叶

(王淑荣　赵振强)